全国中医药行业高等教育"十四五"创新教材

经方学

（供中医学、中西医临床医学等专业用）

主 编 王 全 廖慧玲

全国百佳图书出版单位

中国中医药出版社

·北 京·

图书在版编目（CIP）数据

经方学 / 王全，廖慧玲主编. -- 北京：中国
中医药出版社，2025. 2. --（全国中医药行业高等教育
"十四五"创新教材）.
ISBN 978-7-5132-9243-6

Ⅰ. R289.2

中国国家版本馆 CIP 数据核字第 2024FM8322 号

中国中医药出版社出版

北京经济技术开发区科创十三街 31 号院二区 8 号楼
邮政编码　100176
传真　010-64405721
三河市同力彩印有限公司印刷
各地新华书店经销

开本 787×1092　1/16　印张 11.5　字数 266 千字
2025 年 2 月第 1 版　2025 年 2 月第 1 次印刷
书号　ISBN 978-7-5132-9243-6

定价　56.00 元
网址　www.cptcm.com

服 务 热 线　010-64405510
购 书 热 线　010-89535836
维 权 打 假　010-64405753

微信服务号　zgzyycbs
微商城网址　https://kdt.im/LIdUGr
官 方 微 博　http://e.weibo.com/cptcm
天猫旗舰店网址　https://zgzyycbs.tmall.com

全国中医药行业高等教育"十四五"创新教材

《经方学》编委会

编写说明

　　经方学是以经方为研究对象，阐明和研究经方的理论及其临床运用的一门学科，是方剂学的丰富与发展。长期以来，关于经方的各种研究如火如荼，却一直未有"经方学"这一说法，更未有把经方作为一门独立学科进行系统而深入的全方位探索。为此，我们冒昧提出"经方学"这一概念，并于2014 年在我校中医学及中西医临床医学专业大学三年级首次开设经方学课程，同时自主编写《经方学》教材。经方学这一课程改革的创新构想，是在医学教育课程整合改革的背景下，针对方剂学与《伤寒论》《金匮要略》课程间内容重复的问题而提出的。它既涵盖了方剂学与《伤寒论》《金匮要略》等中医专业主干课程的知识内容，又因其以经方的临床应用为侧重点而有别于上述课程，实现了这些课程的高度融合与深化提升，紧密贴合了医学教育课程整合改革的发展趋势。经方学课程的目的和任务是通过一定数量常用经方的讲授与学习，引导学生深刻理解和牢固掌握经方的原理、配伍方法和仲景条文的深刻内涵，培养学生临床准确、灵活运用经方的能力，为今后的中医临床学习和工作奠定基础。

　　本教材内容共分为十一章。第一章介绍经方与经方学的概念、经方组成特点、经方运用特点、经方疗效关键等内容。第二章至第十一章将84 首经方按照类方分类，分为桂枝汤类、麻黄汤类、白虎汤类、承气汤类、柴胡汤类、理中汤类、四逆汤类、泻心汤类、苓桂术方类及杂方类共10 章。每首经方分别从组成、用法、功用、主治、方解、方证鉴别、临床应用、实验研究、条文荟萃、病案举例等方面，进行系统全面而深入地论述，尤其注重临床应用的拓展。在教学中，我们选择难点与重点，侧重学习方法的讲解，侧重临床应用的拓展，布置课外作业和自学内容，要求学生查阅资料写出学习心得，并在临床见习时，将所学理论知识和临床实践结合起来，培养学生独立思考和自主学习能力。

　　本教材的编写分工如下：第一章概述和第二章桂枝汤类由王全编写；第三章麻黄汤类、第五章承气汤类由廖慧玲、肖力强编写；第四章白虎汤类、第七章理中汤类、第八章四逆汤类、第九章泻心汤类由周喜芬、江花编写；第六章柴胡汤类、第十章苓桂术方类由石含秀、王倩编写；第十一章杂方类由唐瑛、王科闯、张凯文编写。统稿工作由主编、副主编共同完成。

　　西南医科大学中西医结合学院王明杰教授、魏嵋教授和学院相关领导为本教材的编写及出版给予了大力的支持，在此一并致谢。

　　为进一步提高本教材的编写质量，我们殷切希望各中医药院校师生在教材使用过程中提出宝贵的修改意见，以便修订时完善。

《经方学》编委会

2024 年 12 月

目 录

第一章　概论 ▷▷▷▷

一、经方与经方学

经方一词，最早见于后汉班固的《汉书》，在《汉书·艺文志·方技略》中有"经方者，本草石之寒温，量疾病之浅深，假药味之滋，因气感之宜，辨五苦六辛，致水火之齐，以通闭解结，反之于平"的记载。书中所载经方，计有《五脏六腑痹十二病方》《五脏六腑疝十六病方》《五脏六腑瘅十二病方》《风寒热十六病方》《泰始黄帝扁鹊俞跗方》《五脏伤中十一病方》《客疾五脏狂颠病方》《金疮疭瘛方》《妇女婴儿方》《汤液经法》《神农黄帝食禁》共十一家，但原书均已亡佚。梁代陶弘景从《汤液经法》中摘抄部分方剂，写成了《辅行诀脏腑用药法要》一卷，尚有传抄件存世。中国中医研究院（现中国中医科学院）马继兴根据传抄件整理成书，附于《敦煌古医籍考释》一书中，公之于世。因此，附于《敦煌古医籍考释》的《辅行诀脏腑用药法要》中源于《汤液经法》的部分方剂，便是我们今天所能看到的班固笔下的经方了。

近代对经方概念的理解，颇有分歧，大致有以下三种观点：一是对汉以前医方著作及方剂的泛称；二是指《内经》《伤寒论》《金匮要略》等经典医著中的方剂；三则专指《伤寒论》《金匮要略》中的方剂，即张仲景方。《金匮心典·徐序》有"惟仲景则独祖经方，而集其大成，惟此两书，真所谓经方之祖"的论述。这一观点为大多数医家所遵从。

《伤寒杂病论》所载之方谓之经方，乃是相对于宋、元以后出现的时方而言。其中《伤寒论》载方113首，《金匮要略》载方262首，除去重复，共计178方，用药151味。近现代著名伤寒学家刘渡舟认为《伤寒杂病论》之方来自《汤液经法》，其上又源于《神农本草经》。梁代陶弘景亦曰："昔南阳张机依此诸方，撰为《伤寒论》一部，疗治明悉，后学咸尊奉之。"经方源于神农之药，发展而成汤液之方，继而又成仲景之论，其中药与方的结合，方与证的发展，乃是仲景本伊尹之法，伊尹本神农之经而成。

经方学，是以经方为研究对象，阐明和研究经方的理论及其临床运用的一门学科，是方剂学的分支学科之一。经方学，是用方剂学的理论和方法去研究经方，涉及方剂学和《伤寒论》《金匮要略》等中医专业主干课程内容，但又因其以经方的临床应用为侧重点而有别于上述专业主干课程，是方剂学和《伤寒论》《金匮要略》课程内容的融合与提高。经方学的任务是通过一定数量常用经方的讲授与学习，引导学生掌握经方的原理和配伍方法，培养学生临床准确、灵活运用经方的能力，为今后中医临床工作和中医临床技能的进一步学习提高奠定基础。

二、经方组方特点

经方具有"普、简、廉、效"及"方小、药精、效宏"的特点，古今医家常以经方为基础，依辨证论治而化裁出一系列的方剂。

（一）经方配伍，严谨稳定

早期的方剂，多是单方。古人在长期的生产和生活实践中，发现将两种或两种以上的药物配伍使用，可以增强作用、提高疗效，并减轻不良反应和毒性，于是便产生了方剂的配伍。配伍是经方中最富有魅力的部分，经方配伍严谨，结构稳定，历经临床，颠扑不破。这些严谨的配伍和结构，是学习经方的关键。如小青龙汤的细辛、干姜、五味子；小柴胡汤的柴胡、黄芩；麻黄杏仁甘草石膏汤的麻黄、石膏。其他如黄芪、桂枝、芍药，治身体不仁疼痛、自汗、浮肿、小便不利；桂枝、甘草，治动悸；桂枝、甘草、茯苓，治眩悸；桂枝、甘草、龙骨、牡蛎，治脐下悸、胸中悸、失精的惊悸；桂枝、甘草、人参、麦冬、阿胶，治虚悸；半夏、茯苓、生姜，治眩呕而悸；黄连、黄芩，治烦热而心下痞；枳实、芍药，治腹痛、便秘；大黄、桃仁、桂枝，治少腹痛、便秘；半夏、厚朴，治腹满、呕吐等。此外仲景的一些小方，如四逆汤、桂枝汤、承气汤、芍药甘草汤、四逆散、枳实芍药散等，是经方的精华，均是千锤百炼的经典配伍，后世许多方剂无不在此基础上衍化而来，是开发新药，创制新方的最佳选择。

（二）经方用药，精当简练

经方组成，精明简练，药少效宏。仲景组方大多用药精纯，力求方剂精简，往往根据每味药的作用特点，利用药味间的协同作用，形成多组药对。在仲景经方中，约有1/2的方剂，其组成在6味药以内，且有不少1～2味药组成的方剂，超过10味组成的方剂只占少数。这些方剂虽然方小药少，但药专力宏，能直达病所，祛除病邪。因此，"方小、药精、效宏"是经方的三大特点。经方用药，气味浮沉之选择，主辅之安排，佐使之驱遣，奇偶缓急之差异，分量多寡之裁定，煎法服法之讲究，无不斟酌精蕴，宜忌有度，有是病必用是方，用此方必守此法，多一症即多一药，易一病必易一方，从而成为方剂规范化、标准化之圭臬。《伤寒论》《金匮要略》中处方，用药精当简练，大多在2～7味，这对理解经方的结构，对临床疗效的观察，以及现代药理研究和新药的开发，都带来极大的便利，特别是许多2～4味的小方，更是后世组方的基础，被称为方根或药对组合。因此，探讨经方的组成特点与思维方法，对于指导当前中医临床治疗的实践，尤其是倡导精简处方、力求方剂少而精准，避免繁复冗余，力求纯粹精炼，具有深远且重要的现实意义。

（三）经方集成，博采众方

仲景方，集经方之大成，《伤寒论》序中言："勤求古训，博采众方，撰用《素问》《九卷》《八十一难》《阴阳大论》……"后世医家考证，"经方"方选《汤液经法》及

《神农本草经》，且疗效显著。而此前的众多医术，现今基本上或已佚失，或已夹杂不纯，瑕瑜互见，难以供后人遵守效法，不足与"仲景方"相提并论。《伤寒杂病论》集中了汉以前的经方精华，其临床指导价值已被举世公认。因此，要研究经方，不研究《伤寒论》《金匮要略》是绝对不行的。

《伤寒杂病论》对中医临床的贡献在于创立了独特的六经辨证理论体系及融理、法、方、药为一体的辨证论治规律，既适用于外感，亦适用于杂病，为中医临床奠定了基础。因此，进一步发掘经方的组方特色，提炼用药规律，对提升中医药治疗疑难重症水平的能力，具有重要的实用价值。

三、经方运用特点

药证对应与方证对应是经方的运用特点。药证、方证、体质辨证法与辨证论治本质上并无差异。辨证论治的过程包括首先准确辨识证候，随后确定一个相应的治疗方法。在该治疗方法的指导下，筛选出一个或多个合适的方剂。若存在多个方剂可供选择，则需结合具体病情及医生的临床经验，最终确定一个最适宜的方剂。在确定方剂后，还涉及药物的加减运用问题，这其中同样蕴含着丰富的经验。因此，针对同一证候的最终用药方案，不同医生之间往往存在较大差异。

辨证论治的形成和发展历经数千年，在这漫长的过程中，形成了多种形式的辨证方法。这些辨证方法在临床实践过程中，长期并存，互相补充，互相渗透和转化，使辨证论治日臻成熟，并不断发展和深化。从辨证方法的源流来看，各种辨证方法系由汤方辨证归纳总结而来，是人们对疾病思辨过程的发展。

辨证论治一般理解为相互关联的两部分，辨证是手段，论治是真正的目的。辨证是对疾病的病因、病位、病性、病机的分析和归纳，而论治则是辨识方药集合与症状集合相应关系的又一次思辨过程，仍是通过对症状的分析辨识以明确究属哪一汤方的适用范围，以探讨证与方药的统一。

经方的运用则是锁定最终的用药、用方环节，比较严格地遵从古训。药证对应与方证对应并非摒弃辨证与治疗原则，而是已经蕴含在经方自身的深刻内涵之中，被经方所涵盖和体现。《伤寒论》中就有"桂枝证""柴胡证"的提法，严格地讲，每味中药的使用都有其特异性的指征和证据。桂枝汤只要脉弱自汗就能用，四逆散只要胸胁苦满、四肢冷、腹中痛就能用。脉弱自汗的本质就是营卫不和，治疗应该调和营卫；胸胁苦满、四肢冷、腹中痛，本质就是肝气郁结阳气不布，治疗当然应该疏肝理气。

疾病的治疗涉及多个层面和不同的需求，而药证用药实际上是对古代中药在不同治疗层面上用药经验的深刻总结。药证是必效证，即按照药证用药，必定有效，服药后必定能解除因疾病导致的痛苦。这种痛苦，可能是证层面的，还有可能仅仅是一些症状层面的。如黄连、山栀除烦；甘草、桂枝定悸。它们并不局限在客观指标的变化上，而是改善症状层面的效用。药证的确认并非源自理论的臆测，也非动物实验数据的堆砌，而是我们的祖先在数千年与疾病斗争的历程中，通过亲身实践、反复验证所获得的宝贵经验结晶。

药证是指导天然药物应用的明确指征与确凿证据。鉴于天然药物成分错综复杂，它们在摄入体内后究竟会产生何种具体效应，要彻底揭示其中的奥秘，是极为困难的。所以，使用这些已经流传了几千年的老药方，也必须尊重前人在长期实践中形成的行之有效的经验和久经实践证明的理论。药证是基于实践经验的深刻总结，各个具体的药证所覆盖的范畴不尽相同。有的药证聚焦于单一症状，有的则涵盖了复杂的综合征；有的直接对应某种疾病，而有的则反映了特定的体质或体质状态。

中医治病，离不开辨证论治，但是也不能局限于辨证论治。药证对应和方证对应为古人经验的总结，可以作为辨证论治的极好的补充，桃花汤（赤石脂干姜粳米）治虚寒滑脱血痢，就是取赤石脂能吸附肠道内的有害物质和对肠黏膜有保护作用（赤石脂含有硅酸铝及铁、锰、钙的氟化物），是对症治疗；竹叶石膏汤用人参、麦冬、甘草以养阴，更有粳米支持营养，主治伤寒解后，虚羸少气，气逆欲吐，是支持疗法；黄连治利、白头翁治阿米巴痢疾，属对抗疗法；小建中汤用饴糖，大建中汤用白蜜，属食物疗法；甘草泻心汤就是治疗贝赫切特综合征的专方，桂苓五味甘草汤就是治疗肺气肿的专方，甘草就是治疗心律失常的专药，属专科疗法。

经方治病的基本原则是方证相应。《伤寒论》所谓"观其脉证，知犯何逆，随证治之""病皆与方相应者，乃服之"。也就是说，应用经方治病，必须严格遵循其适应证，这些适应证比较客观具体，可以通过望闻问切的手段来确定。方证就是经方的适应证或主治，是指示医师应用经方的目标，目标不明确，方药再好，也不易取效。所以，中医非常强调对症下药。《伤寒论》《金匮要略》中对适应证的描述，虽然言辞古朴，叙述简略，但是比较客观，经过后世许多医家的充实和完善，许多经方的方证已经基本明确。如大柴胡汤证的"心下按之满痛"、炙甘草汤证的"心动悸、脉结代"等。

四、经方疗效关键

药物用量直接影响经方疗效，量效关系是研究经方的又一关键。仲景用药极为重视用量。麻黄附子细辛汤用于温经散寒，附子用 1 枚；大黄附子汤治胁下偏痛，附子则用 3 枚，是附子量越大止痛越明显。半夏，大剂量（2 升）治呕吐不止，方如大半夏汤；而小剂量（半升）仅治恶心呕吐或喜吐、咳喘、胸满、噫气、心悸和声哑，方如旋覆代赭汤、小陷胸汤、竹叶石膏汤、半夏泻心汤等。黄连大量除烦，方如黄连阿胶汤，量至 4 两；而小量除痞，量仅 1 两。大黄大量（4～6 两）治腹痛、便秘、其人如狂，配枳实、厚朴、芒硝，方如大承气汤；小量（1～2 两）治身热、发黄、心下痞，吐血衄血，配黄连、黄芩、山栀、黄柏，方如泻心汤，茵陈蒿汤；中量（3～4 两）治少腹急结、经水不利，配桃仁、牡丹皮、水蛭、土鳖虫，方如桃核承气汤、抵当汤。再如厚朴，大量（8 两）治腹胀满，方如厚朴半夏生姜甘草人参汤、厚朴三物汤；小量（2～4 两）治咳喘、咽喉不利，方如桂枝加厚朴杏子汤、半夏厚朴汤。白芍大量（6 两）治挛急，方如芍药甘草汤；小量（3 两）和营卫，方如桂枝汤。柴胡大量（半斤）治寒热往来，小量治胸胁苦满。

经方的绝对剂量目前说法不一，教材一律折算为一两等于 3g。已故上海中医药大学教授柯雪帆认为一两约等于15.6g，日本药局方则认为一两为2g。其实经方更应该强调相对剂量，即方剂中各药物用量的比例。药物的绝对量总结了仲景的用药经验，反映出汉代以前用药的趋势，而药物的相对剂量则体现出组方的法度和配伍规律。方剂功效的大小，无疑受到药物绝对量的影响，但方剂整体功效的发挥，必然受到药物间剂量比例的影响。例如，桂枝汤中桂枝、芍药之比为1∶1，为调和营卫剂，而桂枝、芍药的比例调整为1∶2，则变为缓急止痛的桂枝加芍药汤了。麻黄汤、葛根汤中麻黄、桂枝比例为3∶2，则发汗作用并不强，仅治身痛、无汗而喘等，而麻黄、桂枝比例为3∶1的大青龙汤，则具有强烈的发汗作用，仲景不仅说明"若脉微弱，汗出恶风者，不可服之，服之则厥逆，筋惕肉眴"，而且在方下又强调"一服汗，停后服。若复服，汗多亡阳"。可见剂量的变化，对方剂的功效发生了相当大的影响。

使用经方必须重视剂量，该重则重，该轻则轻，不应以用药习惯而定。如果均是10g则有违经方规则。至于影响药量的因素，除了疾病以外，还有体质、配伍、药物质量、炮制、煎服法等因素，临床变化因素极多，尚难以说明，各家自有经验。

第二章 桂枝汤类 ▷▷▷▷

桂枝汤

【组成】

桂枝三两（9g），去皮　芍药三两（9g）　甘草二两（6g），炙　生姜三两（9g），切　大枣十二枚（4枚），擘

【用法】

上五味，吹咀，以水七升，微火煮取三升，去滓，适寒温，服一升。服已须臾，啜热稀粥一升余，以助药力，温覆令一时许，遍身漐漐，微似有汗者益佳，不可令如水流漓，病必不除。若一服汗出病差，停后服，不必尽剂；若不汗，更服，依前法；又不汗，后服小促其间，半日许，令三服尽；若病重者，一日一夜服，周时观之。服一剂尽，病证犹在者，更作服；若汗不出者，乃服至二三剂。禁生冷、黏滑、肉面、五辛、酒酪、臭恶等物（现代用法：水煎，温服，覆取微汗）。

【功用】

解肌发表，调和营卫。

【主治】

1. 太阳中风证　头痛，发热，汗出，恶风，脉浮（浮缓或浮弱）。

2. 营卫不和证　（脏无他病）发热，自汗出。

【方解】

太阳中风，阳浮而阴弱。阳浮者，热自发；阴弱者，汗自出。啬啬恶寒，淅淅恶风，翕翕发热，鼻鸣干呕者，桂枝汤主之。（12）

太阳病，头痛，发热，汗出，恶风者，桂枝汤主之。（13）

本方证之病机为外感风寒，营卫不和。《伤寒论》言其"太阳中风""营弱卫强"。所谓"卫强"，是指风寒侵袭，卫阳抗邪，经脉不利之发热，头痛，脉浮，有邪气实之意；所谓"营弱"，是卫阳不固，营阴失守，津液外泄之汗出，恶风，脉缓，有正气亏之意。风寒在表，应辛温发汗以解表，但本方证已有营阴外泄之汗出，故不宜单纯发表，当祛邪调正兼顾为治，即解肌发表，调和营卫。方中桂枝辛温，助卫阳，通经络，解肌发表，祛在表之风邪，为君药。芍药酸苦微寒，益阴敛营，固外泄之营阴，为臣药。桂芍等量合用，于本方寓意有三：一为针对卫强营弱，体现营卫同治，邪正兼顾；二为相辅相成，桂枝得芍药，使汗而有源，芍药得桂枝，则滋而能化；三为相制相成，

散中有收，汗中寓补。此为本方外可解肌和营卫，内能化气调阴阳的基本结构。生姜辛温，既助桂枝辛散表邪，又兼和胃止呕；大枣甘平，既协芍药补血和营，又可健脾益气。姜枣相配，是为补脾和胃、调和营卫的常用组合，共为佐药。炙甘草调和药性，合桂枝辛甘化阳以实卫，合芍药酸甘化阴以和营，功兼佐使之用。综观本方，药虽五味，但结构严谨，发中有补，散中有收，邪正兼顾，阴阳并调。故柯琴在《伤寒来苏集·伤寒附翼》卷上中赞桂枝汤"为仲景群方之冠，乃滋阴和阳，调和营卫，解肌发汗之总方也"。

　　本方服法极为讲究，首先应"适寒温"服，辅以"喝热稀粥"，配以"温覆"，以利酿汗祛邪。取汗标准以"遍身漐漐微似有汗者益佳，不可令如水流漓，病必不除"。其次当据病情把握服药时间，"若一服汗出病差，停后服，不必尽剂；若不汗，更服如前法；又不汗，后服小促其间，半日许，令三服尽。若病重者，一日一夜服，周时观之，服一剂尽，病证犹在者，更作服；若汗不出，乃服至二三剂"，最终达到汗出病解之目的。最后为饮食宜忌，"禁生冷、黏滑、肉、面、五辛、酒酪、臭恶等物。"

　　本方可通过调控服法或加减化裁突出其解肌发表或调和营卫的作用。因而在临床中本方不单可用于外感风寒表虚证，对无外邪相加之营卫不和所致的发热自汗出，以及阴阳失调的内伤杂病，可酌情使用。此如《金匮要略论注》所说："桂枝汤，外证得之，解肌和营卫；内证得之，化气调阴阳。"

【方证鉴别】

　　临床上用桂枝汤的患者多数表现汗出、发热、恶寒，往往需要进行方证鉴别，特别是恶寒发热或者恶风发热，两者可以有先后之分，但同时存在，往往提示太阳病的存在。

　　1. 麻黄汤证　太阳证基础上表现出无汗、脉紧，其与桂枝汤证的区别在于桂枝汤证有汗、脉缓。

　　2. 白虎加人参汤证　白虎加人参汤证可以表现有恶寒、恶风的症状，正如《伤寒论》中"时时恶风"（168），或者"背微恶寒"（169）。但白虎加人参汤证以大汗出、大烦渴不解、脉洪大，口干舌燥之热盛证为主。

　　3. 小柴胡汤证　少阳之寒热，多为往来寒热，可见恶寒，也可见恶寒与发热交替出现，也有不典型者，如"伤寒四五日，身热恶风，颈项强，胁下满，手足温而渴者，小柴胡汤主之。"（99）又如"呕而发热者，小柴胡汤主之。"（379）但是此汤证多有"柴胡四证"（胸胁苦满、默默不欲饮食、心烦喜呕、往来寒热）其中之一或者多症的表现。

　　4. 四逆汤证　少阴病多是无热恶寒，"无热恶寒者，发于阴也"，此时四逆汤足矣。但有太阳少阴病者，出现"反发热"的情况，此时当用麻黄附子细辛汤或者麻黄附子甘草汤，其区别在于：太阳少阴病，其脉沉，症兼见四逆汤证；又有病危者，方表现出"真寒假热"之症。面虽赤而娇嫩不定，身虽热而反欲近衣，口虽渴而极喜热饮，咽虽痛而不甚红肿，苔或黑而滑润胖嫩，脉微欲绝或浮大无根（伦），神情疲惫，语声低微，手足厥逆，胸腹清冷，大便稀，小便清长等，此时当用四逆系列之白通汤（格阳于上）、通脉四逆汤（格阳于外）。

【临床应用】

1. 用方指征

（1）特征症状　发热，汗出。

（2）主要症状（太阳证）　恶寒或者恶风，头痛，鼻鸣，鼻塞流清涕。

（3）可伴随（津液不足）症状　以"血"代汗（血证），大便干结等。

（4）体质差异出现的次要症状　肌肉或者关节酸痛，或者肌肤麻木不仁；恶心呕吐（或者干呕），或者胃脘不适；无汗而困倦乏力。

（5）舌苔脉象　舌苔薄白，脉浮（浮缓，或者浮弱）。

以上的诸多症状中，应该排除热证（不管虚热还是实火）。

2. 加减

（1）桂枝加芍药汤证　《伤寒论》："本太阳病，医反下之，因而腹满时痛者，属太阴也，桂枝加芍药汤主之。"（279）

特征症状：腹满时痛，下利，喜按。

主要症状（太阳证）：发热，恶寒，或者恶风，自汗，口不渴，小便清。

舌苔脉象：舌质淡红，苔白，脉弦细或弦而无力。

（2）桂枝加大黄汤证　《伤寒论》："大实痛者，桂枝加大黄汤主之。"（279）

特征症状：腹满大实痛，便秘，拒按。

主要症状（太阳证）：发热，恶寒，或者恶风，自汗，小便清。

舌苔脉象：苔白厚，脉弦数或弦而有力。

（3）桂枝去芍药汤证　《伤寒论》："太阳病，下之后，脉促胸满者，桂枝去芍药汤主之。"（21）

特征症状：脉促，胸满。

主要症状（太阳证）：发热，恶寒，或者恶风，自汗，小便清。

舌苔脉象：苔白薄。

（4）桂枝去芍药加附子汤证　《伤寒论》："若微恶寒者，桂枝去芍药加附子汤主之。"（21）

特征症状：恶寒，脉微。

主要症状（太阳证）：胸满，自汗，小便清。

舌苔脉象：苔白薄。

3. 现代运用　常用治感冒、流行性感冒、原因不明低热、多形红斑、湿疹、白汗症、荨麻疹等属营卫不调者。

4. 使用注意　服用本方后宜加被、食热粥以助汗，但切忌大汗；服药期间忌食生冷、油腻、五辛及臭恶等物。本方禁用于外感风寒表实证和温病初起发热不恶寒者。

【实验研究】

通过对实验性发热大鼠和低体温大鼠的实验证明，本方主要通过促进或抑制中枢内源性降温物质精氨酸加压素（AvP）和神经降压素（NT）的释放来发挥作用；本方尚有明显的镇痛、镇静、抗炎及抗病毒功效。

【条文荟萃】

太阳中风，阳浮而阴弱。阳浮者，热自发；阴弱者，汗自出。啬啬恶寒，淅淅恶风，翕翕发热，鼻鸣干呕者，桂枝汤主之。（12）

太阳病，头痛，发热，汗出恶风者，桂枝汤主之。（13）

太阳病，下之后，其气上冲者，可与桂枝汤。方用前法。若不上冲者，不可与之。（15）

太阳病三日，已发汗，若吐，若下，若温针，仍不解者，此为坏病，桂枝不中与也。观其脉证，知犯何逆，随证治之。桂枝本为解肌，若其人脉浮紧，发热，汗不出者，不可与也。常须识此，勿令误也。（16）

太阳病，初服桂枝汤，反烦不解者，先刺风池、风府，却与桂枝汤则愈。（24）

服桂枝汤，大汗出，脉洪大者，与桂枝汤如前法；若形如疟，日再发者，汗出必解，宜桂枝二麻黄一汤。（25）

太阳病，外证未解，脉浮弱者，当以汗解，宜桂枝汤。（42）

太阳病，外证未解者，不可下也，下之为逆。欲解外者，宜桂枝汤主之。（44）

太阳病，先发汗不解，而复下之，脉浮者不愈。浮为在外，而反下之，故令不愈。今脉浮，故知在外，当须解外则愈，宜桂枝汤主之。（45）

病常自汗出者，此为荣气和。荣气和者，外不谐，以卫气不共荣气和谐故尔。以荣行脉中，卫行脉外，复发其汗，荣卫和则愈，宜桂枝汤。（53）

病人脏无他病，时发热，自汗出，而不愈者，此卫气不和也。先其时发汗则愈，宜桂枝汤主之。（54）

伤寒不大便六七日，头痛有热者，与承气汤。其小便清者，知不在里，仍在表也，当须发汗；若头痛者必衄，宜桂枝汤。（56）

伤寒发汗，解半日许，复烦，脉浮数者，可更发汗，宜桂枝汤主之。（57）

伤寒医下之，续得下利，清谷不止，身疼痛者，急当救里；后身疼痛，清便自调者，急当救表。救里宜四逆汤；救表宜桂枝汤。（91）

太阳病，发热汗出者，此为荣弱卫强，故使汗出，欲救邪风者，宜桂枝汤。（95）

伤寒大下后，复发汗，心下痞，恶寒者，表未解也，不可攻痞，当先解表，表解乃可攻痞。解表宜桂枝汤，攻痞宜大黄黄连泻心汤。（164）

阳明病脉迟，汗出多，微恶寒者，表未解也，可发汗，宜桂枝汤。（234）

病人烦热，汗出则解，又如疟状，日晡所发热者，属阳明也。脉实者，宜下之；脉浮虚者，宜发汗。下之与大承气汤，发汗宜桂枝汤。（240）

太阴病，脉浮者，可发汗，宜桂枝汤。（276）

下利，腹胀满，身体疼痛者，先温其里，乃攻其表。温里四逆汤，攻表桂枝汤。（372）

吐利止而身痛不休者，当消息和解其外，宜桂枝汤小和之。（387）

产后风，续之数十日不解，头微痛，恶寒，时时有热，心下闷，干呕汗出，虽久，阳旦证续在耳，可与阳旦汤。（阳旦汤即桂枝汤）（《金匮要略·妇人产后病脉证治》）

【病案举例】

1. 表虚证低热　于某，女，15岁。1976年6月20日初诊。

1个月前患"感冒"，发热38.5℃，经用解热镇痛和抗生素类药物，体温降低，但低热不除，每天体温37.5℃左右，已20多天。血、尿常规，胸部X线，抗链球菌溶素O抗体测定等检查，均未发现异常。某医投以清热解毒中药，服两剂无效。

现症：时有头痛，微恶风，动则汗出，倦怠乏力，纳食不佳，二便正常。面色萎黄，精神颓靡，舌质淡红、苔薄白，脉寸浮缓、尺微弱。此乃外感邪未尽解，邪恋肌腠致使营卫不和而发热。治宜解肌退热法，投以桂枝汤治之。

处方：桂枝10g，白芍15g，甘草10g，生姜6g，大枣3枚。煎服，两剂。

服一剂后热退，两剂服完诸症悉除。追访未再复发。

2. 营卫不和自汗发热　张某，女，35岁。1964年7月5日初诊。1个月前因流产而行刮宫术，失血甚多。头昏、心慌、体倦。面色无华，脉浮取虚大、重按缓弱，舌质欠红润，苔白。因流产失血过度，阴虚营弱，导致营卫失调。治当益气生血，调和营卫。

处方：桂枝4.5g，白芍9g，生黄芪30g，当归6g，炒酸枣仁12g，五味子3g，炙甘草3g，生姜2片，红枣7枚（去核）。

服药后当夜即得熟睡。续服一剂，自汗恶风显著减轻，体温降至正常。隔日复诊，已能当风起坐。继予人参养荣汤加减，服药旬日而解。

葛根汤

【组成】

葛根四两（12g）　麻黄三两（9g），去节　桂枝二两（6g），去皮　芍药二两（6g）　甘草二两（6g），炙　生姜三两（9g），切　大枣十二枚（4枚），擘

【用法】

上七味，以水一斗，先煮麻黄、葛根，减二升，去沫；内诸药，煮取三升，去滓，温服一升，覆取微似汗，不须啜粥，余如桂枝法，将息及禁忌（现代用法：水煎，温服，覆取微汗）。

【功用】

辛温解表，升津舒经。

【主治】

1. 太阳伤寒兼经输不利证　项背拘急不舒，恶寒，无汗，脉浮紧。

2. 太阳阳明合病下利证　下利，发热恶寒，无汗，头痛项强，脉浮紧。

3. 刚痉　无汗而小便反少，气上冲胸，口噤不得语。

【方解】

太阳病，项背强几几，无汗恶风，葛根汤主之。（31）

本证是阴寒邪气客于太阳经输的证候。寒为阴邪，作用于太阳经脉，导致太阳经脉

拘急不舒，故其主症是"项背强"。同时导致营卫闭郁，故可见太阳伤寒证的表现，甚至它的闭郁程度强于麻黄汤证，其"无汗恶风"的表现更为明显，严重者出现筋脉痉挛"口噤难开"。外闭郁太强，表热不得外越，内迫阳明胃肠，导致阳明气机升降失常，出现下利。所以，需要增强在表的发散力，从表祛除邪气，则营卫自调，阳明胃肠升降恢复正常。

本方为桂枝汤加葛根、麻黄而成。方中葛根为主药，主要起三个作用：一是疏通经脉，二是增强桂枝汤解表力，三是升津液以滋润经脉。桂枝汤发汗力弱，又能养血护营，可以防止葛根、麻黄耗散阴血。加麻黄辛温散寒。本方的煎服法，麻黄、葛根先煎，也是要减少其辛温燥烈之性，防止其太过耗损阴液。服药后不必啜粥，只需温覆取微汗出，说明其发汗力强于桂枝汤。总之，本方既能发汗升津，又无麻黄汤过汗之虞。既能疏通经脉，又能濡养经脉。

【方证鉴别】

1. 桂枝加葛根汤证　两证都有太阳经输不利的表现，但葛根汤适用于表实无汗，发汗力强。桂枝加葛根汤适用于表虚有汗，未用麻黄，减轻了发散力。

2. 麻黄汤证　两证均为伤寒表实，但葛根汤证主要表现为太阳经输不利，故加葛根增强濡养经脉的作用强。

3. 葛根芩连汤证　两证都可以见到下利。葛根汤证下利主要由寒邪闭表、阳明升降失常所致，重在解表。葛根芩连汤证邪已传里，故加芩连，重在清里。

【临床应用】

1. 用方指征

（1）特征症状　项强，口噤难开。

（2）主要症状（太阳伤寒证）　发热恶寒，无汗，身痛。

（3）可伴随（津液损伤）症状　口渴，小便少。

（4）体质差异出现的次要症状　气喘，胸满，大便不通或下利，呕吐等。

（5）舌苔脉象　舌苔薄白，脉紧（浮紧或紧数）。

2. 加减

葛根加半夏汤证　《伤寒论》："太阳与阳明合病，不下利，但呕者，葛根加半夏汤主之。"（33）

特征症状：项背强，无汗，呕吐。

主要症状：发热恶寒，无汗，头痛，身痛。

舌苔脉象：舌苔白，脉浮紧。

3. 现代运用　现代临床多用于治疗上呼吸道感染、脑膜炎、慢性鼻炎、颈椎病、腹泻、眩晕、脑梗死、血管紧张性头痛、面瘫、流行性腮腺炎、眼睑脓肿等，病机属风寒外束，太阳经气不舒者。

4. 使用注意　本方也为辛温发汗峻剂，不可过服，否则，汗出过多必伤人正气。对"疮家""淋家""衄家""亡血家"，以及外感表虚自汗、血虚而脉兼"尺中迟"、误下而见"身重心悸"等，虽有表寒证，亦皆禁用。

【实验研究】

实验研究证实本方具有的明显扩张脑血管、增加脑血流量、降低脑血管阻力、解痉、减慢心率、降低心肌张力时间指数、抑制病原微生物、调节免疫、抗凝、抗炎、抗过敏、解热及减轻抗癌药不良反应等作用。

【条文荟萃】

太阳病，项背强几几，无汗恶风，葛根汤主之。（31）

太阳与阳明合病者，必自下利，葛根汤主之。（32）

太阳病，无汗而小便反少，气上冲胸，口噤不得语，欲作刚痉，葛根汤主之。（《金匮要略·痉湿暍病脉证》）

【病案举例】

1. 刘渡舟医案　李某，男，38岁。患顽固性偏头痛两年，久治不愈。主诉：右侧头痛，常连及前额和眉棱骨。伴无汗恶寒，鼻流清涕，心烦，面赤，头目眩晕，睡眠不佳。诊察之时，见患者颈项转动不利，问之，乃答曰：颈项及后背经常有拘急感，头痛甚时拘紧更重。舌淡苔白，脉浮略数。遂辨为寒邪客于太阳经脉，经气不利之候。治当发汗祛邪，通太阳之气，为疏葛根汤：麻黄 4g，葛根 18g，桂枝 12g，白芍 12g，炙甘草 6g，生姜 12g，大枣 12 枚。

麻黄、葛根两药先煎，去上沫，服药后覆取微汗，避风寒。3 剂药后，脊背有热感，继而身有小汗出，头痛、项急随之而减。原方再服，至 15 剂，头痛、项急诸症皆愈。

2. 胡学曾医案　冯某，男，21 岁，1983 年 6 月 25 日初诊。患者于两年前面部患痤疮，时多时少，多则由两颊波及耳后及颈部，痒痛难忍，抓破则有脓液渗出，数日或十几日不能愈合，且常有黄水渗出。曾在某医院用散风清热、解毒凉血、泄热利湿、清泄阳明郁热等法医治，服药近百剂均未获效，故来我院求治。诊见患者面部痤疮以两颊部为多，有已破溃者结痂，有新生者红肿，痒痛难忍，夜卧不宁，甚则难于入睡，口苦，心悸，得厚味痤疮即生，大便干燥，舌红苔白而糙，脉来滑数。综观脉证，处葛根汤加味：葛根 24g，麻黄 4g，桂枝 8g，杭白芍 8g，生姜 3 片，大枣 5 枚，生石膏 30g，丹参 30g，通草 2g。

前方服用 4 剂，痤疮已有部分愈合，无新生者。舌红苔白，脉滑数，继以前方服用 30 余剂，面颊仅留有愈合之痕，其余无不适而告痊愈。

桂枝加附子汤

【组成】

桂枝三两（9g），去皮　芍药三两（9g）　甘草二两（6g），炙　生姜三两（9g）　大枣十二枚（4枚），擘　附子一枚（3g）炮，去皮，破八片

【用法】

上六味，以水七升，煮取三升，去滓，温服一升。本云：桂枝汤，今加附子。将息

如前法（现代用法：先煎制附子 30 ～ 60 分钟，再诸药同煎，温服，日 3 服）。

【功用】

扶阳解表。

【主治】

阳虚漏汗兼表证　恶风，汗漏不止，四肢微急，难于屈伸，小便难。

【方解】

太阳病，发汗，遂漏不止，其人恶风，小便难，四肢微急，难以屈伸者，桂枝加附子汤主之。（20）

对于外感表证，使用发汗解表法，要求遍身微似有汗，以调节阴阳，而大汗出起不到调节作用，反而使表证不解，致阴阳俱伤。本证由于过汗伤阳，以致表阳不固而"遂漏不止"；汗出不止则阴津耗损，故生化无源则"小便难"；四肢为诸阳之本，阳气者，精则养神，柔则养筋，今阳虚津伤，四肢失于温煦濡养而致"四肢微急，难以屈伸"。但其阳损主要表现为卫表阳气不足，卫阳不能固摄阴津，而非肾阳不足，故脉当不沉微。因此，治疗上，温阳固表当务之急，阳回表固则表证得解，表固汗止则津液自回，津回阳复则小便自利，四肢微急自解。故用桂枝汤调和营卫以解表，加附子温动里阳以固表，使阳生阴长而达到治疗的目的。

【方证鉴别】

白虎汤证　两证都见大汗出，桂枝加附子证为阳虚表不固，故用附子温阳固表，体现扶阳解表之法；而白虎汤证为阳明里热，故白虎汤还见高热烦渴，脉滑数有力，方用石膏、知母清泄里热。

【临床应用】

1. 用方指征

（1）特征症状　汗漏不止，恶风。

（2）主要症状（阳虚证）　喜温，肢冷，面白，大便溏。

（3）可伴随（津液损伤）症状　口渴，小便少不易解出。

（4）体质差异出现的次要症状　身痛，头痛，四肢拘挛难以屈伸，或恶心呕吐，或出血，或带下色白量多等。

（5）舌苔脉象　舌苔薄白，脉沉略微（或沉细，或沉数，或沉弦）。

2. 现代运用　现代多用于治疗流行性感冒、破伤风、白细胞减少症、自主神经功能紊乱的自汗症、妇女阳虚崩漏带下、风心病、冠心病、心绞痛、血栓闭塞性脉管炎、肾盂肾炎、半身不遂、小儿麻痹症、神经痛等慢性疾病兼见汗出不止、恶风者。临证以营卫不调，卫虚不固为辨证要点。阳虚不能固摄所致体液渗出，如溢乳、二便泄漏不止、妇女漏经、带下等，皆可用本方治疗。

3. 使用注意　热证禁用，伤寒表虚证也不宜使用本方。

【实验研究】

现代药理研究表明，本方具有抗炎、镇痛、提高免疫功能、强心、抗寒冷、调节自主神经功能等作用。

【条文荟萃】

太阳病，发汗，遂漏不止，其人恶风，小便难，四肢微急，难以屈伸者，桂枝加附子汤主之。（20）

【病案举例】

1. 于鹄忱医案 王某，男，29岁，1952年10月12日入院。患者因慢性骨髓炎住院二月余，一日下午感怕冷、头痛，医者给予非那西丁0.2g、氨基比林0.2g，一次服下。约半小时许，大汗不止，恶风，尿急而无尿液，急邀中医会诊。检查：形体消瘦，面色萎黄，表情惶恐，全身大汗淋漓，四肢拘急，坐卧不宁，状甚危笃，脉沉微而数。诊为大汗亡阳，处方：桂枝10g，甘草6g，白芍10g，附子10g，生姜1片，大枣3枚。当即配药煎服，服1剂汗止而愈。

2. 李师肪医案 孙某，男，35岁。病鼻衄，出血盈斗，两昼夜不止，曾服寒凉止血剂无效。脉微，口淡，身无热，二便自调，服桂枝加附子汤两剂痊愈。

桂枝附子汤

【组成】

桂枝四两（12g），去皮　　附子三枚（9g），炮，去皮，破八片　　生姜三两（9g），切　　甘草二两（6g），炙　　大枣十二枚（3枚），擘

【用法】

上五味，以水六升，煮取二升，去滓，分温三服（现代用法：先煎制附子30～60分钟，再诸药同煎，温服，日3服）。

【功用】

温经助阳，祛风除湿散寒。

【主治】

风湿证　身体疼烦，不能自转侧，不呕不渴，脉浮虚而涩。

【方解】

伤寒八九日，风湿相搏，身体疼烦，不能自转侧，不呕不渴，脉浮虚而涩者，桂枝附子汤主之。若其人大便硬，小便自利者，去桂加白术汤主之。（174）

本证为风湿相搏证偏于表。"身体疼烦，不能自转侧"是风湿相搏之征。风湿相搏于肌肉、骨节，气血不通，经络失调，故表现为一身尽疼痛，不能转侧。阴雨天加重，因阴雨天外湿会助身体湿邪困阻气血，故疼痛加重。"不呕"说明病变不在里，脾胃功能正常。"不渴"说明风湿未化热。"脉浮虚而涩"，脉浮病位偏表，气血壅盛于外抗邪，脉虚则阳气不足，不能通阳以解表，脉涩，湿邪为浊邪，其性重浊、黏滞，阻碍气血运行。故用桂枝附子汤温经复阳，祛风除湿散寒止痛。

本方即桂枝去芍药加附子汤，但剂量不同而主治各异。本方桂枝四两，附子三枚，旨在用桂附的辛温之性大力助长阳气的升散、蒸腾作用，以祛除肌肉、关节的风湿之邪，去芍药，免其敛阴阻碍阳气的蒸腾、升散。

【方证鉴别】

1. 去桂加白术汤证 两方都治阳虚风湿证，两证都有一身尽痛不能转侧。去桂加白术汤证湿重于风，且偏于里，有脾虚不运的表现，故见大便硬，小便自利，方不再取桂枝祛风，而加白术健脾燥湿。桂枝附子汤证风重于湿，偏于表，脾胃功能尚可，方用桂枝、附子辛散温阳，以祛风湿之邪。

2. 甘草附子汤证 两方都治阳虚风湿证，两证都有一身尽痛不能转侧。甘草附子汤证风湿俱盛，表里同病，故外有汗出恶风，内有小便不利，方用炙甘草、附子、桂枝、白术配伍以温经散寒，祛风除湿。桂枝附子汤证风重于湿，偏于表。

3. 麻黄加术汤证 两方都治风湿在表。麻黄加术汤证阳不虚，脉象浮有力，且为表实证，故见无汗，方用麻黄汤加白术散寒除湿解表。桂枝附子汤证阳虚，故脉浮而无力，风盛湿，则多见有汗，方用桂枝去芍药加附子，温经助阳，祛风除湿散寒。

【临床应用】

1. 用方指征

（1）特征症状 身体疼痛不能自转侧。

（2）主要症状（风湿相搏证） 身体、骨节疼痛，多呈游走性，甚则活动受限，阴雨天气加重，无红肿热痛。

（3）可伴随（表阳不足）症状 汗出，恶寒。

（4）体质差异出现的次要症状 或小便不利，或咳嗽，或短气，或胸闷心悸。

（5）舌苔脉象 舌质淡或暗，苔薄白，脉浮虚而涩。

2. 加减

去桂加白术汤 《伤寒论》："伤寒八九日，风湿相搏，身体疼烦，不能自转侧，不呕不渴，脉浮虚而涩者，桂枝附子汤主之。若其人大便硬，小便自利者，去桂加白术汤主之。"（174）

特征症状：身体疼痛不能自转侧，大便硬。

主要症状（风湿相搏证）：身体、骨节疼痛，多呈游走性，甚则活动受限，阴雨天气加重，无红肿热痛。

舌苔脉象：舌质淡或暗，苔薄白，脉虚而涩。

3. 现代运用 现代常用于治疗湿病、寒湿痹证、类风湿关节炎、风湿性关节炎、心动过缓、低血压、雷诺病等属阳虚寒湿痹表之证。

4. 使用注意 本方辛温刚燥，故阴虚证、风湿化热证不宜用本方。

【实验研究】

现代药理研究，本方具有明显镇痛作用，抗炎作用不明显。

【条文荟萃】

伤寒八九日，风湿相搏，身体疼烦，不能自转侧，不呕不渴，脉浮虚而涩者，桂枝附子汤主之。若其人大便硬，小便自利者，去桂加白术汤主之。（174）

【病案举例】

1. 秦伯未医案 黄某，女，24岁。下肢关节疼痛一年余，曾经中西医治疗，效果不显。现病情仍重，尤以右膝关节疼痛为甚，伸屈痛剧行走困难，遇阴雨天则疼痛难忍，胃纳尚好，大便时结时溏，面色㿠白，苔白润滑，脉弦紧，重按无力，诊为寒湿痹证，处方：桂枝尖30g，炮附子24g，生姜18g，炙甘草12g，大枣4枚。3剂。

复诊：服药后痛减半，精神食欲转佳，处方：桂枝尖30g，炮附子30g，生姜24g，大枣6枚。连服10剂，疼痛完全消失。

2. 刘新华医案　杨某，男，67岁。入夏后劳累过度，体质素弱，心阳虚损，不能鼓血上荣，引起严重低血压症。刻诊：血压70/40mmHg。全身乏力，头重脚轻，肢凉脉弱。用能量合剂等疗效不显。

拟桂枝、制附子、炙甘草各10g，大枣4枚。冲开水，代茶频饮。

5剂后血压上升至110/70mmHg，头晕、乏力等症好转，脉亦较前有力。原方剂量减半，加红枣10g，又5剂善后，复查血压稳定。

桂枝去桂加茯苓白术汤

【组成】

芍药三两（9g）　甘草二两（6g），炙　生姜切　白术　茯苓各三两（9g）　大枣十二枚（4枚），擘

【用法】

上六味，以水八升，煮取三升，去滓，温服一升。小便利则愈（现代用法：水煎服，温覆取微汗）。

【功用】

健脾利水，宣通气机。

【主治】

脾虚水停，水遏太阳证　小便不利，心下满微痛，翕翕发热，无汗，头项强痛。

【方解】

服桂枝汤，或下之，仍头项强痛，翕翕发热，无汗，心下满，微痛，小便不利者，桂枝去桂加茯苓白术汤主之。（28）

本条开首即言"服桂枝汤，或下之"，可知前医认为"头项强痛，翕翕发热，无汗"为桂枝汤可汗证，故用桂枝汤发汗；又认为"心下满，微痛"是可下之证，而施下法。然汗下后，前述证仍在，故本证既非桂枝汤证，又非里实可下之证。实为水饮病，水饮为病，水邪困于体内无出路，故小便不利（尿少）。"心下满，微痛"提示水饮阻滞中焦气机，故为脾虚水停，证候上当"不渴"，说明不是津液亏乏而出现的小便不利，也不是水停下焦而出现的小便不利。"翕翕发热，无汗，头项强痛"是水邪郁遏太阳，太阳阳气不布而引起。

综上，本证为脾虚水停，但水气有向外泛滥郁遏太阳之势，故用桂枝去桂加茯苓白术汤健脾利水，宣通气机。

桂枝去桂加茯苓白术汤乃桂枝汤去桂枝加茯苓白术而成。去桂，因其不是太阳证，

而水气有泛滥之势，桂枝辛散之性，会加重水气泛滥。留芍药为臣，一是能利小便，芍药是养肝血，具有柔肝养血的功效，养肝血就可以助疏泄，助疏泄就可以畅三焦，畅三焦就可以利小便，故《神农本草经》就指出芍药"利小便"。二是收敛水邪泛滥之势，同真武汤中用芍药的道理一样。加白术为君助脾机转输，茯苓为臣渗利水湿。佐生姜辛温通阳，宣散水气，配大枣、炙甘草益脾和胃，培补中气，协和诸药，使内停之饮，尽从下去。

方后仲景注"小便利则愈"，说明只要小便通利，水饮得去，诸恙即得除，故知利小便以通阳也。

【讨论】

对于本方去桂枝问题，历来诸家争议颇多，概括言之，主要有以下几点。

1. 尊原文而主张去桂　以方有执为代表，许宏、柯韵伯、陈修园、唐容川等皆持此说。去桂之理，一是本证无汗而非桂枝证，故不用桂枝。二是此表里同病，而里证以水饮为主，故不可以桂枝汤治表，而专以苓、术、芍治里。亦有提出此汗下之后，邪不在太阳之经，而在太阳之腑，因而变解肌之法为利水之剂，故于桂枝汤中去桂而加茯苓、白术，俾小便利，则水去满除而热退。

2. 主张不去桂而去芍药　以《医宗金鉴》为代表，陆渊雷亦持此说。其理由如下：一是去桂枝何治无汗之表证？二是有"余依桂枝汤法煎服"，若去桂枝则此句将无所指。三是认为此证心下满微痛，与桂枝去芍药汤证的胸满相同，而去芍药之酸收，是避免无汗心下之满。

3. 主张桂枝汤不去桂加茯苓、白术　以成无己为代表，其注曰："与桂枝汤以解外，加茯苓白术利小便，行留饮。"主张以桂枝汤原方加茯苓、白术以达表里双解之效。此外，钱天来认为"大约是历年久远，后人舛误所致，非仲景本来所系原方"。

桂枝去桂加茯苓白术汤，该证病机为脾虚水气泛滥，出现类太阳证的表现，并非太阳证。桂枝不需要解表，且其辛散之性易加重水气泛滥，故留芍药收敛水气利小便祛水邪，以畅气机。

【方证鉴别】

1. 桂枝汤证　两证都可以见到发热。桂枝汤主治太阳中风证，伴有汗出恶风，用桂枝、芍药解肌发表，调和营卫。本证为水邪闭郁太阳阳气，故为无汗，且有小便不利，故用桂枝汤去桂加茯苓白术汤健脾利水，宣通气机。

2. 大陷胸汤证　两证都可见心下满痛。大陷胸汤为水热互结，疼痛范围广，程度重，表现为心下疼痛，拒按，按之硬，或从心下至少腹硬满疼痛，手不可近，用大陷胸汤泄热逐水。本证为水饮内停，无热象，也无内结之势，为水气泛滥郁遏太阳经气，故用桂枝汤去桂加茯苓白术汤健脾利水，宣通气机。

3. 五苓散证　两证都有小便不利。五苓散水停下焦，津液不能上呈，故见口渴，用五苓散利水渗湿，温阳化气。本证为脾虚水停，故不见口渴，治疗重在健脾利水，宣通气机。

【临床应用】

1. 用方指征

（1）特征症状　小便不利。

（2）主要症状（脾虚水停证）　心下满，微痛，不渴，食少纳呆，便溏。

（3）可伴随（太阳表证）症状　翕翕发热，无汗，头项强痛。

（4）体质差异出现的次要症状　肌肉或者关节酸痛，或者肌肤麻木不仁；恶心呕吐（或者干呕），气喘，咳嗽，心悸等。

（5）舌苔脉象　舌质淡，苔白腻或水滑，脉浮弦或滑。

2. 现代运用　本方常用于感冒，尤其是胃肠型感冒、偏头痛、水肿、胃脘痛、妊娠癃闭及癫痫等心下有宿疾水饮者。

3. 使用注意　本方对于饮停下焦及湿热证不宜。

【实验研究】

桂枝去桂加茯苓白术汤能降低血浆一氧化氮（NO）及降钙素基因相关肽（CGRP）含量，提示本方治疗偏头痛的作用可能与抑制 NO、CGRP 的大量产生有关。

【条文荟萃】

服桂枝汤，或下之，仍头项强痛，翕翕发热，无汗，心下满，微痛，小便不利者，桂枝去桂加茯苓白术汤主之。（28）

【病案举例】

1. 陈修园医案　嘉庆戊辰，吏部谢芝田先生会亲，患头项强痛，身疼心下满，小便不利。服解表药无汗，反烦，六脉洪数。初诊疑为太阳阳明合病。谛思良久，曰：前病在无形之太阳，今病在有形之太阳。但使有形之太阳小便一利，则所有病气俱随无形之经气而汗解矣。用桂枝去桂加茯苓白术汤，一服遂瘥。（选自《伤寒名医验案精选》）

2. 毕明义医案　徐某，男，27 岁，工人，1989 年 8 月 29 日初诊。上腹部疼痛 18 年，加重 2 年。患者 9 岁时因食水饺过多而当即感胃脘胀满，同时腹泻，经治腹泻已止。从此之后，腹部经常胀满，吐酸水，饮食明显减少，反复吐血、便血，曾因上消化道出血而经手术治疗，术后胃脘疼痛仍反复发作，多次住院，曾服西咪替丁、204 胃特灵、保和丸、参术茯苓丸等，效果不显，遂来诊。刻诊：空腹时疼痛，且每因饮食入胃之后，即刻疼痛，有时即使饮入西瓜汁亦感疼痛，更甚者，每因饮水，或饮茶后即感心口隐隐而痛。若仰卧时，上腹部自感胀满，如有物堵其间，大便排解无力。面色萎黄，精神萎靡不振。舌质稍淡，舌体大，苔薄白微黄而滑，边有齿印。右脉浮弦、关虚大，左脉沉弦。诊为胃脘痛，属脾胃气虚型。给以桂枝去桂加茯苓白术汤：炙甘草 15g，白芍 50g，白术 50g，茯苓 50g，大枣 30g，生姜 50g。3 剂后疼痛减其大半，饮食较前增多，胀满已明显减轻，宗上方仍服 3 剂，疼痛已止，胀满已除。为巩固疗效，仍服上方 10 剂，疼痛一直未发。

小青龙汤

【组成】

麻黄三两（9g），去节　芍药三两（9g）　干姜三两（9g）　五味子半升（6g）　甘草三两（9g），炙　桂枝三两（9g），去皮　半夏半升（9g），洗　细辛三两（9g）

【用法】

上八味，以水一斗，先煮麻黄，减二升，去上沫，内诸药，煮取三升，去滓，温服一升（现代用法：水煎，温服，日3服）。

【功用】

解表散寒，温肺化饮。

【主治】

1. 外寒里饮证　干呕，发热而咳，或渴，或利，或噎，或小便不利、少腹满，或喘者。

2. 脾肺阳虚，寒饮内停证　咳逆倚息不得卧，痰多清稀，气喘。

3. 溢饮　水肿，眼睑先肿，肢体重痛。

【方解】

伤寒表不解，心下有水气，干呕，发热而咳，或渴，或利，或噎，或小便不利，少腹满，或喘者，小青龙汤主之。（40）

小青龙汤在《伤寒论》用于治疗伤寒而心下有水气之证，在《金匮要略》用于治疗支饮、溢饮及妇人吐涎沫等病证。可见其适用之广泛，但究其病机当是脾肺阳虚，寒饮内停。素体脾肺虚寒，一旦风寒束表，立即影响肺气的宣降和水津的布运，表现为外寒内饮证，外恶寒发热，无汗，内肺气郁而不宣，遂生咳喘，水道失调，则痰多清稀；或脾肺虚寒，脾寒不能散精归肺，肺寒不能敷布津液，凝结为饮，壅阻于肺，肺气宣降失调，成为咳逆倚息不得卧的支饮；或因肺失宣降，津凝不布，水液泛滥，归于四肢，成为身体重痛之溢饮。因此，喘咳痰稀，是本证辨证之关键。

本方解表散寒，温肺化饮。方中用麻黄、桂枝发汗解表，兼能宣肺平喘；芍药配桂枝调和营卫；干姜、细辛内以温化水饮，外以发散风寒；半夏燥湿化痰，蠲饮降逆；五味子敛肺止咳，并防温燥药耗气劫阴；炙甘草调和诸药；共成散寒化饮，平喘止咳之剂。

【方证鉴别】

1. 麻黄汤证　两证都可见恶寒发热，无汗，喘。麻黄汤证为太阳伤寒表实证，寒邪闭表，肺气不宣致喘，见无汗且无内饮证。本证重在内饮，咳喘痰稀是其辨证关键，故加入干姜、细辛、五味子、半夏以化内饮。

2. 桂枝加厚朴杏子汤证　两证都可见喘咳；病机均为外寒引动宿疾、肺气上逆，属标本同治之法。然外感表证有虚、实之分，宿疾有喘疾、水饮之别。桂枝加厚朴杏子汤证以桂枝汤解肌祛风，厚朴、杏子降气定喘。小青龙汤证以麻桂辛温解表，桂芍调和营卫，细辛、半夏、五味子、干姜温化水饮，敛肺止咳。

3. 大青龙汤证　两证均为表里同病，但大青龙汤证为表寒里热，小青龙汤证为表寒里饮。大青龙汤证之里热缘于表闭，阳气无从宣泄，故以麻黄汤方重用麻黄，另加石膏、姜枣，侧重解表；小青龙汤证之里饮较重，见症多端，故里药多于表药，重在温化寒饮。

【临床应用】

1. 用方指征

（1）特征症状　咳嗽，气喘，痰多清稀。

（2）主要症状（脾肺虚寒证）　吐涎沫，干呕，大便溏，喜喝热饮。

（3）可伴随（太阳表证）症状　恶寒发热，无汗，头痛，身痛。

（4）体质差异出现的次要症状　或渴，或利，或噎，或小便不利，少腹满，或水肿，眼睑先肿等。

（5）舌苔脉象　舌质淡，苔白腻或水滑，脉浮弦或滑。

2. 加减　《伤寒论》小青龙汤方后注："若微利者，去麻黄，加荛花如鸡子，熬令赤色。若渴者，去半夏，加栝楼根三两。若噎者，去麻黄，加附子一枚，炮。若小便不利，少腹满，去麻黄，加茯苓四两。若喘者，去麻黄，加杏仁半升，去皮尖。"

3. 现代运用　常用于慢性支气管炎或慢性支气管炎急性发作、支气管哮喘、老年性肺气肿等病属外寒内饮者。

4. 使用注意　本方辛散温化之力较强，阴虚干咳无痰或痰热咳喘者，不可用之。

【实验研究】

本方对离体豚鼠气管平滑肌，能拮抗组胺、乙酰胆碱和氯化钡等引起的气管收缩，显示其有松弛气管平滑肌的作用。对小鼠进行酚红试验，提示本方具有明显祛痰作用。本方还具有抗过敏和增强肾上腺皮质功能的作用，还能显著促进小鼠红细胞的糖酵解。

【条文荟萃】

伤寒表不解，心下有水气，干呕，发热而咳，或渴，或利，或噎，或小便不利、少腹满，或喘者，小青龙汤主之。（40）

伤寒，心下有水气，咳而微喘，发热不渴。服汤已渴者，此寒去欲解也。小青龙汤主之。（41）

病溢饮者，当发其汗，大青龙汤主之；小青龙汤亦主之。（《金匮要略·痰饮咳嗽病脉证并治》）

咳逆倚息不得卧，小青龙汤主之。（《金匮要略·痰饮咳嗽病脉证并治》）

妇人吐涎沫，医反下之，心下即痞，当先治其吐涎沫，小青龙汤主之。涎沫止，乃治痞，泻心汤主之。（《金匮要略·妇人杂病脉证并治》）

【病案举例】

柴某，男，53岁，1994年12月3日就诊。患咳喘十余年，冬重夏轻，经过许多医院均诊为"慢性支气管炎"或"慢性支气管炎并发肺气肿"。选用中西药治疗而效果不显。就诊时，患者气喘憋闷。耸肩提肚，咳吐稀白之痰，每到夜晚则加重，不能平卧，晨起则吐痰盈杯盈碗。背部恶寒。视其面色黧黑，舌苔水滑，切其脉弦、寸有滑象。断为寒饮内伏，上射于肺之证，为疏小青龙汤内温肺胃以散水寒。处方：麻黄9g，桂枝

10g，干姜 9g，五味子 9g，细辛 6g，半夏 14g，白芍 9g，炙甘草 10g。服 7 剂咳喘大减，吐痰减少，夜能卧寐，胸中觉畅，后以《金匮》之桂苓五味甘草汤加杏仁、半夏、干姜正邪并顾之法治疗而愈。

黄芪桂枝五物汤

【组成】
黄芪三两（9g）　芍药三两（9g）　桂枝三两（9g），去皮　生姜六两（18g）　大枣十二枚（4枚）

【用法】
上五味，以水六升，煮取二升，去渣，温服七合，日三服（现代用法：水煎，分 2～3 次温服）。

【功用】
益气通阳，和营行痹。

【主治】
血痹重证　阴阳俱微，或寸口关上微，尺中小紧，外证身体不仁，如风痹状。

【方解】
血痹，阴阳俱微，寸口关上微，尺中小紧，外证身体不仁，如风痹状，黄芪桂枝五物汤主之。（《金匮要略·血痹虚劳病脉证并治》）

本条论述血痹重证的证治。"阴阳俱微"是素体营卫气血的不足；"寸口关上微"是上焦阳气甚虚；"尺中小紧"中"小"主阴血不足，"紧"主风寒，合言之即阳不足而阴凝为痹之象。血痹的症状，主要以局部肌肤麻木不仁为特征，如受邪较重，亦可兼有酸痛感，所以说"如风痹状"。但血痹与风痹的症状是有区别的；前者以麻木为主，后者以疼痛为主。是故治以黄芪桂枝五物汤益气通阳，和营行痹。

本方即桂枝汤去甘草加黄芪，倍生姜、大枣调和营卫，五药相合，温、补、通、调并用，共奏益气通阳，和营行痹之效。因甘草性缓，有碍血液畅行，故去而不用。

【临床应用】
1. 用方指征
（1）特征症状　肢体麻木不仁，酸痛。
（2）主要症状（血痹证）　肢体无力沉重，活动不灵，麻木不仁，酸痛，或肌肉萎缩。
（3）可伴随（气虚证）症状　浮肿，自汗，恶风等。
（4）体质差异出现的次要症状　其人多缺少运动，肌肉多松弛，皮肤弹性差，腹部松软，不耐运动，动则气短乏力头晕，甚则胸闷心痛，头晕眼花。
（5）舌苔脉象　舌质淡，脉无力。

2. 现代运用　以肢体麻木不仁、感觉减退或感觉异常为主证的疾病；以肢体疼痛、无力、僵硬、阵挛、运动障碍及肌肉萎缩为特征的疾病；产后多血虚，因此产后的诸多病症也多见本方证。

3. 使用注意　体瘦、腹胀者慎用。

【实验研究】

王氏采用静脉注射低分子右旋糖酐诱发小鼠阵发性皮肤瘙痒，记录小鼠 30 分钟内的阵发性皮肤瘙痒发作次数及时间，并测定小鼠血中组胺、TXB 2 和 6-keto-PGF（1α）的含量。研究发现与模型组相比，黄芪桂枝五物汤各剂量组均能明显抑制阵发性皮肤瘙痒发作次数，减少持续时间。结果表明黄芪桂枝五物汤有明显的止痒作用，其机理可能与拮抗组胺释放和促进血循环均有关系，但与抑制组胺释放关系最为密切；其止痒作用与剂量有一定的相关性。

【条文荟萃】

问曰：血痹病从何得之？师曰：夫尊荣之人骨弱肌肤盛，重因疲劳汗出，卧不时动摇，加被微风，遂得之。但以脉自微涩，在寸口、关上小紧，宜针引阳气，令脉和、紧去则愈。（《金匮要略·血痹虚劳病脉证并治》）

血痹，阴阳俱微，寸口关上微，尺中小紧，外证身体不仁，如风痹状，黄芪桂枝五物汤主之。（《金匮要略·血痹虚劳病脉证并治》）

【病案举例】

1. 痹证（糖尿病周围神经病变） 患者，男，55 岁，干部，2007 年 8 月 20 日初诊。该患者于 10 年前患糖尿病，近 2 年自觉双下肢麻木，发凉疼痛，足趾疼甚，间歇跛行，4 个多月不能行路，由其爱人搀扶就诊。经西医确诊为"糖尿病周围神经病变"，应用西药治疗未见明显效果，转求中医治疗。诊其脉象沉细而迟，舌质淡红，苔薄白。查：形体消瘦，动则自汗出，伴有气短，小腿时疼挛，足趾皮色微晦暗而凉，触碰则疼痛，遇寒冷症状加重。证属消渴病日久，正气亏损，气虚营弱，卫外肢节腠理失温煦，气血运行不畅，邪气痹阻脉络所致，治宜温阳散寒通经活络，拟黄芪桂枝五物汤化裁，方药：黄芪 75g，桂枝 20g，白芍 20g，川芎 15g，威灵仙 15g，牛膝 30g，当归 25g，制附子 10g，红花 15g，生姜 10g，大枣 12 枚。服药 7 剂，腿痛及麻木感均减轻，两足转温，已能独自行路，遂按前方再服药 2 周。三诊：诸症基本好转，继续服减附子。再服两周。嘱其常服大活络丸，以巩固疗效。

2. 面中风（颜面神经麻痹） 患者，男，40 岁，干部，2009 年 12 月初诊。口眼喎斜 4 月余，说话咀嚼困难，面部发麻，曾辗转各处求医，经用中西药及针灸治疗多次未愈，其症见口角向左侧面部斜，右眼睑不能闭合，同侧太阳穴处呈线拉状，发麻，饮水时从口角流水，谈笑时口角喎斜更甚，食少，面色淡黄，体乏，微汗出，舌淡、苔薄白，脉缓无力。证属卫虚感受风邪，经络阻滞。治以祛风通络，养血和营，用黄芪桂枝五物汤加牵正散合剂治疗。方药：黄芪 50g，桂枝 15g，白附子 15g，白僵蚕 15g，全蝎 10g，白芍 10g，白芷 15g，生姜 7g，大枣 12 枚，7 剂，水煎服。

二诊：自诉服上药面部较前舒适，麻木感消失，食欲增加，体力渐复，口眼喎斜稍效，续服 7 剂。

三诊：口眼喎斜症状减轻，精神亦佳，饮食如常，舌质淡红，苔薄白，脉缓有力，守方又服 12 剂而愈。

桂枝芍药知母汤

【组成】

桂枝四两（12g）　芍药三两（9g）　甘草二两（6g）　麻黄二两（6g）　生姜五两（15g）　白术五两（12g）　知母四两（12g）　防风四两（12g）　附子二枚（6g），炮

【用法】

右九味，以水七升，煮取二升，温服七合，日三服（现代用法：水煎服，日3服）。

【功用】

通阳行痹，祛风逐湿，和营止痛。

【主治】

风寒湿邪痹阻，化热伤阴证　关节肿大变形，疼痛，身体消瘦，头晕目眩，伴温温欲吐，关节疼痛遇冷则发，短气。心烦急躁，或睡觉易醒，舌淡苔白润，脉沉细，或浮紧或数。

【方解】

诸肢节疼痛，身体尪羸，脚肿如脱，头眩短气，温温欲吐，桂枝芍药知母汤主之。（《金匮要略·中风历节病脉证并治》）

历节之病，由于风湿外侵，痹阻筋脉关节，气血运行不畅，风湿相搏，故诸肢节疼痛而肿胀；病久不解，正虚邪盛，营卫气血耗损，故身体逐渐消瘦。湿无出路，痹阻下焦，下肢关节肿大，小腿犹如肉去剩骨。风湿阻滞，清阳不升，故头昏目眩。湿阻滞中焦，脾失健运，清气不升而浊气不降，故温温欲吐。病由风寒湿邪外侵，痹阻筋脉关节，日久不解，郁而化热伤阴，筋脉关节失养，浊邪干及上、中二焦所致。治当祛风除湿，温经散寒，佐以滋阴清热，用桂枝芍药知母汤。

方中附子、白术、防风、麻黄配伍，从不同层次祛除风寒湿邪，桂枝配伍白芍以调和营卫，营卫调和则气血调畅。邪气痹阻，气血运行不畅，日久则郁而化热，方中配伍知母、白芍既可清热，又能养阴，且白芍也可舒筋止痛。

【方证鉴别】

乌头汤证　二方均可治疗寒湿性的历节疼痛，均用温阳宣痹、舒筋定痛的麻黄加芍药甘草汤。乌头汤证因寒湿之邪外侵，痹阻筋脉关节，阳气不得温通，不通则痛，且痛处不可屈伸，关节无红肿热象。方中用大辛大热之乌头配伍开发腠理之麻黄，温里散寒以止疼痛；同时用黄芪益气固表，制约麻黄之发汗太过，助乌头、麻黄温经止痛，达到扶正祛邪之效；芍药缓急止痛，也制约方中温燥化热之弊。乌头汤以温散为主，而桂枝芍药知母汤以温散兼以清通为主。

【临床应用】

1. 用方指征

（1）特征症状　关节肿大、疼痛。

（2）主要症状（气血痹阻关节）　关节疼痛，活动不灵，酸痛，或肌肉萎缩。

（3）可伴随（气阴不足证）症状　浮肿，自汗，恶风，口渴，头眩，短气等。

（4）体质差异出现的次要症状　关节疼痛遇冷则发，或关节红肿热痛，或心烦急躁，或睡觉易醒，动则气短乏力头晕，甚则胸闷心烦，头晕眼花等。

（5）舌苔脉象　舌淡苔白润，脉沉细，或浮紧或数。

2. 现代运用　用于类风湿关节炎、原发性坐骨神经痛、痛风性关节炎等属于风寒湿邪痹阻于关节，渐次化热伤阴之证。

3. 使用注意　对于寒性痛痹非本方所宜。

【条文荟萃】

诸肢节疼痛，身体尪羸，脚肿如脱，头眩短气，温温欲吐，桂枝芍药知母汤主之。（《金匮要略·中风历节病脉证并治》）

【病案举例】

杨某，女，40岁。3年前患两手足麻木，喜热怕冷，每着风寒后两手足关节即疼痛，同时局部皮肤呈现青紫色，经数日后逐渐消失，疼痛也随之缓解。两年来，虽经治疗，但未见显效。于1962年秋季发展为上下肢关节连续性剧痛。初诊：四肢大小关节剧痛，日轻夜重，阴雨天尤甚，局部肿胀灼热，汗出，两手足皮肤呈现青紫色，行步艰难，手指不能弯曲。经常头眩，恶心欲呕，胃纳不佳，二便正常。有时耳鸣心悸，日晡潮热，脉短细而数。处方：桂枝、芍药各15g，甘草、麻黄、淡附子各9g，白术、知母各24g，防风9g。上药为细末，分10日服完。

二诊：服药后疼痛肿胀减轻十之五六，手指伸曲较前灵活，灼热汗出皆止，头眩、恶心未发作，耳鸣、心悸、潮热皆减轻，手足部皮色仍呈青紫，胃纳仍不佳，原方再进（日服量稍增加）。

三诊：关节疼痛已减十之八九，其他症状完全消失，胃纳佳，手足部皮色好转，但和其他部分皮肤比较仍有别，行走及缝衣做饭灵活自如。

当归四逆汤

【组成】

当归三两（9g）　桂枝三两（9g），去皮　　芍药三两（9g）　细辛三两（9g）　大枣二十枚（5枚），擘　甘草二两（6g），炙　通草二两（6g）

【用法】

上七味，以水八升，煮取三升，去滓，温服一升，日三服（现代用法：水煎，温服）。

【功用】

温经散寒，养血通脉。

【主治】

营血不足，寒凝经脉证　手足厥寒，脉细欲绝者。

【方解】

手足厥寒，脉细欲绝者，当归四逆汤主之。（351）

本方证由营血虚弱，寒凝经脉，血行不利所致。素体血虚而又经脉受寒，寒邪凝滞，血行不利，阳气不能达于四肢末端，营血不能充盈血脉，遂呈"手足厥寒，脉细欲绝"。此手足厥寒只是指掌至腕、踝不温，与四肢厥逆有别。治当温经散寒，养血通脉。

本方以桂枝汤去生姜，倍大枣，加当归、细辛、通草组成。方中当归甘温，养血和血；桂枝辛温，温经散寒，温通血脉，共为君药。细辛温经散寒，助桂枝温通血脉；白芍养血和营，助当归补益营血，共为臣药；通草通经脉，以畅血行；大枣、甘草，益气健脾养血，以上共为佐药。重用大枣，既合归、芍以补营血，又防桂枝、细辛燥烈太过，伤及阴血。甘草兼调药性而为使药。全方共奏温经散寒，养血通脉之效。

本方配伍特点是温阳与散寒并用，养血与通脉兼施，温而不燥，补而不滞。

【方证鉴别】

《伤寒论》中以"四逆"命名的方剂有四逆散、四逆汤、当归四逆汤。三方主治证中皆有"四逆"，但其病机用药却大不相同。

1. 四逆散证、四逆汤证　四逆散证是因外邪传经入里，阳气内郁而不达四末所致，故其逆冷仅在肢端，不过腕踝，尚可见身热、脉弦等症；四逆汤证之厥逆是因阴寒内盛，阳气衰微，无力到达四末而致，故其厥逆严重，冷过肘膝，并伴有神衰欲寐、腹痛下利、脉微欲绝等症；本证手足厥寒是血虚受寒，寒凝经脉，血行不畅所致，因其寒邪在经不在脏，故肢厥程度较四逆汤证为轻，并兼见肢体疼痛等症。因此，三方用药、功用全然不同，正如《温热暑疫全书》言："四逆汤全在回阳起见，四逆散全在和解表里起见，当归四逆汤全在养血通脉起见。"

2. 当归四逆加吴茱萸生姜汤证　两证都可见四肢厥寒。当归四逆加吴茱萸生姜汤证为寒中厥阴经脏，故素体藏寒，常见口吐清稀痰涎，腹痛，下利等。本证只寒中经脉，表现为四肢厥寒。

3. 黄芪桂枝五物汤证　两证都表现为肢体症状。黄芪桂枝五物汤证主治素体阴阳具弱，感受风寒重，邪滞血脉，凝涩不通之血痹，症状主要表现为肌肤麻木不仁。本证血虚受寒，寒凝经脉，主要表现为手足冷痛。

【临床应用】

1. 用方指征

（1）特征症状　手足冷痛。

（2）主要症状（气血痹阻四肢）　肢体皮肤青紫，或局部红肿灼痛。

（3）可伴随（中寒病史）症状　寒冷季节，常居寒湿之地，畏寒，或感寒后症状加重。

（4）体质差异出现的次要症状　或头、肩、腰、腹、足及其他部位冷痛，或痛经，或寒疝，或呕吐，或冻伤等。

（5）舌苔脉象　舌淡苔白润，脉微欲绝。

2. 现代运用　现常用治疗血管闭塞性脉管炎、雷诺病、小儿下肢麻痹、无脉症等属血虚寒凝者。

3. 使用注意　湿热痹痛者禁用本方。

【实验研究】

镇痛作用 本方水提液口服可以显著抑制酒石酸锑钾和电流对小鼠的致痛反应。对巴豆油所致小鼠耳郭肿胀和卡拉胶致小鼠足趾肿胀有抗炎消肿作用。

【条文荟萃】

手足厥寒，脉细欲绝者，当归四逆汤主之。（351）

【病案举例】

符某，女，10岁。1976年11月8日就诊。诉去年天气转冷时，四肢末端突然变为苍白，渐又转成青紫，冷麻刺痛。若用冷水洗足则必发，历数小时才复转暖变红，恢复常态，病症发作时，向火取暖恢复较快。经历数月，至春暖以后才消除。今年秋凉之后，病又复发，且发作比去年频繁加重，延时亦久，现又发作，故请诊。诊寸口及趺阳之脉皆沉伏细小，舌淡苔白，两手足青紫，四末及鼻尖，外耳等处皆冷，诊断为雷诺病。此寒伤元阴，血脉凝滞，营卫失运，真阳、气血不能温养四末，故"手足厥寒，脉细欲绝者，当归四逆汤主之"。处方：当归15g，桂枝12g，细辛5g，白芍9g，炙甘草5g，大枣5枚，木通9g，附子6g。每日1剂。外用生姜汤烫手足，日二三次。方以当归四逆汤温经通脉，温养四末，加附子以补阳逐寒，增强温血通脉之功。外用生姜汤温熨手足，可旺盛局部血行，促使气血输布，引导真阳外达四末。日服1剂。上法共治疗3天，虽时值严寒而症无复发。依原方减附子为5g，嘱连服3剂，外加温熨，虽近冷水病亦无复发。原方去附子加川芎9g，嘱再服5剂。以后追访，病未再发。

小建中汤

【组成】

桂枝三两（9g），去皮　　甘草三两（9g），炙　　大枣十二枚（4枚），擘　　芍药六两（18g）　　生姜二两（6g），切　　胶饴一升（30g）

【用法】

上六味，以水七升，煮取三升，去滓，内胶饴，更上微火消解，温服一升，日三服（现代用法：水煎取汁，兑入饴糖，文火加热溶化，分次温服）。

【功用】

温中补虚，和里缓急。

【主治】

1. 心悸　心中悸而烦者。

2. 肝脾不和证　伤寒，阳脉涩，阴脉弦，法当腹中急痛。

3. 虚劳　虚劳里急，悸，衄，腹中痛；梦失精，四肢酸疼，手足烦热，咽干口燥。

【方解】

虚劳里急，悸，衄，腹中痛，梦失精，四肢酸疼，手足烦热，咽干口燥，小建中汤主之。（《金匮要略·血痹虚劳病脉证并治》）

本方主治诸症皆因中焦虚寒，肝脾失和，化源不足所致。中焦虚寒，肝木乘土，故腹中拘急疼痛，喜温喜按。脾胃为气血生化之源，中焦虚寒，化源匮乏，气血阴阳俱虚，阴血不足则心悸，面色无华；阳热无所制则发热，口燥咽干等。症虽不同，证本则一，总由阴阳气血两虚，肝脾不和所致。治宜温中补虚而兼养阴，和里缓急而兼止痛。

方中饴糖甘温质润，既可温中补虚，益阴润燥，又可缓急止痛，为君药。桂枝辛甘而温，温助阳气，祛散寒邪，合饴糖辛甘化阳以建中焦之气；白芍苦酸微寒，益阴养血，缓急止痛，合饴糖酸甘化阴以补阴血之虚，二味共为臣药。佐以生姜温中散寒；大枣补脾养血；姜、枣相合，尤能鼓舞脾胃升发之气。炙甘草甘温益气，缓急止痛，调和药性，合饴、桂、姜则能温中焦，助阳气而补脾虚；合饴、芍、枣又可养肝血，缓肝急而止腹痛，是为佐使。六味配伍，共奏温中补虚，和里缓急之功。使中气健，化源足，五脏有所养，则虚劳诸症可解。

本方配伍特点是以甘温为主，伍以辛酸，而成辛甘化阳和酸甘化阴之剂，使阴阳相生，中气自立。

【方证鉴别】

1. 理中丸证　两方同为温中祛寒之剂，但理中丸纯用温补药物，以温中祛寒，益气健脾为主。小建中汤乃温补药配以调理肝脾之品，重在温中补虚，缓急止痛，兼顾阴阳。

2. 桂枝汤证　小建中汤是由桂枝加芍药汤，重用饴糖组成，然其理法与桂枝汤有别。桂枝汤以桂枝为君，具有解肌发表，调和营卫之功，主治外感风寒表虚，营卫不和证；小建中汤以饴糖为君，意在温中补虚，缓急止痛，主治中焦虚寒，虚劳里急证。

【临床应用】

1. 用方指征

（1）特征症状　腹痛，心悸，脉弦涩弱。

（2）主要症状（肝脾不和证）　腹痛，喜温喜按，大便时结时溏，或出血等。

（3）可伴随（阴阳两虚证）症状　心悸而烦，神疲乏力，手足心热，咽干口燥等。

（4）体质差异出现的次要症状　或虚怯少气，或四肢酸痛，或梦遗失精，或鼻衄，或崩漏，或便血等。

（5）舌苔脉象　舌质淡嫩或裂纹，脉弦涩弱。

2. 加减

黄芪建中汤证　"虚劳里急，诸不足，黄芪建中汤主之。方即小建中汤内加黄芪一两半，余依上法。气短、胸满者加生姜；腹满者去枣，加茯苓一两半；及疗肺虚损不足，补气加半夏三两。"（《金匮要略·血痹虚劳病脉证并治》）

特征症状：虚怯少气，气短懒言。

主要症状：腹痛，喜温喜按，少气懒言，神疲乏力，消瘦等。

舌苔脉象：舌淡嫩或裂纹，脉虚弱。

3. 现代运用　常用治胃及十二指肠溃疡、慢性肝炎、神经衰弱、再生障碍性贫血、功能性发热等属中焦阴阳不和者。

4. 使用注意　阴虚火旺者禁用本方，呕家、吐蛔或中满者亦不宜使用。

【实验研究】

本方治疗经 X 线、胃镜等检查无异常的胃肠道痉挛性疼痛，疗效显著。

本方配合饮食调养治疗肠易激综合征，亦取得显著疗效。

本方加减治疗小儿虚寒性腹痛 38 例，男 18 例，女 20 例，年龄 3～12 岁。伴恶心、呕吐者，加丁香、吴茱萸。每日 1 剂，早晚空腹各服 1 次，5 天为 1 疗程。20 例服 1 疗程治愈，10 例服两疗程治愈，3 例有效后未坚持服药，3 例无效，两例中断治疗。

【条文荟萃】

伤寒，阳脉涩，阴脉弦，法当腹中急痛，先与小建中汤；不差者，小柴胡汤主之。（100）

伤寒二三日，心中悸而烦者，小建中汤主之。（102）

虚劳里急，悸，衄，腹中痛，梦失精，四肢酸疼，手足烦热，咽干口燥，小建中汤主之。（《金匮要略·血痹虚劳病脉证并治》）

男子黄，小便自利，当与虚劳小建中汤。（《金匮要略·黄疸病脉证并治》）

妇人腹中痛，小建中汤主之。（《金匮要略·妇人杂病脉证并治》）

【病案举例】

王某，腹痛，喜按，痛时自觉有寒气自上下迫，脉虚弦，微恶寒，此为肝乘脾，小建中汤主之。处方：川桂枝三钱，大白芍六钱，生草二钱，生姜五片，大枣十二枚，饴糖一两。（选自《经方实验录》）

第三章 麻黄汤类 ▷▷▷▷

麻黄汤

【组成】

麻黄三两（9g），去节　桂枝二两（6g），去皮　甘草一两（3g），炙　杏仁七十个（14g），汤去皮尖

【用法】

上四味，以水九升，先煮麻黄，减二升，去上沫，内诸药，煮取二升半，去滓，温服八合。覆取微似汗，不须啜粥，余如桂枝法将息（现代用法：水煎服，温覆取微汗）。

【功效】

发汗解表，宣肺平喘。

【主治】

太阳伤寒表实证　太阳病，头痛，发热，身疼，腰痛，骨节酸痛，恶风，无汗而喘者。

【方解】

太阳病，或已发热，或未发热，必恶寒，体痛，呕逆，脉阴阳俱紧者，名为伤寒。（3）

太阳病，头痛，发热，身疼，腰痛，骨节疼痛，恶风，无汗而喘者，麻黄汤主之。（35）

本方证由风寒束表，肺气失宣所致。风寒袭表，卫阳被遏，腠理闭塞，营阴郁滞，经脉不通，故恶寒，发热，无汗，头身痛；肺主气属卫，外合皮毛。寒邪束表，影响肺气正常宣降，表郁则肺气亦郁，故上逆为喘；舌、脉为风寒外束之象。治当发汗解表，宣肺平喘。

方中麻黄味苦性温，善开腠发汗，祛在表之风寒；宣肺平喘，泄闭郁之肺气，为君药，并用作方名。因本方证属卫郁营滞，单用麻黄发汗，但解卫气之郁，所以又用透营达卫的桂枝为臣药，解肌发表，温通血脉。君臣相须，不仅发汗之力倍增，且畅行营阴，使疼痛之症得解，是辛温发汗的基本结构。杏仁降利肺气，与麻黄相伍，一宣一降，增强宣肺平喘之功，以恢复肺气之宣肃，为宣降肺气的常用组合，为佐药。炙甘草既能助麻、杏以止咳平喘，又能益气和中，调和药性，是使药而兼佐药之用。四药配伍，使腠理开，风寒散，营阴畅，肺气宣，则诸症悉除。

本方配伍特点有二：一为麻、桂相须，开腠畅营，发汗解表之功益彰；二为麻、杏

相使，宣降相因，宣肺平喘之效尤佳。

【方证鉴别】

1. 麻黄加术汤证、麻黄杏仁薏苡甘草汤证　两方均由麻黄汤加减而成，都是治疗外感风寒夹湿的方剂。但前方证属素体多湿，又外感风寒，表寒及身疼较后方为重，故用麻、桂与白术相配，以发汗解表、散寒祛湿。然发汗祛湿又不宜过汗，方中麻黄得白术虽发汗而不致太过，白术得麻黄则能尽去表里之湿，相辅相制，深得配伍之妙。后方证不仅表寒及身疼比较轻，且日晡发热增剧，有化热之倾向，故而不用桂枝、白术，改用薏苡仁渗利清化。全方用量尤轻，亦为微汗之用。

2. 大青龙汤证　大青龙汤系由麻黄汤重用麻黄，加石膏、生姜、大枣组成。主治风寒表实重证而兼里有郁热者。方中倍用麻黄，故其发汗之力尤峻。其烦躁为郁热在里，故加石膏清热除烦。生姜合麻、桂则散风寒，以解表邪，合枣、草则益脾胃以滋汗源，使汗出表解，寒热烦躁并除。

3. 三拗汤证、华盖散证　两方皆为麻黄汤去桂枝，故功用重在宣散肺中风寒，主治风寒犯肺之咳喘证。但三拗汤为宣肺解表的基础方，主治风寒袭肺的咳喘轻证；华盖散主治素体痰多而风寒袭肺证，故加苏子、陈皮、桑白皮、赤茯苓以降气祛痰，加强化痰止咳的作用。

【临床应用】

1. 用方指征

（1）特征症状　恶寒，发热，无汗。

（2）主要症状（表寒实证）　身痛，腰痛，骨节疼痛，无汗。

（3）可伴随（肺气闭郁证）症状　喘，咳嗽，或便秘，或小便不利等。

（4）体质差异出现的次要症状　或鼻衄，或鼻塞、流清涕，或发斑疹，或身痒，或水肿等。

（5）舌苔脉象　舌淡红苔白，脉浮紧或浮大有力。

2. 现代运用　常用治感冒、流行性感冒、急性支气管炎、支气管哮喘、荨麻疹、类风湿关节炎等属风寒表实证者。

3. 使用注意　本方为辛温发汗峻剂，阴、阳、气、血虚而感风寒者禁用。

【实验研究】

本方有显著的解热作用：能促进鼠类腺体，特别是汗腺的分泌；有显著的镇咳、祛痰及扩张支气管的作用；能抑制呼吸道合胞病毒的增殖。

本方使家兔颈动脉血压先轻度下降，而后升高 10～20mmHg。连续给药则产生快速耐受现象。实验还证明，本方有一定的毒副作用，大剂量给药会使部分小鼠兴奋抽搐死亡。对死亡小鼠尸检发现：小鼠肺内静脉及肺泡壁毛细血管呈广泛性扩张充血，少数肺泡呈代偿性气肿，还可见肝瘀血、脾被膜下瘀血、出血等。故本方应避免长期连续服用及超大剂量使用。

【条文荟萃】

太阳病，或已发热，或未发热，必恶寒，体痛，呕逆，脉阴阳俱紧者，名为伤寒。（3）

太阳病，头痛，发热，身疼，腰痛，骨节疼痛，恶风，无汗而喘者，麻黄汤主之。（35）

太阳与阳明合病，喘而胸满者，不可下，宜麻黄汤主之。（36）

太阳病，十日已去，脉浮细而嗜卧者，外已解也；设胸满胁痛者，与小柴胡汤；脉但浮者，与麻黄汤。（37）

太阳病，脉浮紧，无汗，发热，身疼痛，八九日不解，表证仍在，此当发其汗。服药已微除，其人发烦，目瞑，剧者必衄，衄乃解，所以然者，阳气重故也。麻黄汤主之。（46）

脉浮者，病在表，可发汗，宜麻黄汤。（51）

脉浮而数者，可发汗，宜麻黄汤。（52）

伤寒脉浮紧，不发汗，因致衄者，麻黄汤主之。（55）

脉但浮，无余证者，与麻黄汤；若不尿，腹满加哕者，不治。（232）

阳明病，脉浮，无汗而喘者，发汗则愈，宜麻黄汤。（235）

【病案举例】

1. 刘某，男，50岁。隆冬季节，因工作需要出差外行，途中不慎感受风寒邪气，当晚即发高烧，体温达39.8℃，恶寒甚重，虽暖两床棉被仍恶寒，发抖，周身关节无一不痛，无汗，皮肤滚烫而咳嗽不止。视其舌苔薄白，切其脉浮紧有力，此乃太阳伤寒表实之证。《伤寒论》云："太阳病，或已发热，或未发热，必恶寒，体痛，呕逆，脉阴阳俱紧者，名为伤寒。"治宜辛温发汗、解表散寒。方用麻黄汤：麻黄9g，桂枝6g，杏仁12g，炙甘草3g。1剂。服药后，温覆衣被，须臾，通身汗出而解。

2. 郭某，女，28岁，教师，1988年12月10日初诊。平素手足心热。于昨日劳累后出现恶寒，发热等，体温38.6℃。今日下午加重，请吕志杰诊治。现恶寒，发热，无汗，全身酸痛，鼻塞，流浊涕，咽部略痛，口干，时咳，体温38.9℃。食欲尚可，二便正常。舌红少苔，脉数急。辨证为素体阴虚，外感风寒，热郁于内。治拟发汗解表，佐以清热养阴法。以麻黄汤加味：麻黄20g，桂枝15g，炒杏仁20g，甘草9g，生石膏24g，玄参15g。2剂。水煎2遍，每遍煎20～30分钟，合汁分3次温服，约3小时服1次。于下午5点第1次服药，并饮热粥一碗，覆被十几分钟后自觉身上微微汗出。晚上8点服第2次后，热去身凉，体温37.5℃。11点服第3次后入睡。次日早晨醒来自感诸症皆失，周身舒适，上午因过于劳累，下午又开始恶寒，发热，头身疼痛，继依原法服上方1剂后，诸症霍然而愈。

越婢汤

【组成】

麻黄六两（18g）　石膏半斤（24g）　生姜三两（9g）　大枣十五枚（5枚）　甘草二两（6g）

【用法】

上五味，以水六升，先煮麻黄，去上沫，内诸药，煮取三升，分温三服（现代服法：水煎服，日3服）。

【功用】

发越水气，清透郁热。

【主治】

风水相搏，郁而化热证　身肿，恶风，自汗出，口不渴，时发热，烦躁，舌红苔薄白或薄微黄，脉浮。

【方解】

风水，恶风，一身悉肿，脉浮，不渴，续自汗出，无大热，越婢汤主之。（《金匮要略·水气病脉证并治》）

风水之病，为风邪外袭，肺卫失宣，通调失职，影响到水的正常输布和排泄，导致水气泛溢于肌表。因其卫表被风邪所伤，故见恶风；脉浮提示病在表，不渴说明里热不盛，津液未伤；其断续自汗出，为风气有时，开其腠理，故见时有汗出。用越婢汤发越水气，清透郁热。方中用麻黄配伍生姜宣散水气，重用石膏清透郁热，大枣、甘草调中和药。

【方证鉴别】

1. 防己黄芪汤证　两方同治风水，都可见水肿，恶风，汗出，脉浮。防己黄芪汤用于治疗风水表虚证，当见恶风避风症减，可恶寒不发热，肿势较轻；治重在用黄芪益气固表。本证用于风水夹热，当见恶风避风不减，身有热不大，肿势较甚；治重在用石膏清泄郁热。

2. 越婢加术汤证　越婢汤治疗风水夹热，越婢加术汤用于治疗皮水。越婢加术汤证由于脾虚不运，肺气不宣，通调失职，水气停留于肌肤所致。兼有小便不利，使水无出路，又增加了水肿之势。用越婢加术汤发汗清热，健脾除湿。方中同样用麻黄、石膏发越水气，姜、枣、草调和营卫，白术健脾除湿，与麻黄相合用，能祛表里之湿，又防麻黄辛散太过。

3. 越婢加半夏汤证　越婢加半夏汤证为饮热郁肺。由于肺脏素有伏饮，复加外感，外感风热之邪与内在水饮相合，饮热交阻，壅塞于肺，致肺气胀满，逆而不降，故上气喘咳，甚则憋胀，两目胀突如脱。用越婢加半夏汤宣肺泄热，化饮降逆。方中用越婢汤宣泄肺热，加半夏，配伍生姜化饮降逆，以止咳喘。

【临床应用】

1. 用方指征

（1）特征症状　身肿，眼睑先肿，恶风汗出不减。

（2）主要症状（表寒证）　恶寒，发热，口不渴，自汗出等。

（3）可伴随（肺气闭郁证）症状　喘，咳嗽，或便秘，或癃闭等。

（4）体质差异出现的次要症状　或鼻衄，或鼻塞、流清涕，或身痒，或烦躁等。

（5）舌苔脉象　舌红苔薄白或薄微黄，脉浮有力。

2. 加减

《古今录验》："恶风者，加附子一枚，炮。风水者，加术四两。"

3. 现代运用　用于肾小球肾炎初起水肿、流行性出血热、癃闭、声哑等风水相搏，兼有郁热证。

4. 使用注意　虚性水肿非本方所宜。

【条文荟萃】

风水，恶风，一身悉肿，脉浮，不渴，续自汗出，无大热，越婢汤主之。(《金匮要略·水气病脉证并治》)

【病案举例】

傅某，男，72 岁。1962 年 4 月 4 日初诊。数月前，感冒高热数日后，全身出现水肿。经某医院诊断为急性肾小球肾炎。服西药治疗半月余无效。症见四肢高度浮肿，眼睑肿势尤甚，形如卧蚕，发热汗出，恶风口渴，咳嗽短气，心烦溲赤，舌质红，苔薄黄，脉浮数，体温 39.5℃。证属风水泛滥，壅遏肌肤。治宜宣肺解表，通调水道，方用越婢汤加味：麻黄 10g，生石膏 20g，炙甘草 6g，生姜 4 片，大枣 4 枚，杏仁 10g，水煎服。7 日后二诊：浮肿见消，咳嗽大减，仍汗出恶风，体温 38.5℃，舌苔转白，脉浮缓，效不更方，原方加苍术 8g，3 剂。药后热退肿消，诸症悉除，尿检正常。

大青龙汤

【组成】

麻黄六两（18g），去节　桂枝二两（6g），去皮　甘草二两（6g），炙　杏仁四十枚（8g），去皮尖　生姜三两（9g），切　大枣十二枚（3枚），擘　石膏如鸡子大（10g），碎

【用法】

上七味，以水九升，先煮麻黄，减二升，去上沫，内诸药，煮取三升，去滓，温服一升，取微似汗，汗出多者，温粉扑之。一服汗者，停后服。若复服，汗多亡阳，遂虚，恶风烦躁，不得眠也（现代用法：水煎，温服）。

【功用】

发汗解表，兼清里热。

【主治】

1. 表寒里热证　太阳中风，脉浮紧，发热恶寒，身疼痛，不汗出而烦躁者。

2. 溢饮　水肿，眼睑，头面先肿，身体疼痛，恶寒，无汗。

【方解】

太阳中风，脉浮紧，发热恶寒，身疼痛，不汗出而烦躁者，大青龙汤主之。若脉微弱，汗出恶风者，不可服。服之则厥逆，筋惕肉瞤，此为逆也。(38)

伤寒脉浮缓，身不疼，但重，乍有轻时，无少阴证者，大青龙汤发之。(39)

本方证是以表寒外束，郁热不宣为主要病机的病证。恶寒、发热、身疼痛、不汗出、脉浮紧是典型的伤寒表实证，其寒邪闭表较重。"烦躁"是由于寒邪闭表，阳郁不得宣泄，郁而生热，热邪上扰所致。因此，大青龙汤证为表寒里热，表里俱实之证。

由于感邪有轻重，体质有强弱，临床脉证亦多变例。由脉浮紧变为脉浮缓，由身

痛变为身重，反映了寒邪郁表，阳郁渐趋化热之势。脉浮缓与脉浮紧相对而言，热壅经气不利则身重，由于邪气有传入之势，进退于表里之间，故身重常见乍有轻时。"无少阴证者"，提示本证之"身重""烦躁"需与少阴病相鉴别。肺失通调，水犯肌肤则发溢饮。

本方功能发汗解表，清热除烦。本方由麻黄汤倍麻黄、甘草，加石膏、生姜、大枣而成。方中重用麻黄加强发汗解表的作用，以解除风寒所闭之邪；加石膏是取其清而兼透之功，以清内热、除烦躁；本方证"烦躁"虽为热象，但与"不汗出"有密切关系。通过麻黄配桂枝等以发汗为主，加石膏清热除烦为佐，使汗出郁热皆清，此所谓"体若燔炭，汗出而散"之意也。倍甘草，加生姜、大枣，是和中气，调营卫，协助发汗解表。

【方证鉴别】

1. 麻黄汤证 两证均出现恶寒，发热，头身疼痛，无汗，脉浮紧等风寒表实之证。但大青龙汤证又增烦躁，为内有郁热所致，故加少量石膏以清宣郁热。而麻黄汤证喘息较甚，为肺寒气逆所致。

2. 桂枝二越婢一汤证 两者分别为麻黄汤兼证及太阳病轻证而设，均为表里同病，表寒里热，但一重一轻，与体质、病程密切相关。其体质盛、病程短多见前者；而体质弱、病程长多见后者。两方虽一味之差，但组方含义不同，大青龙汤用麻黄汤倍麻黄加石膏、姜枣，为解表清里之峻剂，桂枝二越婢一汤用四分之一桂枝汤合八分之一越婢汤全方，为解表清里之轻剂。仲景辨证用药可谓精微深邃，丝丝入扣。

【临床应用】

1. 用方指征

（1）特征症状 恶寒，发热，身痛，无汗，烦躁。

（2）主要症状（表寒实证） 恶寒，发热，无汗，身痛等。

（3）可伴随（肺热证）症状 烦躁，喘，咳嗽，或便秘，或癃闭等。

（4）体质差异出现的次要症状 或水肿、眼睑先肿，或身重，乍有轻时，或鼻衄，或鼻塞、流清涕，或身痒等。

（5）舌苔脉象 舌红苔薄白或薄微黄，脉浮紧或浮缓有力。

2. 现代运用 流感、暑热、急性肾炎、隐疹、小儿夏季外感高热。

3. 使用注意 本方发汗作用强烈。体质较好者，用之无妨；体质较弱者，应当慎用；若脉搏微弱，出汗容易受凉者，绝对不可使用。临床应用中，患者一出汗即停药，不可过量服用，否则，会因出汗过多而伤身。

【实验研究】

本方对发热兔模型有降温作用，临床上对多种发热性疾病也有一定的退热作用，强度为 4 小时内降温 0.8 ～ 1.06℃。

【条文荟萃】

太阳中风，脉浮紧，发热恶寒，身疼痛，不汗出而烦躁者，大青龙汤主之。若脉微弱，汗出恶风者，不可服。服之则厥逆，筋惕肉瞤，此为逆也。（38）

伤寒脉浮缓，身不疼，但重，乍有轻时，无少阴证者，大青龙场主之。（39）

病溢饮者，当发其汗，大青龙汤主之；小青龙汤亦主之。（《金匮要略·痰饮咳嗽病脉证并治》）

【病案举例】

某女，32岁。患两手臂肿胀，沉重疼痛，难以抬举。经过询问得知，冬天用冷水洗衣物后，自觉寒气刺骨，从此便发现手臂肿痛，沉重酸楚无力，诊脉时颇觉费力。但其人形体盛壮，脉来浮弦，舌质红绛，苔白。此乃水寒之邪郁遏阳气，以致津液不得流畅，形成气滞水凝的"溢饮"证。虽然经过多次治疗，但始终没有用发汗之法，所以缠绵而不愈。处方：麻黄10g，桂枝6g，生石膏6g，杏仁10g，生姜10g，大枣10枚，甘草6g。服药1剂，得汗出而解。

麻黄杏仁甘草石膏汤

【组成】

麻黄四两（12g），去节　　杏仁五十个（10g），去皮尖　　甘草二两（6g），炙　　石膏半斤（24g），碎，绵裹

【用法】

上四味，以水七升，先煮麻黄，减二升，去上沫，内诸药，煮取二升，去滓，温服一升（现代用法：水煎，温服）。

【功用】

辛凉疏表，清肺平喘。

【主治】

邪热壅肺证　咳嗽，喘，鼻煽，口渴，高热不退，舌红苔白或黄，脉数。

【方解】

发汗后，不可更行桂枝汤，汗出而喘，无大热者，可与麻黄杏仁甘草石膏汤主之。（63）

下后，不可更行桂枝汤。若汗出而喘，无大热者，可与麻黄杏子甘草石膏汤主之。（162）

本方是为表邪入里化热，壅遏于肺，肺失宣降之证而设。风热袭表，表邪不解而入里，或风寒之邪郁而化热入里，邪热充斥内外，故身热不解，汗出，口渴，苔黄，脉数；热壅于肺，肺失宣降，故咳逆气急，甚则鼻煽；无汗，苔薄白，脉浮是表邪未尽之征。治当辛凉透邪，清肺平喘。

方以辛甘而温之麻黄宣肺解表，辛甘大寒之石膏清肺解肌，共用为君。二药一辛温，一辛寒，配于方中，为相助而用：麻黄以宣肺为主，石膏以清肺为主，且俱能透邪于外，既消除致病之因，又调理肺的宣发功能；二药相制用：麻黄得石膏，宣肺平喘而不助热，石膏得麻黄，清解肺热而不凉遏，是相反相成的范例。故石膏倍于麻黄，使本方不失为辛凉之剂。杏仁降利肺气，止咳平喘，合麻黄则宣降相因；合石膏则清肃协同，为臣药。炙甘草与麻、杏相伍，可增止咳平喘之效；与石膏相配，生津而无寒凉败胃之虞，兼能调和于寒温宣降之间，是属佐使之用。四药配伍，共成辛凉疏表，清肺平

喘之功。

本方配伍特点：寒温并用，相反相成；宣降结合，相辅相成。

【方证鉴别】

桂枝加厚朴杏子汤证　两证均可见汗出而喘。桂枝加厚朴杏子汤证为外感风寒引发宿疾而喘，无有里热，而有发热、恶寒、汗出、脉浮缓等表证，故治在调和营卫，下气定喘。麻杏甘石汤证为汗下后邪热内传、热壅于肺而喘，因里热盛，故有汗出、口渴、苔黄、脉数等，而无表证，治疗重点在于清宣肺热。

【临床应用】

1. 用方指征

（1）特征症状　喘，咳嗽，痰黄。

（2）主要症状（表寒证）　恶寒，发热，口渴，汗出或不汗出等。

（3）可伴随（邪热壅肺证）症状　喘，咳嗽，或咽痛，或便秘，或小便赤，或癃闭等。

（4）体质差异出现的次要症状　或身痛，或鼻衄，或鼻塞、流清、浊涕，或烦躁等。

（5）舌苔脉象　舌红苔薄白或薄微黄，脉数或浮数有力。

2. 现代运用　治疗感冒、上呼吸道感染、急性支气管炎、支气管肺炎、大叶性肺炎、支气管哮喘、麻疹合并肺炎等属邪热壅肺，外邪未解者。

3. 使用注意　风寒咳喘、阴虚劳咳者，均不能使用本方。

【实验研究】

麻杏甘石汤临床上用于治疗哮喘、荨麻疹等疾病，取得较好疗效。从现代免疫学角度分析，哮喘和荨麻疹均属Ⅰ型变态反应性疾病。防治Ⅰ型变态反应性疾病，首先要控制其发生的几个主要环节：除防止过敏原进入机体外，也可控制 IgE 的产生，或者阻断 IgE 与肥大细胞的嗜酸性粒细胞结合，或者抑制肥大细胞释放生物活性物质，以及阻止生物活性物质作用于效应器官及解除效应器官反应等。研究显示，麻杏甘石汤有抑制肥大细胞脱颗粒作用、可缓解抗原刺激致敏肠管释放组胺，以及能保护肠管中肥大细胞免受抗原的攻击，研究在一定程度上解释了本方治疗Ⅰ型变态反应的机制。

【条文荟萃】

发汗后，不可更行桂枝汤，汗出而喘，无大热者，可与麻黄杏仁甘草石膏汤主之。（63）

下后，不可更行桂枝汤。若汗出而喘，无大热者，可与麻黄杏仁甘草石膏汤。（162）

【病案举例】

张某，男，18 岁，学生。患喘证颇剧，已有五六日，询其病因为与同学游北海公园失足落水，被救上岸一身衣服尽湿，乃晒衣挂于树上，时值深秋，金风送冷，因而感寒。请医诊治，曾用发汗之药，外感虽解，而变为喘息，撷肚耸肩，病情为剧。其父请中医高手疏生石膏、杏仁、鲜枇杷叶、葶苈子等清肺利气平喘之药不效。经人介绍，专请刘渡舟诊治。切其脉滑数，舌苔薄黄。刘老曰：肺热作喘，用生石膏清热凉肺，本为正治之法，然不用麻黄之治喘以解肺系之急，则石膏弗所能止。乃于原方加麻黄 4g，服 1 剂喘减，又服 1 剂而愈。

麻黄连翘赤小豆汤

【组成】

麻黄二两（6g），去节 赤小豆一升（10g） 连轺（连翘）二两（6g） 杏仁四十个（6g），去皮尖 大枣十二枚（12枚），擘 生梓白皮一升（10g），切 生姜二两（6g），切 甘草二两（6g），炙

【用法】

上八味，以潦水一斗，先煮麻黄再沸，去上沫，内诸药，煮取三升，去滓。分温三服，半日服尽（现代服法：水煎服，日 3 服）。

【功用】

解表发汗，清热利湿退黄。

【主治】

湿热发黄兼表证 身黄，恶寒发热，无汗，小便不利，或身痒，或水肿，或风丹隐疹，或咳喘，舌红苔黄腻，脉浮数。

【方解】

伤寒瘀热在里，身必发黄，麻黄连轺（连翘）赤小豆汤主之。（262）

"伤寒"指外感风寒表邪未尽，当见发热，恶寒，无汗等症。"瘀热"指热邪入血分而郁阻于里，症见发黄，提示热与湿合，互结于里，当见目黄、身黄、小便黄而短少等症。本证多见于湿热发黄的早期，一方面，病邪郁表，腠理闭塞而无汗；另一方面，部分病邪化热入里，影响三焦气化，水道不通则小便不利，湿无出路，与热相合，熏蒸肝胆而导致发黄。治疗当以祛邪为要，解表发汗以散在表之寒，清利小便以泄在里之热，而发汗、利小便均是除湿祛水之途径，即"开鬼门，洁净府"之意。湿热既除，身黄得退。

麻黄连翘赤小豆汤解表、清里、利湿。方中麻黄、杏仁、生姜辛散表邪，宣发郁热；连翘、生梓白皮、赤小豆清泄湿热，三药合用，有清热利湿退黄之功；甘草、大枣调和脾胃。诸药配伍则表里宣通，湿热有外泄之路，表解里和，其病可愈。

【方证鉴别】

1. 茵陈蒿汤证 两证均见湿热内结之身、目、小便黄。茵陈蒿汤证为湿热阻滞，腑气不畅，身黄，小便不利，或小便色如浓茶且短少，胸脘痞闷，纳呆，便秘或便溏不爽，发热，腹满，舌质红苔黄腻，无麻黄连翘赤小豆汤之恶寒发热、身痒症状。茵陈蒿汤中茵陈清热利湿，疏泄肝胆；栀子苦寒清热，且能除烦，清利三焦湿热，通调水道，兼能退黄；大黄苦寒泻下，推陈致新，以泄在里之瘀热。三药合用，则湿热蕴结之邪从二便而去。肝胆不受湿热熏蒸，则胆汁循其常道，而发黄可愈。

2. 栀子柏皮汤证 阳黄热重于湿证，为湿热蕴结于里，但无结滞，兼有口渴，心烦懊恼，苔黄，脉濡数或滑数。方中用栀子清泄三焦而通利水道，使湿从小便出；黄柏善

清脏腑热结，且能燥湿退黄；甘草和中，以缓苦寒之性，不使寒凉之性损伤脾胃。

3. 麻黄桂枝各半汤证　两证虽均见身痒，发热恶寒，但麻黄连翘赤小豆汤为表里兼见，以湿热内蕴为主。麻黄桂枝各半汤仅为表证，证见发热恶寒，无汗，身痒，面红，用麻黄桂枝各半，小发其汗，解除在表的邪气。

【临床应用】

1. 用方指征

（1）特征症状　身黄，恶寒发热，无汗，小便不利。

（2）主要症状（湿热证）　目黄，身黄，小便黄，大便不爽，里急后重等。

（3）可伴随（表寒证）症状　恶寒发热，无汗，头痛，身痛等。

（4）体质差异出现的次要症状　或鼻衄，或烦躁，或身痒，或水肿，或发斑疹等。

（5）舌苔脉象　舌红苔黄腻，脉浮数或浮滑数。

2. 现代运用　用于荨麻疹、急性湿疹样皮炎、瘙痒性皮肤病等属于湿热郁于表者。

3. 使用注意　对于寒邪郁于表之瘙痒证非本方所宜。

【条文荟萃】

伤寒瘀热在里，身必发黄，麻黄连轺（连翘）赤小豆汤主之。（262）

【病案举例】

李某，男，49岁。于1989年4月主诉面目、双下肢浮肿一周。诊断为急性肾小球肾炎。因服昆明山海棠片、双嘧达莫出现严重胃肠反应，以中药汤剂治疗为主。现症：咽痛喉紧，面目浮肿萎黄，头痛项强，畏寒恶风，精神不振，下肢轻度浮肿，舌质淡，苔薄白腻，脉弦紧。证属风邪外袭，肺失宣降。治拟疏风宣肺，利水消肿，清热利咽。处方：生麻黄9g，半夏12g，杏仁15g，连翘15g，桑白皮30g，生姜皮10g，滑石15g，赤小豆30g，蝉蜕6g，白花蛇舌草30g。服中药10剂，浮肿消退，尿蛋白从（+++）降至（+），又给予益气健脾、温肾助阳之品调理，尿蛋白阴性，好转出院。

麻黄附子细辛汤

【组成】

麻黄二两（6g），去节　细辛二两（6g）　附子一枚（3g），炮，去皮，破八片

【用法】

上三味，以水一斗，先煮麻黄，减二升，去上沫，内诸药，煮取三升，去滓，温服一升，日三服（现代用法：先煎附子30～60分钟，再诸药同煎，日3服）。

【功用】

温经助阳，发汗解表。

【主治】

少阴阳虚兼表证　精神不振，恶寒发热，肢冷，头身痛，咳嗽，或暴暗，或水肿，或嗜睡，舌质淡，苔薄白或白滑，脉沉细。

【方解】

少阴病，始得之，反发热，脉沉者，麻黄附子细辛汤主之。（301）

少阴病一般无发热，正所谓"发热恶寒者发于阳也，无热恶寒者发于阴也"。今少阴病得病之始即出现发热，正气抗邪有力，即肾阳虽虚，但部分阳气仍能振奋向外达表抗邪，故发热。但少阴病毕竟心肾阳气虚衰，与太阳病相比较，正气抗邪显然不足，故为"反发热"。太阳病发热，其脉当浮，今脉不浮而沉，知非纯为太阳表证。脉沉主里为少阴里虚寒之征象。因此，该证为表实里虚，因邪不重，虚不甚，故用麻黄附子细辛汤表里双解。

方中麻黄辛温发散解表，附子温肾助阳，细辛既可佐附子温经，又可助麻黄解表，三药合用，于温经中解表，于解表中温阳。

【鉴别】

麻黄附子甘草汤证 两者均用于治疗少阴阳虚兼表证，都可见发热，肢冷，脉沉。麻黄附子甘草汤证，证更虚，故用炙甘草，益气和中，增强补益之力，又可缓解麻黄之峻汗，而微发其汗，以固正气。

【临床应用】

1. 用方指征

（1）特征症状 发热，脉沉。

（2）主要症状（肾阳虚证） 精神萎靡，腰膝酸软，四肢厥冷，小便清长，或便秘，或完谷不化等。

（3）可伴随（表寒证）症状 恶寒发热，无汗，头痛，身痛等。

（4）体质差异出现的次要症状 或烦躁，或昼嗜睡、夜失眠，或水肿，或阳痿早泄，或不孕等。

（5）舌苔脉象 舌淡嫩苔白润或滑，脉沉。

2. 现代运用 用于感冒、支气管炎、暴喑、过敏性鼻炎、风湿性关节炎、病态窦房结综合征、小儿寒痰咳嗽、胸痹、皮肤瘙痒症等属于阳虚感寒者。

3. 使用注意 若少阴阳虚里虚甚，而见下利清谷、四肢厥逆、脉微欲绝者，当先温里而后解表。

【条文荟萃】

少阴病，始得之，反发热，脉沉者，麻黄附子细辛汤主之。（301）

【病案举例】

蒋尚宾妻，年 62 岁。少阴伤寒。严冬之时，肾阳衰弱，不能御寒，致寒深入骨髓，头痛腰疼，身发热，恶寒甚剧，虽厚衣重被，其寒不减，舌苔黑润，六脉沉细而紧。此古人名肾伤寒，《伤寒论》所谓"热在皮肤，寒在骨髓"。宜麻黄附子细辛汤以温下散寒。处方：生麻黄一钱，淡附片一钱，细辛七分。一剂汗出至足，诸症即愈。

射干麻黄汤

【组成】

射干十三枚（9g）　麻黄四两（12g）　生姜四两（12g）　细辛　紫菀　款冬花各三两（9g）　五味子半升（5g）　大枣七枚（2枚）　半夏大者，八枚（6g），洗

【用法】

上九味，以水一斗二升，先煮麻黄二沸，去上沫，内诸药，煮取三升，分温三服（水煎，温服，日3服）。

【功用】

宣肺祛痰，降气止咳。

【主治】

痰饮郁结，气逆喘咳证　喉中水鸡声，咳嗽，气喘，痰多，色白，清稀，胸闷。

【方解】

咳而上气，喉中水鸡声，射干麻黄汤主之。（《金匮要略·肺痿肺痈咳嗽上气病脉证治》）

本方所治咳嗽上气系寒饮郁肺，肺失宣降，气机上逆所致；饮、气搏击于气道咽喉，则喉间痰鸣如水鸡声，此为本方证之特点，常见于哮喘病。此外，本方临证还可见胸膈满闷、不能平卧，舌苔白滑、脉浮紧。

方中射干散结降逆、祛痰利咽；麻黄宣肺平喘；生姜、细辛温肺散寒；半夏、紫菀、款冬花祛痰饮、降逆气、止咳平喘；五味子敛肺，以防辛散太过而伤肺气；大枣安中，与生姜同用能和胃气。诸药合用，共奏散结降逆、温肺化饮、止咳平喘之功。全方散中有收，开中有阖，苦、酸、辛并用。

【方证鉴别】

越婢加半夏汤证、小青龙加石膏汤证　三方证在病机上皆为内饮外寒，内外合邪；在症状上都有咳逆喘促，咳吐痰涎。但三方证有明显区别。

（1）病机　射干麻黄汤证属外寒邪内水饮；越婢加半夏汤证属外风邪、内饮热；小青龙加石膏汤证属外寒邪、内饮热。

（2）症状　射干麻黄汤证兼见伤寒表实与水饮迫肺之症状，如恶寒无汗，咳喘气逆，痰声辘辘，其脉浮紧；越婢加半夏汤证既可见发热恶风等表证，又可见咳嗽喘促，目如脱状，口渴自汗，脉浮而大之热饮迫肺症状；小青龙加石膏汤证除可见发热、恶寒、头痛、身疼等伤寒表实证外，尚可见咳嗽气喘、烦躁不安等饮热内停之症状。

（3）治则　射干麻黄汤散寒化饮，止咳平喘；越婢加半夏汤疏风清热，散水化饮；小青龙加石膏汤散寒化饮，清热降逆。

【临床应用】

1. 用方指征

（1）特征症状　喉间痰鸣如水鸡声，痰多、色白、清稀。

（2）主要症状（寒饮郁肺证）　咳嗽，气喘，胸闷，不能平卧、卧则喘甚等。

（3）可伴随（表寒证）症状　恶寒发热，无汗，头痛，身痛等。

（4）体质差异出现的次要症状　或鼻塞、流清涕，或发风疹，或失眠，或水肿，或便秘，或癃闭等。

（5）舌苔脉象　舌苔白腻或滑，脉浮紧或滑或弦或濡。

2. 现代运用　本方现代可用于治疗哮喘、小儿支气管炎、支气管哮喘、中老人急慢性支气管炎、肺气肿、肺心病、过敏性鼻炎、皮肤瘙痒症等属上述证机者。

3. 使用注意

（1）射干麻黄汤治疗症见"咳而上气，喉中水鸡声"的寒饮哮喘确有疗效。但哮喘多为内有伏饮，外邪触发，呈反复发作的特点，射干麻黄汤只能控制、缓解发作时的症状，而不能根治。故治疗哮喘还应遵循前人提出的"在上治肺，在下治肾，发时治上，平时治下"的原则。

（2）本方为治疗冷哮之祖方，适用于内饮外寒，肺气上逆之喘咳者。若痰热蓄肺而致咳喘，当忌用此方。

（3）十三枚射干约 20g，麻黄四两约 63g，则射干与麻黄之比为 1：3，麻黄量大于射干，使射干寒性易温，并服从麻黄治饮邪在肺在喉之病证，因此在用射干、麻黄时，切不可将射干用量大于麻黄。

【实验研究】

实验研究表明本方能对抗组胺、乙酰胆碱所致的气管平滑肌收缩；能减少氨水引起的小鼠咳嗽次数，增加酚红排出量，表现出明显的镇咳、祛痰、平喘、抗过敏等作用。

【条文荟萃】

咳而上气，喉中水鸡声，射干麻黄汤主之。（《金匮要略·肺痿肺痈咳嗽上气病脉证治》）

【病案举例】

张德超医案　患者陈某，女，53 岁。患慢性支气管炎已八年，发则咳嗽哮喘，昼夜不休，颇为痛苦。今冬数因感寒复发，咳嗽哮喘，喉中痰鸣如水鸡声，咯出痰沫稀薄，入暮加剧，不能平卧，形寒不发热，目胞微见浮肿，胸膈满闷，舌苔白滑，脉象浮紧而滑。此次发作已十余日，曾用二陈、三子等方，咳痰量虽减，但哮喘等症依然。辨证为寒饮内停，肺失肃降，属寒饮咳喘证。用射干麻黄汤三剂后，咳喘缓解，痰量减少，再守原方增损，又三剂，喘咳等症基本控制。

《古今录验》续命汤

【组成】

麻黄　桂枝　当归　人参　石膏　干姜　甘草各三两（9g）　芎（川芎）一两五钱（3.5g）　杏仁四十枚（6g）

【用法】

上九味，以水一斗，煮取四升，温服一升，当小汗。薄覆脊，凭几坐，汗出则愈，不汗更服，无所禁，勿当风（现代用法：水煎服，温覆取微汗，汗出则愈，不更服）。

【功用】

扶正祛风，调和气血。

【主治】

1. 风痱　身体不能自收，口不能言，不知痛处，或拘急不得转侧。

2. 咳喘　咳逆上气，不得平卧，面目浮肿。

【方解】

治中风痱，身体不能自收，口不能言，冒昧不知痛处，或拘急不得转侧。姚云：与大续命同，并治妇人产后去血者及老人、小儿。并治但伏不得卧，咳逆上气，面目浮肿。（《金匮要略·中风历节病脉证并治》）

《灵枢·热病》云："痱之为病也，身无痛者，四肢不收，智乱不甚，其言微知，可治，甚则不能言，不可治也。"痱，《说文解字》："风病也。"楼氏《医学纲目》云："痱，废也。"故本病乃因正气不足，腠理空疏，邪风中人，客于腠理，内不得通，外不得泄，阻碍气血运行，经脉痹阻，故见经脉弛软无力，则身体不能自收，经脉紧张，则拘急不得转侧。风中于心，则心神失灵，故口不能言，冒昧不知痛处。若气血不畅，气滞津凝阻于肺，肺失宣降，则咳逆上气，不得平卧，面目浮肿。

续命汤方以麻黄汤散寒祛风宣肺，温通经脉；人参、干姜、甘草使脾胃之气充足，中焦脾胃阳气充实，配石膏以降阳明之气，则阳明可降，太阴可升，升降自如，则胃能受纳，脾自消磨，精微化生后上注分肉之间，且石膏寒凉之性，能制约大量温热药物燥性。当归、川芎补血活血，祛瘀以通络。全方使气血旺，营卫通，风邪出，经脉畅，则喘咳平，痱自愈。

【方证鉴别】

1. 小续命汤证　两方都用于正气内虚，风邪外袭导致的中风卒起。小续命汤适合中风初期，邪实更重，故用麻黄、桂枝、防己、防风、生姜、附子祛风散寒，温通经脉，强于本证。本证正虚更明显，故不用芍药、黄芩寒凉伤脾胃，用干姜温脾散寒，以制约石膏寒凉之性。

2. 补阳还五汤证　两方都可用于治疗中风后，肢体失用，病机都有正气亏虚，气血瘀滞，都用了川芎、当归活血之品。补阳还五汤证偏于元气亏虚，故用大剂量黄芪以补气为主，气旺则血行，辅活血化瘀，以瘀去络通。本证更偏于重视气血不畅，营卫痹阻之实，故以麻黄、桂枝、干姜为君，温散经脉凝滞之瘀。

【临床应用】

1. 用方指征

（1）特征症状　身体不能自收或拘急不能转侧。

（2）主要症状（中风）　半身不遂，口目不正，舌强不能语，或不知痛处，或神志不清。

（3）可伴随（肺气阻滞）症状　咳喘，痰涎壅盛，便秘。

（4）体质差异出现的次要症状　或身痛发搐，或麻木，或不省人事，或呕逆，或畏寒无汗等。

（5）舌苔脉象　舌暗淡或舌强，苔薄白腻或厚腻、浅黄，脉浮滑或弦。

2. 现代运用　现代常用于治疗急性脑血管病、神经系统病变、偏瘫、间歇发作痉挛性咳嗽、支气管哮喘、前列腺肥大等属正气亏虚，气血营卫痹阻之证。

3. 使用注意　本方不宜使用于中风之肝肾阴虚、风阳上扰型和痰热腑实、风痰上扰型。

【实验研究】

现代药理研究本方能明显降低脑缺血大鼠脑组织含水量与脑血管通透性，使脑缺血大鼠脑组织病理变化明显减轻，从而改善脑部血液供应，对缺血脑组织有明显保护作用。

【条文荟萃】

治中风痱，身体不能自收，口不能言，冒昧不知痛处，或拘急不得转侧。姚云：与大续命同，兼治妇人产后去血者，及老人、小儿。并治但伏不得卧，咳逆上气，面目浮肿。（《金匮要略·中风历节病脉证并治》）

又，续命汤，治中风痱，身体不能自收，口不能言，冒昧不知人，不知痛处，或拘急不得转侧。姚云与大续命同。兼疗产妇大去血者，及老人小儿方。甘草炙、桂心、当归、人参、石膏（碎、绵裹）、干姜各二两，麻黄三两（去节），川芎一两，杏仁四十枚（去皮尖两仁）。上九味，㕮咀，以水一斗，煮。取四升，服一升当小汗，薄覆脊，凭机坐，汗出则愈。不更服，无所禁，勿当风。并疗但伏不得卧，逆上气，面目洪肿。忌海藻、菘菜、生葱。（《外台秘要·风痱方三首》）

治与前大续命汤同，宜产妇及老小等方。麻黄、芎䓖（川芎）各三两，干姜、石膏、人参、当归、桂心、甘草各一两，杏仁四十枚。上九味，㕮咀，以水一斗，煮取三升，分三服。《外台》名续命汤。《范汪》同，云是张仲景方，本欠两味。（《备急千金要方·诸风第二》）

【病案举例】

1. 薛志清医案　李某，男，57岁，张掖市乌江乡人，农民，于1997年3月26日初诊。患者自觉身体不舒，头晕，寐差数天，23日晨起时，发现牙关紧闭，语言不利，并见舌体强硬，手足重滞，肢软乏力，行步迟钝，四肢酸痛，肌肤不仁，面白唇紫，苔白腻，脉象浮滑。即往某医院急诊，经用能量合剂、曲克芦丁、消旋山莨菪碱，病情未能控制，又觉头疼剧烈。后又连续换多家医院治疗3天，并服中药小续命汤加味。配合针灸、按摩，病情如故。故求余诊治。本病西医诊断：脑卒中，高血压病，动脉硬化。中医诊断：中风。根据其病情及以前用药，遂投以《古今录验》续命汤，方药：麻黄10g，人参10g，生石膏10g，当归10g，川芎5g，杏仁5g，干姜10g，甘草10g。1剂后，患者自觉症状减轻，能弃杖缓慢行走，3剂后，病情基本痊愈，步行端正，生活自理，能承担家务劳动。

2. 张永全医案　王某，男，3岁，2001年2月2日初诊。患儿间歇发作痉挛性咳嗽10余天，在某医院住院予抗生素及化痰止咳药治疗1周，疗效欠佳，家长要求出院，转中医治疗。诊见：咳嗽呈痉挛性，连续不断，并伴有吼声，面红耳赤，眼胞浮肿，咽微红，舌淡、无苔，脉浮滑。听诊两肺呼吸音粗糙。血常规检查：白细胞、中性粒细胞均正常。中医诊断：顿咳。证属外感时邪，肺失清肃，痰浊阻滞气道，肺气不能通达。治以宣肺化痰止咳，方用续命汤加味。处方：麻黄、防风各 4.5g，桂枝、生石膏各 5g，苦杏仁、桔梗、紫菀、党参各 6g，甘草、干姜各 3g。3 剂，每天 1 剂，水煎，分 3 次服。二诊：咳嗽减轻，舌淡、苔白，上方去石膏、干姜，加法半夏、陈皮各 5g，再服 6 剂，咳嗽基本痊愈。

乌头汤

【组成】

麻黄　芍药　黄芪各三两（9g）　甘草二两（6g），炙　川乌五枚（6g）㕮咀，以蜜二升，煎取一升，即出乌头

【用法】

上五味，㕮咀四味，以水三升，煮取一升，去滓，内蜜煎中，更煎之，服七合。不知，尽服之（现代用法：先以蜜 400mL，煎煮乌头取 200mL，余药水煎，同服，日 3 服）。

【功用】

温经散寒，除湿定痛。

【主治】

寒湿历节　关节剧痛，不可屈伸，兼见畏寒喜热，少气乏力，身倦嗜卧，脚气疼痛，舌质淡或胖嫩，苔白滑或白腻，脉沉弦或沉紧。

【方解】

病历节不可屈伸，疼痛，乌头汤主之。（《金匮要略·中风历节病脉证并治》）

本条以方测证，应有关节冷，疼痛剧烈，不可屈伸。此属寒湿内盛，风邪外侵，痹阻筋脉关节，阳气不通。且两脚不红不肿。法当温经散寒，除湿止痛。

乌头汤方中川乌辛温大热，祛寒湿，温里阳，解疼痛。并以白蜜先煎乌头以缓解其毒性。麻黄辛温发散，通阳开痹；同时运用黄芪益气固表，既可制约麻黄之发汗太过，又可补气一助乌头、麻黄扶正以祛邪。用芍药、甘草酸甘柔筋，缓急止痛，制约方中温燥药物太过。

【方证鉴别】

桂枝芍药知母汤证　两方均可治疗寒湿性的历节疼痛，均用温阳宣痹、舒筋定痛的麻黄加芍药甘草汤。桂枝芍药知母汤证为风湿痹阻关节，渐次化热伤阴证。证见关节红肿灼热，口渴，故用知母、芍药养阴清热。本汤证因寒湿之邪外侵，痹阻筋脉关节，阳气不得温通，不通则痛，且痛处不可屈伸，多遇冷疼痛加重。方中用大辛大热之乌头配伍开发腠理之麻黄，温里散寒以止疼痛；同时用黄芪益气固表，制约麻黄之发汗太过，助乌头、麻黄温经止痛，达到扶正祛邪之效。芍药甘草汤缓急止痛，也制约方中温燥化

热之弊。

【临床应用】

1. 用方指征

（1）特征症状　关节冷痛，不可屈伸。

（2）主要症状（寒湿痹阻证）　关节肿大疼痛，遇冷加重，皮肤红紫色暗，畏寒等。

（3）可伴随（阳气虚证）症状　精神萎靡，少气乏力，纳少，喜温喜暖。

（4）体质差异出现的次要症状　或关节灼热发痒，或脚气疼痛，或四肢皮肤青紫等。

（5）舌苔脉象　舌暗淡或紫，或胖嫩，苔白滑或白腻，脉沉弦或沉紧。

2. 现代运用　用于关节炎、类风湿关节炎等属于寒湿痹阻筋脉骨节，经脉阳气不得温通之骨关节疾病。

3. 使用注意　风湿热本方不宜使用。

【条文荟萃】

病历节不可屈伸，疼痛，乌头汤主之。乌头汤方，治脚气疼痛，不可屈伸。（《金匮要略·中风历节病脉证并治》）

《外台》乌头汤：治寒疝腹中绞痛，贼风入攻五脏，拘急不得转侧，发作有时，使人阴缩，手足厥逆。（《金匮要略·腹满寒疝宿食病脉证并治·附方》）

【病案举例】

李某，男，32岁。1984年11月7日初诊。主诉半月前曾露宿野外。3天前突然畏寒高烧，周身关节疼痛，遇寒则剧，覆被则减，两膝关节肿胀，屈伸不便。舌淡苔白厚而腻，脉象紧浮。体温40.5℃。化验：白细胞$12×10^9$/L，中性粒细胞73%，血沉48mm/h。关节肿而不红。诊为烦劳伤阳，阳气伤于内，寒湿袭于外，拟乌头汤加独活、蕲蛇。处方：制川乌6g，麻黄6g，独活12g，蕲蛇10g，炙黄芪12g，杭白芍12g，甘草12g，蜂蜜90g。先将前7味药加冷水1000mL浸透，文火煎20分钟，纳蜂蜜再煎10分钟，倒药汁30mL，候温，一饮而尽，然后覆被取汗。药后半小时，自觉心胸烦热，犹未得汗。嘱其再喝稀粥1小碗，遂致周身汗出溱溱，持续约20分钟，自觉恙情大减。11月8日，热退痛除，步履如常。嘱出院后以红参10g，三七10g，蕲蛇10g，米酒2市斤浸泡，文火煎1小时，每饭前喝一小酒杯。追访至今，未见复发。

第四章 白虎汤类 ▷▷▷▷

白虎汤

【组成】

知母六两（18g）　石膏一斤（48g），碎　　甘草二两（6g），炙　　粳米六合（30g）

【用法】

上四味，以水一斗，煮米熟，汤成，去滓，温服一升，日三服（现代用法：水煎，温服，日 3 服）。

【功用】

清热生津。

【主治】

阳明热盛证　发热，汗出，口渴，甚或腹满，身重，口不仁，面垢，谵语，遗尿，脉浮滑或脉滑。

【方解】

伤寒脉浮滑，此表有热、里有寒，白虎汤主之。（176）

三阳合病，腹满身重，难以转侧，口不仁而面垢，谵语遗尿。发汗则谵语，下之则额上生汗，手足逆冷。若自汗出者，白虎汤主之。（219）

本证为胃热弥漫，邪热充斥内外，表里俱热。"脉浮滑"中"浮"主热盛于外，"滑"主热炽于里，最能说明阳明邪热亢盛弥漫的特点。"表有热，里有寒"是《伤寒论》悬而未决的问题之一，诸注家仁智互见，观点不一。然以方药而测病证，是研究《伤寒论》的基本方法之一，白虎汤为辛寒重剂，故当用于胃热弥漫之证。据此推测，本证典型症状有热盛则发热不恶寒。热迫津而出则汗自出。热扰心神则心烦，甚则神昏谵语。热盛伤津则口渴。阳明热盛气壅则腹满。邪热弥漫，元气受损，故见身重，难以转侧。阳明经脉绕口、过面部，阳明之热循经上熏，则见口中感觉失常，食不知味，语言不利，面色不泽，如蒙尘垢。胃热上扰心神，则见谵语。热盛神昏，膀胱失约，故见遗尿。有形邪气未与热互结，则治宜白虎汤辛寒清热。若误用辛温发汗，必更伤津液，而使胃家燥热益甚，谵语加重。若误用苦寒泻下，因其里未成实，必伤伐无辜，使阴液竭于下，阳气无所依附而脱于上，故见额上汗出如油珠，手足厥冷之症。

白虎汤由石膏、知母、炙甘草、粳米四药组成，方中石膏辛甘大寒，擅能清热；知母苦寒而润，长于泻火滋燥；石膏、知母相伍，以清阳明独胜之热而保胃津。炙甘草、粳米，益气和中，一则气足则津生，再则可免寒凉伤胃之弊。四药相合，共成辛寒清热之重剂。

【讨论】

白虎汤的脉象是浮滑还是洪大？在《伤寒论》中涉及白虎汤适应证脉象的有两条原文：一条是"伤寒脉浮滑，此表有热、里有寒，白虎汤主之"；另一条是"伤寒脉滑而厥者，里有热也，白虎汤主之"。两条都并没有提到脉洪大。洪大脉的脉象特征是脉形宽大，充实有力，来盛去衰，呈波涛汹涌之势。为什么来盛去衰？来的时候汹涌澎湃，是热邪盛，热盛鼓动气血的一种表现。去衰是因为气阴不足，根底不足，所以洪大脉实际上不是邪气的鼎盛，而是邪气盛的同时，已经伴有了气血衰的表现。这种脉象特征更容易出现在白虎加人参汤证中。因白虎加人参汤的适应证是热盛而津气两伤，符合邪盛而正气已经有所虚衰的病机。而《伤寒论》第 26 条"服桂枝汤，大汗出后，大烦，渴不解，脉洪大者，白虎加人参汤主之"也提示了这一点。

【方证鉴别】

1. 桂枝汤证 证候上都可以见到自汗出。桂枝汤证为太阳中风证，证见汗出恶寒，脉浮缓，方用桂枝、芍药调和营卫以解表。本证为阳明热盛证，证见汗出不恶寒，脉浮滑，方用石膏、知母辛寒清热。

2. 大青龙汤证 证候上都可以见到烦躁。大青龙汤证为表寒里热证，证见恶寒无汗而烦躁，方用麻黄汤加石膏、姜枣以解表清热除烦。本证为表里俱热证，故证见发热汗出而烦躁，方用石膏、知母辛寒清热。

3. 通脉四逆汤证 证候上都可见发热、烦躁或四肢厥冷。通脉四逆汤证为真寒假热证，故脉浮大而空。方用附子、干姜、炙甘草回阳救逆。本证为真热假寒证，故脉为滑而有力，用石膏、知母辛寒清热。

【临床应用】

1. 用方指征

（1）特征症状 脉浮滑或滑。

（2）主要症状（热证） 发热，汗出，口渴等。

（3）可伴随（气津耗损）症状 尿少，口渴喜冷饮，疲乏无力等。

（4）体质差异出现的次要症状 或腹满，身重，口不仁，面垢，谵语，遗尿等。

（5）舌苔脉象 舌质红，苔薄黄，脉浮滑或滑。

2. 加减

（1）白虎加人参汤证 《伤寒论》："服桂枝汤，大汗出后，大烦，渴不解，脉洪大者，白虎加人参汤主之。"（26）"伤寒若吐若下后，七八日不解，热结在里，表里俱热，时时恶风，大渴，舌上干燥而烦，欲饮水数升者，白虎加人参汤主之。"（168）"伤寒无大热，口燥渴，心烦，背微恶寒者，白虎加人参汤主之。"（169）"伤寒脉浮，发热无汗，其表不解者，不可与白虎汤。渴欲饮水，无表证者，白虎加人参汤主之。"（170）"若渴欲饮水，口干舌燥者，白虎加人参汤主之。"（222）

特征症状：背微恶寒，脉洪大。

主要症状（阳明热盛证）：发热，汗出，烦渴，心烦。

舌苔脉象：舌质红，舌苔黄或燥，脉洪大。

（2）竹叶石膏汤证 《伤寒论》："伤寒解后，虚羸少气，气逆欲吐，竹叶石膏汤主之。"（397）

特征症状：身体虚弱消瘦，脉虚数。

主要症状（阳明热盛证）：发热，汗出，烦渴，心烦。

舌苔脉象：舌质红，少苔（或苔薄），脉虚数。

3. 现代运用 现代主要应用于下列疾病的治疗。

（1）急性传染性和感染性疾病，如乙型脑炎、流行性出血热、大叶性肺炎、钩端螺旋体病、流行性脑脊髓膜炎、流行性感冒、肠伤寒、急性菌痢、疟疾、麻疹、败血症等。

（2）代谢性疾病，如糖尿病，表现为多饮、多食、多尿者。

（3）五官科疾病，如急性口腔炎、牙龈炎、结膜炎、巩膜炎、角膜炎、虹膜炎、交感性眼炎、视神经乳头炎等，证属胃热上攻者。

（4）关节疾病，本方合桂枝汤治疗活动性风湿性关节炎。

（5）过敏性疾病，如皮肤瘙痒症、过敏性皮炎、药疹、夏季皮炎、过敏性紫癜等。

（6）其他疾病，如脑血管意外、癫证、产后高热、小儿哮喘等属阳明热炽所致者。

4. 使用注意 表证未解的无汗发热，口不渴者；脉见浮细或沉者；血虚发热，脉洪不胜重按者；真寒假热的阴盛格阳证等均不可用。

【实验研究】

白虎汤对伤寒、副伤寒杆菌菌苗、大肠埃希菌内毒素致热后的实验动物具有较强的退热作用，其退热作用与石膏中的钙质、微量物质及知母中的芒果苷有关；能增强腹腔巨噬细胞的吞噬功能，提高血清溶菌酶的含量，促进淋巴细胞转化，显著提高免疫抗体滴度，降低流行性乙型脑炎病毒感染小鼠的死亡率。

【条文荟萃】

伤寒脉浮，发热无汗，其表不解者，不可与白虎汤。渴欲饮水，无表证者，白虎加人参汤主之。（170）

伤寒脉浮滑，此表有热、里有寒，白虎汤主之。（176）

三阳合病，腹满身重，难于转侧，口不仁而面垢，谵语遗尿。发汗则谵语，下之则额上生汗，手足逆冷。若自汗出者，白虎汤主之。（219）

伤寒脉滑而厥者，里有热也，白虎汤主之。（350）

【病案举例】

1. 岳美中医案 汪某，男，54岁。患感冒发热，于1971年6月12日入院，在治疗中身热逐步上升，到14日达38℃以上。曾屡进西药退热剂，旋退旋起，8天后仍持续发烧达38.8℃，6月22日由中医治疗。诊察证候，口渴，汗出，咽微痛，脉象浮大，舌苔薄黄。中医认为温热已入阳明经，内外虽俱大热，但尚在气分，不宜投芩连苦寒之剂，因疏白虎汤加味以治。处方：生石膏60g，知母12g，粳米12g，炙甘草9g，鲜茅根 30g（后下），鲜芦根 30g，连翘 12g，水煎，米熟汤成，温服。下午及夜间连进两剂，热势下降到 38℃。23 日又按原方续进 2 剂，热即下降到 37.4℃。24 日，原方石膏量减至 45g，进一剂。25 日又进一剂，体温已正常，口不渴，舌苔退，唯汗出不止。以王孟英驾轻汤加减予之。随后进补气健脾剂，兼饮食调理，月余而愈。

2. 王品山医案　谭某，发热，医数日未愈，忽于黎明邀诊。至则其发热大渴，手足厥逆，脉浮滑，遂断曰："此热厥也，太阳表邪，随热气入里，至阴阳气不相顺接而厥耳。"泉闻而寻思，盖前医连用犀角，恐其寒化脱阳，习闻余惯用温药起死回生，以为我偏于温补，因而问曰："连服犀角，何以其厥非从寒化乎？"予曰："少许犀角，安能敌方中之羌活、独活、陈皮、半夏乎？此证原系少阳，小柴胡汤本可解决，乃误服以燥药为主之剂，故变为热厥也。"遂与大剂白虎汤而愈。

竹叶石膏汤

【组成】

竹叶二把（15g）　石膏一斤（30g）　半夏半升（9g），洗　人参三两（9g）　甘草二两（6g），炙　粳米半升（15g）　麦门冬一升（15g），去心

【用法】

上七味，以水一斗，煮取六升，去滓，内粳米，煮米熟，汤成，去米。温服一升，日三服（现代服法：水煎服，日 3 服）。

【功用】

清热生津，益气和胃。

【主治】

余热未清，气津两伤证　虚羸少气，气逆欲吐，低热，心烦，口渴，少寐，呃逆，小便黄赤，舌红少苔，脉细数。

【方解】

伤寒解后，虚羸少气，气逆欲吐者，竹叶石膏汤主之。（397）

热病后期，大热已去，余热未尽，损伤气阴以致形成本证。伤寒热病后，使人气阴俱伤，津液不足以滋养身体故虚弱消瘦；气伤不足以息以致少气；余热不尽，胃失和降，故气逆欲吐。

本方实为白虎加人参汤去知母，加竹叶、麦冬、半夏而成。方中竹叶甘寒，善清除烦热，石膏甘寒，专清胃热，两药同用，以清热除烦；人参益气生津以扶虚；麦冬滋阴润燥兼清热；炙甘草、粳米补中益气以养胃；半夏辛散，既能和胃降逆止呕，又能调节补药之滞。

【方证鉴别】

1. 枳实栀子豉汤证　两证均属于大病后劳复病，均有余热未清。但枳实栀子豉汤证以实为主，而竹叶石膏汤证虚实兼夹。枳实栀子豉汤证为大病后，其人正气尚虚，气血未复，脾胃未和，余热未清，加之起居不慎，妄动作劳，烦劳使阳气外张，余热随之

复动，热郁于胸膈，气机痞塞，以烦热，痞满，或脘腹胀满为主要表现。用枳实栀子豉方，即栀子豉汤重用豆豉，复加枳实，用栀子豉汤清宣邪热，解郁除烦，重用豆豉增加宣散透邪之力；枳实宽中行气而消痞。全方在于清宣郁热，行气消痞。

2. 小柴胡汤证　两证均为病瘥后复发热。小柴胡汤证属于伤寒后，无表里证，只是病后体虚，余热未尽，用小柴胡汤疏利和解，扶正祛邪。

【临床应用】

1. 用方指征

（1）特征症状　虚羸少气，气逆欲吐。

（2）主要症状（气阴两虚证）　神疲乏力，口渴，尿少发热，汗出等。

（3）可伴随（热证）症状　低热，心烦，食后欲吐等。

（4）体质差异出现的次要症状　或腹满，或小便黄赤，或便秘，或少寐等。

（5）舌苔脉象　舌红少苔，脉细数。

2. 现代运用　用于麻疹并发肺炎、流行性出血热、口疮、术后发热、暑热高温、癌性发热、呕吐等属于余热烦扰，气阴两伤，胃失和降者。

3. 使用注意　本方清凉质润，内有痰湿者，或阳虚发热者，均应忌用。

【条文荟萃】

伤寒解后，虚羸少气，气逆欲吐者，竹叶石膏汤主之。（397）

【病案举例】

张某，女，25 岁。主诉：因患乳腺炎，经手术治疗后，发热在 38.5 ～ 39.5℃。西医认为是手术后感染，注射各种抗生素无效。后用氨基比林发汗退热，然旋退旋升，不能巩固。症见呕吐而不欲饮食，心烦，口干，头晕，肢厥。诊查：切其脉数而无力，舌质嫩红而苔薄黄。辨证：患者已气阴两伤，犹以胃液匮乏为甚，而又气逆作呕，不能进食，则正气将何以堪？治法：生石膏 30g，麦冬 24g，党参 10g，炙甘草 10g，粳米一撮，竹叶 10g。仅服四剂，则热退呕止，而胃开能食。

第五章　承气汤类 ▷▷▷▷

大承气汤

【组成】

大黄四两（12g），酒洗　　厚朴半斤（24g），炙，去皮　　枳实五枚（12g），炙　　芒硝三合（9g）

【用法】

上四味，以水一斗，先煮二物，取五升，去滓，内大黄，煮取二升，去滓，内芒硝，更上微火一两沸。分温再服。得下，余勿服（现代用法：水煎，先煎厚朴、枳实，后下大黄，芒硝溶服）。

【功用】

峻下热结。

【主治】

1. 阳明腑实证　大便不通，频转矢气，脘腹痞满，腹痛拒按，按之则硬，甚或潮热谵语，手足濈然汗出，舌苔黄燥起刺，或焦黑燥裂，脉沉实。

2. 热结旁流证　下利清水，色纯青，其气臭秽，脐腹疼痛，按之坚硬有块，口舌干燥，脉滑实。

3. 里热实证　里热实证之热厥、痉病或发狂等。

【方解】

阳明病脉迟，虽汗出，不恶寒者，其身必重，短气腹满面喘，有潮热者，此外欲解，可攻里也。手足濈然而汗出者，此大便已硬也，大承气汤主之。（208）

本方为《伤寒论》治阳明腑实证的主方。其成因系外邪内传阳明之腑，入里化热，热盛灼津，燥屎乃成，邪热与燥屎互结成实所致。实热内结胃肠，阻滞气机，腑气不通，故大便不通，频转矢气，脘腹痞满，疼痛拒按；燥屎结聚肠中，故按之坚硬，甚或有块；里热炽盛，胃热乘心则谵语；四肢皆禀气于胃，热结于里，郁蒸于外，迫津外泄，故潮热，手足濈然汗出；舌苔黄燥或焦黑燥裂，脉沉实是热盛津伤，燥实内结之征；本方证候特点，前人将其归纳为"痞、满、燥、实"四字。"痞"，即自觉胸脘闷塞不适，有重压感；"满"，指腹膜胀满，按之有抵抗感；"燥"，是肠中有燥屎，干结不下；"实"，是实热内结，腹痛拒按，大便不通，或虽下利清水而腹痛不减，以及潮热谵语，脉实等。而"热结旁流"证，乃燥屎坚结于里，胃肠欲排不能，逼迫肠中津液从燥屎之旁流下所致。热厥、痉病、发狂等，亦皆因实热内结所致，如阻滞气机，阳气被遏，不能外达于四末，则为热厥；若热盛伤津，筋脉失养而挛急，则发为痉病；或胃肠浊热上扰心神，神明昏乱而发狂。以上病症表现虽然各异，而其病机则同，皆是热结里实之重证，法当峻下热结，以救阴液，即"釜底抽薪，急下存阴"。

方中大黄苦寒通降，入胃与大肠，泄热通便，荡涤胃肠实热积滞，以治热、实，为君药。芒硝咸寒润降，泄热通便，软坚润燥，以除燥、坚，为臣药。芒硝伍大黄，相得益彰，泻下热结之功益峻，为寒下的基本结构。实热内结，腑气阻滞，故以厚朴下气除满，枳实行气消痞，合而用之，既能消痞除满，又使胃肠气机通降下行以助泻下通便，共为佐药。四药合用，共奏峻下热结之功。本方峻下热结，承顺胃气下行之用，使塞者通，闭者畅，故名"大承气"。正如《温病条辨》所说："承气者，承胃气也……曰大承气者，合四药而观之，可谓无坚不破，无微不入，故曰大也。"

本方的配伍特点是泻下与行气并重，泻下则畅行胃肠气机，行气则有助于泻下，是故泻下力峻。

【方证鉴别】

调胃承气汤证、小承气汤证　三方皆治阳明腑实证。但调胃承气汤重在泄热，故燥热邪气偏盛者宜用；小承气汤重在通腑，故腑气不通为主者宜用；而大承气汤泄热与通腑之力俱重，故燥热内结、腑气不通皆重者宜用之。

【临床应用】

1. 用方指征

（1）特征症状　腹满，便秘，便干结难出。

（2）主要症状（阳明腑实证）　潮热，不大便，腹痛，腹满等。

（3）可伴随（热证）症状　烦躁，谵语，汗出，小便短赤等。

（4）体质差异出现的次要症状　或热结旁流，或目中不了了，睛不和，或发狂，或痉病，或手足濈然汗出，或出血，或喘等。

（5）舌苔脉象　舌苔干黄或焦燥起刺，脉沉迟或沉实有力。

2. 加减

（1）小承气汤证　《伤寒论》："发汗后，恶寒者，虚故也；不恶寒，但热者，实也。当和胃气，与调胃承气汤。"（70）"阳明病脉迟，虽汗出，不恶寒者，其身必重，短气腹满面喘，有潮热者，此外欲解，可攻里也。手足濈然而汗出者，此大便已硬也，大承气汤主之；若汗多，微发热恶寒者，外未解也，其热不潮，未可与承气汤；若腹大满不通者，可与小承气汤，微和胃气，勿令大泄下。"（208）"阳明病，潮热，大便微硬者，可与大承气汤；不硬者，不与之。若不大便六七日，恐有燥屎，欲知之法，少与小承气汤，汤入腹中，转失气者，此有燥屎，乃可攻之。若不转失气者，此但初头硬，后必溏，不可攻之，攻之必胀满不能食也。欲饮水者，与水则哕。其后发热者，必大便复硬而少也，以小承气汤和之。不转失气者，慎不可攻也。"（209）"阳明病，其人多汗，以津液外出，胃中燥，大便必硬，硬则谵语，小承气汤主之。若一服谵语止，更莫复服。"（213）"阳明病，谵语发潮热，脉滑而疾者，小承气汤主之。因与承气汤一升，腹中转失气者，更服一升，若不转失气者，勿更与之。明日不大便，脉反微涩者，里虚也，为难治，不可更与承气汤也。"（214）"太阳病，若吐、若下、若发汗，微烦，小便数，大便因硬者，与小承气汤和之愈。"（250）"得病二三日，脉弱，无太阳柴胡证，烦躁，心下硬。至四五日，虽能食，以小承气汤少少与，微和之，令小安，至六日，与承气汤一升。若不大便六七日，小便少者，虽不能食。但初头硬，后必溏，未定成硬，攻之必溏，须小便利，屎定硬，乃可攻之，宜大承气汤。"（251）

特征症状：大便硬。

主要症状（热证）：口渴，腹满，发热微烦，小便短赤。

舌苔脉象：舌红苔黄，脉滑而疾。

（2）调胃承气汤 《伤寒论》："伤寒脉浮，自汗出，小便数，心烦，微恶寒，脚挛急，反与桂枝欲攻其表，此误也。得之便厥，咽中干，烦躁吐逆者，作甘草干姜汤与之，以复其阳。若厥愈足温者，更作芍药甘草汤与之，其脚即伸。若胃气不和，谵语者，少与调胃承气汤。若重发汗，复加烧针者，四逆汤主之。"（29）"发汗后，恶寒者，虚故也；不恶寒，但热者，实也。当和胃气，与调胃承气汤。"（70）"太阳病未解，脉阴阳俱停，必先振栗，汗出而解。但阳脉微者，先汗出而解；但阴脉微者，下之而解。若欲下之，宜调胃承气汤主之。"（94）"伤寒十三日，过经谵语者，以有热也，当以汤下之。若小便利者，大便当硬，而反下利，脉调和者，知医以丸药下之，非其治也。若自下利者，脉当微厥；今反和者，此为内实也，调胃承气汤主之。"（105）"太阳病，过经十余日，心下温温欲吐，而胸中痛，大便反溏，腹微满，郁郁微烦。先此时，自极吐下者，与调胃承气汤。若不尔者，不可与。但欲呕，胸中痛，微溏者，此非柴胡证，以呕故知极吐下也。"（123）"阳明病，不吐不下，心烦者，可与调胃承气汤。"（207）"太阳病三日，发汗不解，蒸蒸发热者，属胃也，调胃承气汤主之。"（248）"伤寒吐后，腹胀满者，与调胃承气汤。"（249）

特征症状：大便不通，蒸蒸发热，腹满心烦。

主要症状（热证）：口渴喜冷饮，小便短赤。

舌苔脉象：舌红苔黄，脉滑。

3. 现代运用 常用治急性单纯性肠梗阻、急性胆囊炎、急性阑尾炎、急性胰腺炎等属阳明腑实证者。

4. 使用注意 本方为泻下峻剂，凡气虚阴亏、燥结不甚者，以及年老、体弱等均应慎用；孕妇禁用；注意中病即止，以免耗损正气。

【实验研究】

动物实验表明，本方能显著而直接兴奋肠管蠕动，增强肠腔内容物的推进作用，增加肠容积，具有显著的泻下作用；并能抑杀金黄色葡萄球菌，降低毛细血管通透性，减少炎性渗出，抑制炎症扩散，能治疗该菌引起的肠脓肿和粘连。实验还表明，本方可增加肠血流量，改善缺血组织血氧供应，具有抑菌、增强免疫等作用；在治疗肠梗阻家兔时具有"胃肠屏障保护"作用，能减轻肠梗阻时高钙对肠组织的损伤。

【条文荟萃】

阳明病脉迟，虽汗出，不恶寒者，其身必重，短气腹满面喘，有潮热者，此外欲

解，可攻里也。手足濈然而汗出者，此大便已硬也，大承气汤主之。（208）

阳明病，潮热，大便微硬者，可与大承气汤，不硬者，不与之。（209）

伤寒若吐、若下后，不解，不大便五六日，上至十余日，日晡所发潮热，不恶寒，独语如见鬼状。若剧者，发则不识人，循衣摸床，惕而不安，微喘直视，脉弦者生，涩者死。微者但发热谵语者，大承气汤主之。若一服利，止后服。（212）

阳明病，谵语有潮热，反不能食者，胃中必有燥屎五六枚也；若能食者，但硬耳，宜大承气汤下之。（215）

汗出谵语者，以有燥屎在胃中，此为风也。须下之，过经乃可下之。下之若早，语言必乱，以表虚里实故也。下之则愈，宜大承气汤（217）

二阳并病，太阳证罢，但发潮热，手足漐漐汗出，大便难而谵语者，下之则愈，宜大承气汤。（220）

阳明病，下之，心中懊憹而烦，胃中有燥屎者可攻；腹微满，初头硬，后必溏，不可攻之。若有燥屎者，宜大承气汤。（238）

病人烦热，汗出则解，又如疟状，日晡所发热者，属阳明也。脉实者，宜下之；脉浮虚者，宜发汗。下之与大承气汤，发汗宜桂枝汤。（240）

大下后，六七日不大便，烦不解，腹满痛者，此有燥屎也。所以然者，本有宿食故也，宜大承气汤。（241）

病人小便不利，大便乍难乍易，时有微热，喘冒不能卧者，有燥屎也，宜大承气汤。（242）

得病二三日，脉弱，无太阳柴胡证，烦躁，心下硬。至四五日，虽能食，以小承气汤少少与，微和之，令小安，至六日，与承气汤一升。若不大便六七日，小便少者，虽不能食。但初头硬，后必溏，未定成硬，攻之必溏，须小便利，屎定硬，乃可攻之，宜大承气汤。（251）

伤寒六七日，目中不了了，睛不和，无表里证，大便难，身微热者，此为实也。急下之，宜大承气汤。（252）

阳明发热，汗多者，急下之，宜大承气汤。（253）

发汗不解，腹满痛者，急下之，宜大承气汤。（254）

腹满不减，减不足言，当下之，宜大承气汤。（255）

阳明、少阳合病，必下利。其脉不负者，为顺也。负者，失也。互相克贼，名为负也。脉滑而数者，有宿食也，当下之，宜大承气汤。（256）

少阴病，得之二三日，口燥咽干者，急下之，宜大承气汤。（320）

少阴病，自利清水，色纯青，心下必痛，口干燥者，急下之，宜大承气汤。（321）

少阴病，六七日，腹胀不大便者，急下之，宜大承气汤。（322）

痉为病，胸满口噤，卧不着席，脚挛急，必齘齿，可与大承气汤。（《金匮要略·痉湿暍病脉证治》）

腹满不减，减不足言，当须下之，宜大承气汤。（《金匮要略·腹满寒疝宿食病脉证治》）

问曰：人病有宿食，何以别之？师曰：寸口脉浮而大，按之反涩，尺中亦微而涩，故知有宿食，大承气汤主之。(《金匮要略·腹满寒疝宿食病脉证治》)

脉数而滑者，实也，此有宿食，下之愈，宜大承气汤。(《金匮要略·腹满寒疝宿食病脉证治》)

下利不欲食者，有宿食也，当下之，宜大承气汤。(《金匮要略·腹满寒疝宿食病脉证治》)

下利三部脉皆平，按之心下坚者，急下之，宜大承气汤。(《金匮要略·呕吐哕下利病脉证》)

下利，脉反滑者，当有所去，下乃愈，宜大承气汤。(《金匮要略·呕吐哕下利病脉证》)

下利已差，至其年月日时复发者，以病不尽故也，当下之，宜大承气汤。(《金匮要略·呕吐哕下利病脉证》)

病解能食，七八日更发热者，此为胃实，大承气汤主之。(《金匮要略·妇人产后病脉证治》)

产后七八日，无太阳证，少腹坚痛，此恶露不尽；不大便，烦躁发热，切脉微实，再倍发热，日晡时烦躁者，不食，食则谵语，至夜即愈，宜大承气汤主之。热在里，结在膀胱也。(《金匮要略·妇人产后病脉证治》)

【病案举例】

予尝诊江阴街肉庄吴姓妇人，病起已六七日，壮热，头汗出，脉大，便闭，七日未行，身不发黄，胸不结，腹不胀满，惟满头剧痛，不言语，眼张，瞳神不能瞬，人过其前，亦不能辨，证颇危重。余曰：目中不了了，睛不和，燥热上冲。此《阳明篇》三急下证之第一证也，不速治，病不可为矣。于是遂书大承气汤方与之。大黄四钱，枳实三钱，川朴一钱，芒硝三钱。并嘱其家人速煎服之，竟一剂而愈。盖阳明燥气上冲颠顶，故头汗出，满头剧痛，神识不清，目不辨人、其势危在顷刻。今一剂而下，亦如釜底抽薪，泄去胃热，胃热一平，则上冲燥气因下无所继，随之俱下，故头目清明，病遂霍然。非若有宿食积滞，腹胀而痛，壮热谵语，必经数剂方能奏效，此缓急之所由分。是故无形之气与有形之积，宜加辨别，方不至临诊茫然也。(选自《经方实验录》)

桃核承气汤

【组成】

桃仁五十个 (9g)，去皮尖　桂枝二两 (6g)，去皮　大黄四两 (12g)　芒硝二两 (6g)　甘草二两 (6g)，炙

【用法】

上五味，以水七升，煮取二升半，去滓，内芒硝，更上火微沸。下火，先食温服五合，日三服。当微利（现代用法：前四味水煎，汤成去滓，内芒硝再煮一沸，分次温服）。

【功用】

泄热祛瘀。

【主治】

太阳蓄血证 少腹急结，小便自利，其人如狂，或发热，午后或夜间为甚，舌红苔黄或有瘀斑，脉沉涩。

【方解】

太阳病不解，热结膀胱，其人如狂，血自下，下者愈。其外不解者，尚未可攻，当先解外。外解已，但少腹急结，乃可攻之，宜桃核承气汤。(106)

本证为太阳不解，随经入腑化热，与血相搏结于下焦之蓄血证。瘀热互结于下焦少腹，则少腹急结，即下腹部拘急硬痛，"急"强调有形的瘀血刚刚开始凝结，提示了热邪重而且热势比较急。热在血分，不在气分，膀胱气化未受影响，故至夜发热，小便自利；瘀热上扰心神，故谵语烦渴，其人如狂；瘀热内结，正气未虚，故脉象沉实。若妇女少腹瘀结，血行不畅，则为痛经，甚或经闭不行。治当破血下瘀，并除血分之热。

本方又名桃仁承气汤，由调胃承气汤减芒硝之量，加桃仁、桂枝而成。方中桃仁苦甘性平，活血破瘀；大黄苦寒，下瘀泄热；两者同用，瘀热并治，共为君药。芒硝泄热软坚，助大黄下瘀泄热；桂枝温通血脉，助桃仁活血祛瘀，又可防硝、黄寒凉凝血之弊，同为臣药。其中，桂枝得硝、黄则温通而不助热，硝、黄得桂枝则寒下又不凉遏。炙甘草护胃和中，并缓诸药峻烈之性，为佐使药。诸药配合，共奏破血下瘀泄热之功。原方服法为先食温服，使药力下行，奏效尤速；服后得"微利"，则蓄血除，瘀热清，邪有出路，诸症自平。

本方的配伍特点有二：一是寒下与逐瘀同用，瘀热并治，重泄热，轻祛瘀，故适用于瘀热互结初期；二是大队寒凉之品中少佐桂枝，既可活血，又防寒凉凝血之弊。

【方证鉴别】

抵当汤证、抵当丸证、下瘀血汤证 三方均由桃核承气汤加减而成，同具破血下瘀之功，均治疗瘀热互结于下焦的蓄血症。桃核承气汤证属瘀血初结之时，浅而轻，少腹急结纯为自觉证，此时尚有下通之机，待表解后方可攻里，为逐瘀缓剂，服后微利，不一定下血。抵当汤证瘀结日久深重证急，少腹硬满兼他觉证，此时全无下通之机，治疗虽有表证亦应先攻其里，为逐瘀峻剂，服后当下血。抵当丸证瘀结深但病势缓，少腹满而不硬，治疗不可不攻，又不可峻攻，故改抵当汤为丸，水蛭、虻虫减汤方三分之一，共制丸服四分之一，剂量居汤方十分之六，其作用介于桃核承气汤与抵当汤之间，服后"晬时当下血"。下瘀血汤证为干血着于脐下，血之干燥而凝滞，少腹瘀痛而有硬块，故加蜂蜜为丸，破血下瘀之中兼有润燥缓急之功。

【临床应用】

1. 用方指征

（1）特征症状　自觉少腹硬满疼痛，小便自利，其人如狂。

（2）主要症状（瘀热互结证）　口渴不欲饮，发热，舌绛或瘀斑瘀点等。

（3）可伴随（热证）症状　烦躁，谵语，汗出，小便短赤等。

（4）体质差异出现的次要症状 或发斑疹，或出血，或齿痛，或目赤，或闭经，或痛经，或崩漏等。

（5）舌苔脉象 舌绛或紫，或瘀斑瘀点，脉沉涩或沉实。

2. 现代运用 常用于治疗急性盆腔炎、胎盘滞留、子宫附件炎、宫外孕、肠梗阻、特发性血尿、糖尿病、流行性出血热、肝硬化腹水等属于瘀热互结于下焦者。

3. 使用注意 本方性破泄，故体虚患者慎用，孕妇忌用。

【实验研究】

本方具有镇静、解热、抗惊厥作用，对金黄色葡萄球菌、溶血性链球菌、大肠埃希菌、痢疾杆菌等多种致病菌有抑制作用。本方对血液流变学异常的大鼠能明显降低全血黏度、纤维蛋白原含量、血脂及红细胞压积。此机制是治疗肝硬化、脑血栓后遗症及宫颈癌等病症作用原理中的一个关键环节。本方能延长凝血时间，对纤溶剂、血栓和血小板凝聚都有明显抑制作用，并具有明显的降血糖、降血脂和泻下等作用。

【条文荟萃】

太阳病不解，热结膀胱，其人如狂，血自下，下者愈。其外不解者，尚未可攻，当先解外。外解已，但少腹急结，乃可攻之，宜桃核承气汤。（106）

【病案举例】

住毛家弄鸿兴里门人沈石顽之妹，年未二十，体颇羸弱。一日出外市物，骤受惊吓，归即发狂，逢人乱殴，力大无穷。石顽亦被击伤腰部，因不能起。数日后，乃邀余诊。病已七八日矣，狂仍如故。石顽扶伤出见。问之，方知病者经事二月未行。遂乘睡入室诊察，脉沉紧，少腹似胀。因出谓石顽曰：此蓄血证也，下之可愈。遂疏桃核承气汤与之。桃仁一两，生军五钱，芒硝二钱，炙甘草二钱，桂枝二钱，枳实三钱。翌日问之，知服后黑血甚多，狂止，体亦不疲，且能啜粥，见人羞避不出。乃书一善后之方与之，不复再诊。（选自《经方实验录》）

麻子仁丸

【组成】

麻子仁二升（20g） 芍药半斤（9g） 枳实半斤（9g），炙 大黄一斤（12g），去皮 厚朴一尺（9g），炙，去皮 杏仁一升（10g），去皮尖，熬，别作脂

【用法】

上六味，末之，炼蜜和丸，桐子大，饮服十丸，日三，渐加，以知为度（现代用法：上药为末，炼蜜为丸，每次9g，每日1～2次，温开水送服。亦可按原方用量比例调整，改汤剂煎服）。

【功用】

润肠通便。

【主治】

脾约证 大便难，小便偏多，脘腹胀满，面色不华，形体消瘦，食少，舌质红，苔

黄，或苔白少津，寸口脉细数弦，趺阳脉浮而涩。

【方解】

趺阳脉浮而涩，浮则胃气强，涩则小便数，浮涩相搏，大便则硬，其脾为约，麻子仁丸主之。（247）

本文以脉象示病机，阐明脾约证的具体形成。趺阳脉属于阳明经，诊之可候胃中气血津液盛衰情况。脾约证为胃中津液不足，胃气燥亢，挟制脾气，导致脾之转输功能受制，胃津脾阴不能四布，偏渗于前阴，证见趺阳脉浮而涩，小便数，大便硬，或数日始行，或便出不畅，但不大便无明显不适，饮食如常。胃气燥亢与津液匮乏相因为患，终形成脾约证。

本方中大黄、厚朴、枳实组成的小承气汤，具有泄热去实，行气导滞之功。胃热衰减，脾不受制，可望恢复运转，行其津液。方中麻仁润肠滋燥，通利大便；杏仁润肠，又可降气，使气下行，有利于大便的传导。白芍和营缓急，既养阴润燥又可缓急止痛，标本同治。全方既泄热去实，又增液养阴，润肠通便，以图标本同治。

【方证鉴别】

1.蜜煎方证　二证均见便秘。蜜煎方证因阳明证自汗出，加之复发汗，且小便量多，导致津液内竭而使大便结硬，用蜜煎后制成栓剂，纳肛肠内到小便外出，养阴而润肠通便。

2.大承气汤证　大承气汤证之便秘兼见潮热汗出，或见烦躁或谵语，腹满痛或绕脐痛，脉见沉实有力。方中用苦寒之大黄泄热去实，荡涤肠胃为君；芒硝咸寒润燥软坚；枳实、厚朴行气破结导滞。四药配伍以治疗阳明热盛之证。

【临床应用】

1.用方指征

（1）特征症状　大便难，小便偏多，腹无所苦，饮食如故。

（2）主要症状（脾津不足证）　口渴欲饮，口唇干燥，消瘦等。

（3）可伴随（热证）症状　烦躁，谵语，汗出，小便色黄等。

（4）体质差异出现的次要症状　或出血，或痔疮，或产后便秘，或发斑疹，或咳喘等。

（5）舌苔脉象　舌质红，苔黄，或苔白少津，寸口脉细、数、弦，趺阳脉浮而涩。

2.现代运用　本方常用于老年性及虚人便秘、习惯性便秘、产后便秘、痔疮术后便秘等属于胃肠燥热者。

3.使用注意　津亏血少者不宜常服，孕妇慎用。

【条文荟萃】

趺阳脉浮而涩，浮则胃气强，涩则小便数，浮涩相搏，大便则硬，其脾为约，麻子仁丸主之。（247）

【病案举例】

患者刘某，男，28岁。大便燥结，五六日一行，每次大便困难异常，往往用力太过而汗出如雨，口唇发干，以舌舐之则起厚皮如痂，撕则唇破出血，其脉沉滑，舌苔干黄，是胃强脾弱之脾约证。因脾荣在唇，故脾阴不足，当唇燥干裂。为疏麻子仁丸一料，服之而愈。

茵陈蒿汤

【组成】

茵陈蒿六两（18g） 栀子十四枚（10g），擘 大黄二两（6g），去皮

【用法】

上三味，以水一斗，先煮茵陈，减六升；内二味，煮取三升，去滓。分温三服。小便当利，尿如皂角汁状，色正赤，一宿腹减，黄从小便去也（现代服法：水煎服，大黄后下，日3服）。

【功用】

清热利湿退黄。

【主治】

湿热黄疸 发黄，发热，无汗，或但头汗出，小便不利，胸脘痞闷，恶心呕吐，小便短少而黄，腹满或便秘，或便溏不爽，舌红苔黄腻，脉濡数。

【方解】

阳明病，发热汗出者，此为热越，不能发黄也。但头汗出，身无汗，剂颈而还，小便不利，渴饮水浆者，此为瘀热在里，身必发黄，茵陈蒿汤主之。（236）

阳明胃与太阴脾互为表里，阳明主燥而太阴主湿，生理情况下，脾与胃、脏与腑燥湿互化，即阳明胃与太阴湿气濡润而不燥亢，太阴脾土有阳明燥气温化而不湿凝。阳明病，发热汗出，说明热势向外发泄，邪有出路而不发黄。若热与湿相合，湿热郁遏，出现但头汗出，至颈而止，身体无汗，又加之小便不利，渴而饮水，此为湿热胶结于血分，熏蒸肝胆，使肝胆疏泄失常，胆汁外溢形成阳明湿热发黄证。

方中茵陈蒿清热利湿，并能疏导肝胆，为治黄之要药；栀子苦寒清热，且能除烦，清利三焦之湿热，而通调水道，兼能退黄；大黄苦寒泻下，推陈致新，以泄在里之瘀热。三药合用，则使湿热蕴结之邪，从大小便而去。肝胆不受其熏蒸，则胆液循其常道，而发黄可愈。

【方证鉴别】

1. 栀子柏皮汤证 两证同样表现身黄，发热，无汗，小便不利，同属于湿热蕴结。栀子柏皮汤证属于热重于湿，方中栀子苦寒，清泄三焦而通利水道，使湿热从小便而去。黄柏苦寒，善清脏腑热结，且能燥湿退黄。甘草和中，以缓苦寒之性，避免寒凉药物损伤脾胃。

2. 麻黄连翘赤小豆汤证 两证均属于湿热发黄证。茵陈蒿汤证为湿热阻于中焦发黄，麻黄连翘赤小豆汤证属于湿热发黄兼表证。麻黄连翘赤小豆汤证身痒，水肿等症，为湿热郁于肌表。方中麻黄、杏仁、生姜辛散表邪，宣发郁热；连翘、生梓白皮、赤小豆清泄湿热，三药合用，有清热利湿退黄之功；甘草、大枣调和脾胃。诸药配伍则表里

宣通，湿热有外泄之路，表解里和，其病可愈。

【临床应用】

1. 用方指征

（1）特征症状　一身面目俱黄，黄色鲜明。

（2）主要症状（湿热证）　发热，无汗，或但头汗出，小便不利或短少而黄，胸脘痞闷，恶心呕吐，腹满或便秘，或便溏不爽。

（3）可伴随（瘀热证）症状　或发斑疹，或舌紫暗，或舌有瘀斑瘀点。

（4）体质差异出现的次要症状　或出血，或痤疮，或胁下疼痛，或湿疹，或带下黄臭等。

（5）舌苔脉象　舌红或绛，苔黄腻，脉滑数。

2. 现代运用　常用于急性黄疸型肝炎、慢性肝炎、急性胆囊炎、慢性胆囊炎、胆石症、亚急性重型肝炎、婴幼儿黄疸、荨麻疹、血吸虫病、钩端螺旋体病等属于湿热阻滞者。

3. 使用注意　对于阳虚亡阳之汗出者本方禁用。

【条文荟萃】

阳明病，发热汗出者，此为热越，不能发黄也。但头汗出，身无汗，剂颈而还，小便不利，渴饮水浆者，此为瘀热在里，身必发黄，茵陈蒿汤主之。（236）

伤寒七八日，身黄如橘子色，小便不利，腹微满者，茵陈蒿汤主之。（260）

【病案举例】

某男，15岁。4天前自觉头晕，食欲锐减，四肢酸软，无发热，偶畏冷，大便深黄色，尿短呈棕色，皮肤逐渐黄染，无痒，无衄血，无腹痛腹泻史。现症：全身皮肤及巩膜黄染，体温38℃，渐至昏睡，黄疸加深，神识昏迷，不省人事，牙关紧闭，周身发黄，表有微热，大便一次色褐如胶状，小便短赤，脉弦数有力。诊为急性肝衰竭、溶血性黄疸。此乃湿热熏蒸阳明、太阴，发为黄疸，上犯心包，清窍为之闭塞，神明失其主宰，以致神志昏迷，急宜芳香化浊开窍，苦寒泄热通腑，方用茵陈蒿汤、栀子柏皮汤合安宫牛黄丸加减。处方：茵陈50g，生栀子9g，生大黄9g，黄柏6g，金银花15g，石菖蒲4.5g，牡丹皮4.5g，甘草3g。煎后加入安宫牛黄丸2粒，烊化均匀，分数次鼻饲法徐徐灌下。进药1剂后，神志较清，大便通畅，黄疸减退，诸症均减，体温降至正常。守方去安宫牛黄丸，加至宝丹3g，再以泄热化湿，清利余邪。处方：茵陈9g，栀子9g，大黄9g，黄柏6g，郁金4.5g，木通4.5g，茯苓9g，泽泻6g，金银花12g，薏苡仁12g，连翘9g，滑石9g，甘草3g。服药后病情好转，治疗1周，已基本治愈。

大陷胸汤

【组成】

大黄六两（18g）去皮　芒硝一升（30g）　甘遂一钱匕（1g）

【用法】

上三味，以水六升，先煮大黄取二升，去滓，内芒硝，煮一两沸，内甘遂末，温服一升。得快利，止后服（现代用法：水煎，大黄后下，温服）。

【功用】

泄热散结，攻逐水饮。

【主治】

热实结胸证 心下痛，按之石硬，短气烦躁，心中懊憹，但头汗出，便秘，脉沉紧有力。

【方解】

伤寒六七日，结胸热实，脉沉而紧，心下痛，按之石硬者，大陷胸汤主之。（135）

本证是胸膈心下素有宿饮停聚，表热内陷与饮邪相结合，结于胸膈，阻滞气机升降而为结胸。条文中"脉沉而紧，心下痛，按之石硬"被称为"结胸三证"，反映了大结胸证热实的特点。沉脉候里，紧脉为实，主痛。根据结聚的范围与程度，疼痛有轻重之分，轻则心下硬满疼痛拒按；重则病势可从心下蔓延至少腹，引起胸胁至少腹的广泛区域疼痛拒按。因为是有形邪气，故疼痛部位按之如石坚硬。此外，水热互结，水牵制无形邪热的升散，故身无汗或汗出不畅，但头为诸阳之会，阳助热邪迫津而出，故但头汗出。若水热交蒸入血分，则身黄。热邪扰心，则烦躁，心中懊憹。总的来说，本证病情呈危急之势，其正气不虚。故用大陷胸汤猛下水热。

大陷胸汤由大黄、芒硝、甘遂三味药组成。方中甘遂辛苦而寒，是泻水逐饮的峻药，长于泻胸腹积水；大黄、芒硝，泄热散结，与甘遂配合，而成泄热逐水的峻剂。方中甘遂泻下的有效成分难溶于水，只有以末冲服，在胃肠吸收，才能充分发挥药效。甘遂用量一般以 1～3g 为宜。

【方证鉴别】

1. 小陷胸汤证 两者都治热实结胸证。小陷胸汤证为痰热互结，病情较轻，仅心下，按之则痛，不按不痛，方用瓜蒌与黄连、半夏相伍，清热涤痰散结。本证为水热互结，病情急重，胸膈脘腹疼痛，按之石硬，方用大黄、芒硝与甘遂配伍，泄热逐水破结。

2. 三物小白散证 两者都治结胸证。三物小白散证为寒实结胸，方用桔梗、巴豆和贝母相伍，温寒逐水，涤痰破结。本证为热实结胸。

3. 大柴胡汤证 两证都可以见到胸胁硬满疼痛。大柴胡汤证为少阳胆腑热实证或少阳兼阳明里实证，表现主要为呕吐不止，方用小柴胡汤去人参、甘草和解少阳，小承气汤泻下通便。本证为热实结胸证，表现主要是按之石硬。

4. 大承气汤证 两者证候上都可以见到腹胀满疼痛。大承气汤证为阳明腑实证，病位更偏下，以大便不通为主要表现，方用大黄、芒硝、厚朴、枳实配伍，峻下热结。本证为热实结胸证，病位更广，偏于胸胁，以按之石硬为主要表现。

5. 半夏泻心汤证 两者证候都可以表现为心下胀满不适。半夏泻心汤证为无形邪气，故心下按之软，方用法半夏、干姜辛温除寒，和胃止呕；川黄连、黄芩苦寒泄降除热，清肠燥湿；人参、大枣、炙甘草补中益气，养胃；整方辛开苦降，以散痞结。本证为有形邪气，心下按之硬。

【临床应用】

1. 用方指征

（1）特征症状　胸腹疼痛，按之石硬。

（2）主要症状（水热互结证）　但头汗出，短气，口渴不多饮。

（3）可伴随（热证）症状　烦躁，便秘，小便黄。

（4）体质差异出现的次要症状　身黄，日晡潮热，或汗出不畅，或恶心呕吐，或小便短赤（不利）。

（5）舌苔脉象　舌质红，苔黄厚腻（或燥），脉沉紧有力。

2. 现代运用　现代多用此方治疗急性肠梗阻、急性胰腺炎、急性胆囊炎、化脓性阑尾炎、粘连性肠梗阻、结核性腹膜炎、肠扭转、肠蛔虫致阻塞性肠梗阻等疾病。

3. 使用注意　大陷胸汤为泻下之峻剂，必须脉证俱实方可使用。服药后水热从大便而出，应注意中病即止，以免过服伤正。故方后云："得快利，止后服。"

【实验研究】

现代药理研究表明，大陷胸汤能增强肠蠕动，有较强的导泻作用；另外大陷胸汤还有增强机体非特异性免疫功能、抗肾衰、加强利尿的功效。

【条文荟萃】

太阳病，脉浮而动数，浮则为风，数则为热，动则为痛，数则为虚。头痛发热，微盗汗出，而反恶寒者，表未解也。医反下之，动数变迟，膈内拒痛，胃中空虚，客气动膈，短气躁烦，心中懊憹，阳气内陷，心下因硬，则为结胸，大陷胸汤主之。若不结胸，但头汗出，余处无汗，剂颈而还，小便不利，身必发黄。（134）

伤寒六七日，结胸热实，脉沉而紧，心下痛，按之石硬者，大陷胸汤主之。（135）

伤寒十余日，热结在里，复往来寒热者，与大柴胡汤；但结胸，无大热者，此为水结在胸胁也，但头微汗出者，大陷胸汤主之。（136）

太阳病，重发汗，而复下之，不大便五六日，舌上燥而渴，日晡所小有潮热，从心下至少腹，硬满而痛，不可近者，大陷胸汤主之。（137）

伤寒五六日，呕而发热者，柴胡汤证具，而以他药下之，柴胡证仍在者，复与柴胡汤。此虽已下之，不为逆，必蒸蒸而振，却发热汗出而解。若心下满，而硬痛者，此为结胸也，大陷胸汤主之。但满而不痛者，此为痞，柴胡不中与之，宜半夏泻心汤。（149）

【病案举例】

1. 曹颖甫医案　沈家湾陈姓孩，年十四，独生子也。其母爱逾掌珠。一日忽得病，邀众出诊。脉洪大，大热，口干，自汗，右足不利伸屈，病属阳明。然口虽渴，终日不欲饮水，胸部如塞，按之似痛，不胀不硬，又类悬饮内痛。大便五日未通，上湿下燥，于此可见。且太阳之湿内入胸膈，与阳明内热同病，不攻其湿痰，燥热焉除？于是，遂书大陷胸汤与之。制甘遂4.5克，大黄9克，芒硝6克。服后，大便畅通，燥屎与痰涎

先后俱下，其他诸症，均各霍然。（选自《经方实验录》）

2. 张挚甫医案　何某，男，3 岁，于 1938 年诊于重庆。病发热气急，呕吐颇频，迷睡昏沉，咬牙面青，角弓反张，手足抽搐，胃脘坚硬如石，病情险恶。其父母惊慌万状，手足无措，曾抱孩至医院请求急诊。经化验检查：诊断为脑膜炎，必须住院医治。因所需费用太巨，一时无法筹措，故服中药。乃书一大陷胸汤：制甘遂 0.9 克，大黄4.5 克，芒硝 4.5 克（冲）。连进 3 剂（制甘遂加至 1.5 克，大黄、芒硝各加至 6 克），服后下粪水及痰涎甚多，抽搐止，呼吸平，病有转机。续与甘寒生津之剂而告愈。（选自《伤寒名医验案精选》）

大黄附子汤

【组成】
大黄三两（9g）　附子三枚（9g），炮　细辛二两（6g）

【用法】
上三味，以水五升，煮取二升，分温三服；若强人煮取二升半，分温三服。服后如人行四五里，进一服（现代用法：附子先煎 30 ～ 60 分钟，再同煎，日 3 服）。

【功用】
温阳散寒，泻下通便。

【主治】
寒实内结证　便秘，胁下偏痛，发热，畏寒肢冷，脉沉弦而紧。

【方解】
胁下偏痛，发热，其脉紧弦，此寒也，以温药下之，宜大黄附子汤。（《金匮要略·腹满寒疝宿食病脉证并治》）

所谓"胁下"，指两胁并连及腹部。偏痛，谓或左或右，胁腹的一侧胀满作痛。紧弦脉主寒主痛，主寒实内结之证，此多由嗜食生冷，内损阳气，或阳运不济，停滞成寒成实。本条所说的"发热"，既非太阳表证，也非阳明里证，而为寒结郁热。由于素体阳气不足，运化无力，阴冷寒邪凝滞胃肠，腑气不通，则见腹满疼痛拒按，大便秘结。胆胃相近，寒气上犯，壅逆于胆，致少阳胆经疏泄不利而胁痛。

本方为温下的代表方剂。适用于素体阳虚，阴寒积聚，肠道传导无力的大便秘结。方中炮附子、细辛温经散寒止痛，且制约大黄苦寒之性以防伤阳；大黄泻下通便。诸药合用，共奏温阳祛寒散结、通便止痛之功。

【方证鉴别】
1. 温脾汤证　温脾汤与大黄附子汤同属温下剂，都主治寒积便秘。温脾汤证是由脾阳不足，中气虚寒，而致冷积内停，证属虚中夹实，故方中配以干姜、人参、甘草以顾护中阳；大黄附子汤证为寒积里实证，证实无虚，故配细辛辛温宣通，助附子散寒止痛。

2. 麻黄附子细辛汤证　大黄附子汤与麻黄附子细辛汤都用附子、细辛治疗寒邪深伏阴分。不同点在于，大黄附子汤证病机为寒实内结，腑气不通；麻黄附子细辛汤证病机为少阴病，邪入不深，正气虽虚但不甚。大黄附子汤证证见腹痛便秘，胁下偏痛发热，治宜温下寒结，用药以大黄与附子、细辛相配，变苦寒为温下。麻黄附子细辛汤证见少阴病，始得之，反发热，脉沉者。治宜助阳解表，用药特点以麻黄与附子、细辛相配，助阳发汗，使表里之邪速去。

【临床应用】

1. 用方指征

（1）特征症状　胸、胁、腹疼痛或偏侧疼痛，便秘。

（2）主要症状（寒实证）　疼痛，按之痛甚，遇寒痛甚，畏寒，或肢冷等。

（3）可伴随（寒结化热证）症状　烦躁，发热，小便黄等。

（4）体质差异出现的次要症状　或身黄，或腰痛，或恶心呕吐，或积聚，或寒疝等。

（5）舌苔脉象　舌淡或淡紫，苔白腻，脉沉弦而紧。

2. 现代运用　本方常用于急性阑尾炎、急性肠梗阻、睾丸肿痛、胆绞痛、胆囊术后综合征、慢性痢疾、尿毒症等属寒积里实者。

3. 使用注意

（1）大黄附子汤是仲景开温下法之先河的方剂，适用于阳虚寒实积聚于里，属正虚邪实之证。若实热内结，正盛邪实者，殊非所宜。后世《备急千金要方》和《普济本事方》各自的温脾汤均以大黄附子汤加减而成。

（2）大黄附子汤的煎法是以水五升，煮取二升，表明煎煮时间较长，则大黄泻下之力偏小；若强人煮取二升半，表明煎煮时间缩短，则使大黄泻下力量增强。此体现了仲景根据患者体质强弱从煎煮方法上控制药力大小的灵活用法。

【实验研究】

配伍研究发现，该方能显著促进寒积型便秘小鼠排便，增其排便量。经拆方分析，单用大黄对模型无泻下作用，与附子、细辛合用则作用明显增强，且附子、细辛能对抗小鼠体表温度下降和改善肠道运动。

【条文荟萃】

胁下偏痛，发热，其脉紧弦，此寒也，以温药下之，宜大黄附子汤。（《金匮要略·腹满寒疝宿食病脉证并治》）

【病案举例】

蔡耀庚医案　储某，女，28岁。因产后腹痛腹胀2天，呕吐1天入院。神清，痛苦面容，腹胀压痛，腹肌紧张，无反跳痛，肠鸣音消失，未见肠型，子宫底与脐平。西医诊断为麻痹性肠梗阻，经对症治疗1天无效。诊见面色苍白，形寒肢冷，腹胀如鼓，按之痛甚，得热痛减，恶心呕吐，口干不渴，恶露量少，色紫有块，无矢气，不排便，舌暗红，苔白腻，脉沉紧。证属产后寒克胞宫，腑实内积所致。治宜温经散寒，通腑祛瘀。方选大黄附子汤加减。处方：生大黄12g（后下），黑附片10g（先煎），细辛6g，炮姜6g，制川厚朴10g，炒枳壳10g，益母草15g，当归10g，川芎8g，甘草5g。水煎分3次服。药后6小时，矢气频频，大便畅下，恶露瘀块增多，腹胀痛减轻。继服1剂（大黄改为同煎），腹胀痛消除，恶露转红，思饮食。后改为调理脾胃之剂收功。

大黄牡丹汤

【组成】

大黄四两（12g）　牡丹皮一两（3g）　桃仁五十个（9g）　瓜子半升（12g）　芒硝三合（9g）

【用法】

上五味，以水六升，煮取一升，去滓，内芒硝，再煎沸，顿服之。（现代用法：水煎，大黄后下，日 3 服）

【功用】

泄热破瘀，散结消肿。

【主治】

肠痈初起，湿热瘀滞证　右少腹肿痛拒按，或有反跳痛，按之痛状如淋或刺痛，伴脘闷，不欲饮食，恶心，大便秘结，小便黄赤，时时发热，自汗出，恶寒，舌红苔黄，脉沉紧或弦数、滑数。

【方解】

肠痈者，少腹肿痞，按之即痛如淋，小便自调，时时发热，自汗出，复恶寒。其脉沉紧者，脓未成，可下之，当有血。脉洪数者，脓已成，不可下也，大黄牡丹汤主之。（《金匮要略·疮痈肠痈浸淫病脉证并治》）

肠痈初起，少腹阑门部位出现肿胀，有形之痈肿阻碍于肠中，患者有痞塞不通的感觉，此为热毒内聚，营血瘀结肠中所致。肠痈已成，不按固然痛，按之则如小便淋痛之状，但小便自调，和淋病相鉴别。肠内痈肿，营血凝滞，卫气受阻，则时时发热；实热熏蒸，营卫失调，迫津外泄，故自汗出；病至大热肉腐成脓之际，由于正胜邪实，邪正相争，此时又见恶寒，甚或高热寒战。由于局部营血为邪气所遏，热伏血瘀，蕴结不通，其脉象多迟紧，是邪与血结，脓尚未成。此时在治疗上应当急用攻下法，以泄热解毒，破血消痈，使痈肿消散，污血从大便泄出，用大黄牡丹汤。但肠痈到了酿脓期，脉象从迟紧变为洪数，此乃热毒瘀结，实热蕴结，肉腐血败，肠痈已成脓，此时治疗应清热解毒，排脓生肌为主，而不可用泻下之法。

方中大黄苦寒，清泄肠中热毒，攻逐肠中瘀腐，使肠中热毒、热腐、热瘀从便而出。牡丹皮辛而苦寒，辛以散血中之郁热，苦以泻血中之瘀血，寒以清血中之血热，与大黄相配，泄热凉血，散瘀消肿，通经止痛。桃仁破血散瘀，下瘀血而利于生新，与牡丹皮相用，和畅血脉而破瘀血；与大黄相用，破瘀血而洁净腑气。冬瓜子清利大肠而排脓解毒，散瘀结而下浊物，为治肠痈之要药。芒硝咸寒，泄瘀热之邪，软热瘀之结，散热瘀之搏，与大黄相用，以荡涤肠中之瘀热，并排脓于下。诸药共用，以奏其功。

【方证鉴别】

1. 薏苡附子败酱散证　两方均用于治疗肠痈，但用于肠痈不同阶段。大黄牡丹汤用于里热实证的急性肠痈初起，脓未成；薏苡附子败酱散用于里虚而热不盛，体虚的慢性肠痈，脓已成未溃者，证见肌肤甲错，腹皮紧张，按之濡软不硬，发热不明显，脉数。用薏苡附子败酱散排脓消痈，清热解毒，通阳散结。方中重用薏苡仁，消肿毒，利血气，涤湿邪，排痈脓，理气机，使湿毒从下而去，为疗肠痈之要药。败酱草排脓破血，祛瘀止痛，以解大肠痈毒。轻用附子，辛热破滞，振奋阳气以散结，并防脓液溃破，阳气内陷。三者配伍，寒热共用，既排脓解毒而不致寒凉太过，阻遏气机，又通阳散结而不致太过温燥更伤阴血。

2.大柴胡汤证　同为便秘。不同在于大柴胡汤证阳明腑实证兼气机不畅，可见便秘，也可或下利，证见往来寒热，呕不止，心下急，郁郁微烦，兼见腹满，用大柴胡汤少阳阳明和解，通下里实。方中用小柴胡汤去人参、炙甘草，以和解少阳，畅达气机；因由里实之象，故去人参、炙甘草，以免甘缓留邪。用枳实、大黄、白芍，取小承气汤之意（未用厚朴），攻下阳明热结，加白芍敛阴缓急止痛。

3.大承气汤证　均见便秘，腹痛拒按。大承气汤证兼见日晡潮热或蒸蒸发热，手足漐然汗出，或自汗出，脉滑数。用大黄、芒硝、枳实、厚朴消除其痞、满、燥、实证。

4.大陷胸汤证　为结胸，均可见不大便，不能食。大陷胸汤证属于结胸，脉沉紧或沉迟，为太阳中风兼水饮内停，因误下后阳热之气内陷胃脘，与水饮交结，故有胃脘结满紧实，疼痛拒按等症。用大陷胸汤逐水、泄热、破结。方中甘遂下水饮，大黄、芒硝泄热破结。

【临床应用】

1.用方指征

（1）特征症状　少腹肿痛局限，且痞塞不通。

（2）主要症状（血瘀热壅证）　发热，腹皮微急，按之痛甚如淋，小便自利等。

（3）可伴随（表证）症状　恶寒发热，汗出等。

（4）体质差异出现的次要症状　或便秘，或小便赤，或赤白带下，或产后恶露不下等。

（5）舌苔脉象　舌红，苔白或黄，脉迟紧或弦数。

2.现代运用　本方常用于治疗急性单纯性阑尾炎、肠梗阻、急性胆道感染、胆道蛔虫、胰腺炎、急性盆腔炎、输卵管结扎后感染等属湿热瘀滞者。

3.使用注意　凡肠痈溃后，以及老人、孕妇、产后或体质过于虚弱者均慎用或忌用。

【条文荟萃】

肠痈者，少腹肿痞，按之即痛如淋，小便自调，时时发热，自汗出，复恶寒。其脉沉紧者，脓未成，可下之，当有血。脉洪数者，脓已成，不可下也，大黄牡丹汤主之。（《金匮要略·疮痈肠痈浸淫病脉证并治》）

【病案举例】

陆某。初诊：痛在脐右斜下一寸，西医所谓阑尾炎也。脉大而实，当下之，用仲景法。生军（大黄）五钱，芒硝三钱，桃仁五钱，冬瓜子一两，牡丹皮一两。二诊：痛已略减，右足拘急，不得屈伸，伸则牵腹中痛，宜芍药甘草汤。赤芍、白芍各五钱，生甘草三钱，炙乳香、炙没药各三钱。三诊：右足已伸，腹中剧痛如故，仍宜大黄牡丹汤以下之。生川军一两，芒硝七钱（冲），桃仁五钱，冬瓜子一两，牡丹皮一两。

下瘀血汤

【组成】

大黄三两（12g） 桃仁二十枚（9g） 䗪虫二十枚（9g），熬，去足

【用法】

上三味，末之，炼蜜和为四丸，以酒一升，煎一丸，取八合，顿服之，新血下如豚肝（现代用法：水煎，温服）。

【功用】

破血逐瘀。

【主治】

瘀血内结证 产后恶露不下，少腹刺痛拒按，痛处固定不移，舌紫暗或有瘀斑、瘀点，脉沉涩。

【方解】

师曰：产妇腹痛，法当以枳实芍药散，假令不愈者，此为腹中有干血着脐下，宜下瘀血汤主之。亦主经水不利。（《金匮要略·妇人产后病脉证治》）

产后腹痛，如属气血瘀滞者，应当用枳实芍药散行气和血。如服枳实芍药散而腹痛仍不愈者，由于干血着于脐下，其证多见少腹刺痛拒按，痛处固定不移，舌紫暗，有瘀斑、瘀点。病机属产后瘀血内结。治宜破血逐瘀，方用下瘀血汤。

方中大黄荡逐瘀血，桃仁活血化瘀，䗪虫逐瘀破结。三味合用，破血之力颇猛。用蜜为丸，是缓其性而不使骤发，酒煎示取其引入血分，意在运行药势，以达病所。顿服之，使其一鼓荡平，祛邪务尽。如因瘀血内结而致经水不利，亦可用本方治疗，服药后如见新血下如豚肝，即为瘀血下行之征。

【方证鉴别】

大黄䗪虫丸证、桃核承气汤证 三方均以大黄、桃仁为主药，都有破血下瘀之功用，均治瘀血留滞的病证。但下瘀血汤主治产妇因"干血著于脐下"致腹痛拒按，按之有块，以及血瘀所致经水不利者，故配䗪虫，专以攻下血瘀为用；大黄䗪虫丸则主治五劳虚极，干血内停，形体羸瘦，肌肤甲错者，故又加水蛭、虻虫及地黄、芍药、甘草等，破瘀之力增，并微有补益之功；桃核承气汤适用于瘀热互结下焦所致之少腹急结、至夜发热、经闭等症，故复佐桂枝温通血脉，并使全方凉而不瘀。

【临床应用】

1. 用方指征

（1）特征症状 少腹刺痛拒按，痛处固定不移，按之有块。

（2）主要症状（瘀血内结证） 痛处固定拒按，疼痛剧烈或刺痛，或局部皮色青紫，或肌肤甲错，或瘀斑瘀点等。

（3）可伴随（热证）症状 发热，汗出，口渴等。

（4）体质差异出现的次要症状 或便秘，或小便赤，或赤白带下，或产后恶露不下，或闭经，或崩漏，或积聚等。

（5）舌苔脉象　舌紫暗，有瘀斑、瘀点，苔黄少津，脉沉结或沉涩。

2. 现代运用　本方可用于产后恶露不下，闭经，慢性肝炎，肝硬化之肝脾肿大，跌打损伤，肠粘连，盆腔炎等疾病而见本方证者。

3. 使用注意

（1）本方泻下逐瘀之力较峻，凡体虚、孕妇或有出血病证者忌用或慎用。

（2）服药后如见恶露下如豚肝，是瘀血下行的验兆。

【实验研究】

药理研究表明本方具有抑制血小板聚集、抗凝血、降低血脂、抗炎等作用。

【条文荟萃】

师曰：产妇腹痛，法当以枳实芍药散，假令不愈者，此为腹中有干血着脐下，宜下瘀血汤主之。亦主经水不利。（《金匮要略·妇人产后病脉证治》）

【病案举例】

1. 张谷才医案　杨某，女，32岁。产后4个月，恶露行而不畅，有时夹有血块，少腹胀满，拒按，脘闷恶心，自觉有气上冲，舌质红、右边缘有紫斑，苔灰白。病证分析：此为恶露瘀阻难行，有瘀血上冲之势。治当急下其瘀血。方以下瘀血汤加味。方药如下：大黄6g，桃仁10g，䗪虫6g，当归10g，川芎6g，赤芍10g，牛膝10g，甘草5g，连服2剂，恶露渐多，夹有紫血块，腹痛减轻。守原方改桃仁6g，大黄4g，加艾叶3g，再服2剂，腹痛减除，胀满消失，病即痊愈。

2. 姜春华医案　何某，女，26岁。月经常延期，经来量少，腹痛拒按，色紫黑成块，有血块排出后，痛即缓解。舌边瘀紫苔薄白，脉沉涩。证属癥瘕积聚，瘀血阻滞。方用下瘀血汤加减。处方：桃仁6g，大黄6g，䗪虫3g，桂枝9g，芍药24g，甘草6g，香附9g。服药7剂后，经来正常。

抵当汤

【组成】

水蛭三十个（6g），熬　虻虫三十枚（6g），熬，去翅足　桃仁二十个（9g），去皮尖　大黄三两（9g），酒浸

【用法】

上四味，为末，以水五升，煮取三升，去滓，温服一升。不下再服（现代用法：水煎，大黄后下，日3服，大便通利为度）。

【功用】

破瘀泄热。

【主治】

蓄血重证　少腹硬满，其人发狂，小便自利，身黄，健忘，大便色黑，脉沉涩或沉结。

【方解】

太阳病六七日，表证仍在，脉微而沉，反不结胸，其人发狂者，以热在下焦，少腹当硬满，小便自利者，下血乃愈。所以然者，以太阳随经，瘀热在里故也。抵当汤主之。（124）

本证属于蓄血证的急重证。太阳病六七日，为表邪入里之期，即使表证仍在，也要注意脉象，若脉不浮而转为沉者，是外邪已开始内陷入里。内陷之邪，若结于胸膈，可以形成结胸证；若不结胸，邪陷不在中上二焦，深入下焦血分，血热互结则形成太阳蓄血证。故张仲景明确指出："以热在下焦……以太阳随经，瘀热在里故也。"其人发狂，患者表现出典型的狂躁症状，如奔跑呼叫，打人毁物等神志异常，其症较桃核承气汤证"如狂"者严重，说明热在血分，瘀热直接上攻于心，心神被扰，神志错乱。少腹硬满，"硬"是客观体征，医者触按时有坚硬抵触的感觉；"满"是自觉症状，患者自觉胀满不舒，为瘀血与邪热结于下焦所致。但瘀血已经成形了，热势已经收敛了，热已敛而势缓，故脉象表现沉结。小便自利，提示病在下焦血分，膀胱气化功能未受影响，故小便正常无异。瘀热相结入血分，则身黄。瘀热和胃热相合则消谷善饥。瘀热在肠，则大便或结或易、色黑或便血。瘀热于胞宫，则妇人经水不利。总的来说，本证病势急迫，故用抵当汤急破瘀结，泻血热。仲景强调"下血乃愈"，说明热随血解，本证关键治疗在于活血逐瘀。

抵当汤由水蛭、虻虫、大黄、桃仁四味药组成。大黄、桃仁为植物药，大黄可入血分，泄热逐瘀，推陈致新；桃仁活血化瘀以滑利。水蛭、虻虫为虫类药，其药性峻猛，善破瘀积恶血。四味药物相合，可谓集活血化瘀之大成，为破血逐瘀的峻剂。抵当汤可以说是《伤寒论》中破血逐瘀力量最强的一张方子。

【方证鉴别】

1. 桃核承气汤证 两方都治疗瘀热互结的蓄血证。桃核承气汤用于轻证，热重瘀轻，故少腹急结不硬，下血即愈，方用调胃承气汤泄热，仅用桃仁活血化瘀，桂枝温通经脉，辛散血结，助桃仁活血之功。本证为重证，热缓瘀重，故少腹硬满，方用水蛭、虻虫破瘀积恶血，桃仁活血，仅大黄活血泄热。

2. 五苓散证 两证都可见少腹硬满。五苓散证为蓄水证，故见小便不利，治法重在利水。本证为蓄血证，故见小便自利，治法重在逐瘀。

3. 下瘀血汤证 两方都可治疗瘀阻下焦。下瘀血汤重在祛瘀不泄热，故用酒煎服，故少腹以痛为主。本证祛瘀泄热，故少腹硬满。

【临床应用】

1. 用方指征

（1）特征症状 少腹硬满，小便自利，发狂。

（2）主要症状（瘀热互结） 身黄，大便结或易、色黑。

（3）可伴随（热证）症状 口渴，口苦，口臭等。

（4）体质差异出现的次要症状 尿血，或便血，或崩漏，或妇人经水不利，或少腹包块，或消谷善饥，或皮肤有瘀点瘀斑等。

（5）舌苔脉象　舌质暗或有瘀点瘀斑，脉沉涩或沉结。

2. 现代运用　现代多用此方治疗缺血性中风、栓塞性静脉炎、子宫肌瘤、增生性骨结核、肠息肉、慢性前列腺炎、急性尿潴留等疾病。

3. 使用注意　抵当汤破血与攻下之力均猛，只在确认有瘀血的实证，才能用之。方后"不下更服"，含有从小剂量开始之意，同时亦示人得下则止后服。年高体弱，或有内出血倾向者，当慎用；正在出血者及孕妇忌用。

【实验研究】

现代药理研究表明，抵当汤可改变血液流变性。能降低全血比黏度、红细胞压积、纤维蛋白原的含量；并有较强的降脂作用；还能对抗纤维蛋白原和血小板聚集。

【条文荟萃】

太阳病六七日，表证仍在，脉微而沉，反不结胸，其人发狂者，以热在下焦，少腹当硬满，小便自利者，下血乃愈。所以然者，以太阳随经，瘀热在里故也。抵当汤主之。（124）

太阳病，身黄，脉沉结，少腹硬，小便不利者，为无血也。小便自利，其人如狂者，血证谛也。抵当汤主之。（125）

阳明证，其人喜忘者，必有畜血。所以然者，本有久瘀血，故令喜忘，屎虽硬，大便反易，其色必黑，宜抵当汤下之。（237）

病人无表里证，发热七八日，虽脉浮数者，可下之。假令已下，脉数不解，合热则消谷饥，至六七日，不大便者，有瘀血，宜抵当汤。（257）

妇人经水不利下，抵当汤主之。亦治男子膀胱满急有瘀血者。（《金匮要略·妇人杂病脉证并治》）

【病案举例】

1. 张意田医案　冉门焦姓人，七月间患壮热舌赤，少腹闷满，小便自利，目赤发狂已三十余日。初用解散，继则攻下，但得微汗，而病终不解。诊之脉至沉微，重按疾急。夫表证仍在，脉反沉微者，邪陷于阴也。重按疾急者，阴不胜真阳，则脉流薄疾，并乃狂矣。此随经瘀血结于少腹也，宜服抵当汤。乃自制虻虫、水蛭，加桃仁、大黄煎服。服后下血无算，随用熟地一味捣烂煎汁，时时饮之，以救阴液。

2. 刘景棋医案　栾某，48岁，女，1982年7月20日就诊。少腹胀，全身浮肿已一月。尿时尿道有发热疼痛感，但小便通畅，化验无异常发现，全身浮肿，憋胀，夜卧不宁，不能坚持工作，曾服中药八正散等二十余剂无效。少腹部有压痛，烦躁，健忘，易怒。脉滑，舌胖苔白。辨证：膀胱蓄血，气化不利。治则：破血逐瘀。处方：大黄9g，桃仁9g，水蛭9g，虻虫3个（去翅足）。3剂，水煎服。服药后大便稀，色黑，日3～4次，3剂服完后全身浮肿憋胀消失，少腹硬痛消失。

第六章　柴胡汤类 ▷▷▷

小柴胡汤

【组成】

柴胡半斤（24g）　黄芩三两（9g）　人参三两（9g）　甘草三两（9g），炙　半夏半升（9g），洗　生姜三两（9g），切　大枣十二枚（3枚），擘

【用法】

上七味，以水一斗二升，煮取六升，去滓，再煎，取三升，温服一升，日三服（现代用法：水煎，温服，日3服）。

【功用】

和解少阳。

【主治】

1.伤寒少阳证　往来寒热，胸胁苦满，默默不欲饮食，心烦喜呕，口苦，咽干，目眩，舌苔薄白，脉弦者。

2.热入血室证　妇人中风，经水适断，寒热发作有时。

3.其他　黄疸、疟疾及内伤杂病而见少阳证者。

【方解】

少阳之为病，口苦，咽干，目眩也。（263）

伤寒，脉弦细，头痛发热者，属少阳。（265）

伤寒五六日，中风，往来寒热，胸胁苦满，默默不欲饮食，心烦喜呕，或胸中烦而不呕，或渴，或腹中痛，或胁下痞硬，或心下悸，小便不利，或不渴，身有微热，或咳者，小柴胡汤主之。（96）

本方为和解少阳的代表方剂。少阳经脉循胸布胁，位于太阳、阳明表里之间。伤寒邪犯少阳，病在半表半里，邪正相争，正胜欲拒邪出于表，邪胜欲入里并于阴，故往来寒热；足少阳之脉起于目锐眦，其支者，下胸中，贯膈，络肝，属胆，循胁里。邪在少阳，经气不利，郁而化热，胆火上炎，而致胸胁苦满，心烦，口苦，咽干，目眩；胆热犯胃，胃失和降，气逆于上，故默默不欲饮食而喜呕。若妇人经期，感受风邪，邪热内传，热与血结，血热瘀滞，疏泄失常，故经水不当断而断，寒热发作有时。治疗大法，邪在表者，当从汗解；邪入里者，则当吐下；今邪既不在表，又不在里，而在表里之间，则非汗、吐、下所宜，故唯宜和解之法。

方中柴胡苦平，入肝胆经，透泄少阳之邪，并能疏泄气机之郁滞，使少阳半表之邪得以疏散，为君药。黄芩苦寒，清泄少阳半里之热，为臣药。柴胡之升散，得黄芩之降泄，两者配伍，是和解少阳的基本结构。胆气犯胃，胃失利降，佐以半夏、生姜和胃降逆止呕；邪从太阳传入少阳，缘于正气本虚，故又佐以人参、大枣益气健脾，一者取其扶正以祛邪，一者取其益气以御邪内传，正气旺盛，则邪无内向之机。炙甘草助参、枣扶正，也能调和诸药，为使药。诸药合用，以和解少阳为主，兼补胃气。使邪气得解，枢机得利，胃气调和，则诸症自除。

原方"去滓，再煎"，即去掉渣滓之后，再煎煮汤液。其目的一是为使药性和合，不偏不烈，更为醇和；二是重煎浓缩加强药力，此为和解剂的一个特殊的煎药方法。不仅小柴胡汤用此法，半夏泻心汤、旋覆代赭汤等也用此法。凡具有和解作用的方药，均可按此法煎煮。

【方证鉴别】

桂枝汤证　两方皆可外治表证、内治杂病，临床运用非常广泛。桂枝汤证，外调营卫，内调肝脾，和阴阳，其作用关键健脾扶阳，以滋气血生化之源而疗诸症。小柴胡汤治在肝胆，但又旁顾脾胃；虽然清解邪热，而又兼培正气，其作用关键在于和解之中而重清热，故其解热的功效尤著。

【临床应用】

1. 用方指征

（1）特征症状　脉弦或沉弦。

（2）主要症状（胆郁化火证）　往来寒热，胸胁苦满，神情默默，不欲饮食，心烦喜呕，口苦，咽干，目眩等。

（3）可伴随（风热表证）症状　咽干，咽痛，发热、口渴等。

（4）体质差异出现的次要症状　或胸中烦而不呕，或目赤，或出血，或身黄，或腹中痛，或胁下痞硬，或心下悸，小便不利，或不渴，身有微热，或咳，或经水适来适断，寒热有时如疟状等。

（5）舌苔脉象　舌红苔薄白或薄黄，脉弦或沉弦。

2. 加减

（1）《伤寒论》小柴胡汤方后注　"若胸中烦而不呕，去半夏、人参，加栝楼实一枚。若渴者，去半夏，加人参合前成四两半，栝楼根四两。若腹中痛者，去黄芩，加芍药三两。若胁下痞硬者，去大枣，加牡蛎四两。若心下悸，小便不利者，去黄芩，加茯苓四两。若不渴，外有微热者，去人参，加桂三两，温覆取微汗愈。若咳者，去人参、大枣、生姜，加五味子半升、干姜二两。"

（2）大柴胡汤证　《伤寒论》："太阳病，过经十余日，反二三下之，后四五日，柴胡证仍在者，先与小柴胡汤。呕不止，心下急，郁郁微烦者，为未解也，与大柴胡汤下之，则愈。"（103）"伤寒十余日，热结在里，复往来寒热者，与大柴胡汤。但结胸，无大热者，此为水结在胸胁也，但头微汗出者，大陷胸汤主之。"（136）"伤寒发热，汗出不解，心中痞硬，呕吐而下利者，大柴胡汤主之。"（165）

特征症状：心中痞硬，呕不止。

主要症状（少阳胆腑热实证）：口苦，目赤，目眩，心烦，便秘或下利等。

舌苔脉象：舌质红苔厚，脉沉弦数。

（3）柴胡加芒硝汤证　《伤寒论》："伤寒十三日不解，胸胁满而呕，日晡所发潮热，已而微利。此本柴胡证，下之而不得利，今反利者，知医以丸药下之，非其治也。潮热者，实也。先宜小柴胡汤以解外，后以柴胡加芒硝汤主之。"（104）

特征症状：潮热。

主要症状（少阳胆腑热实证）：口苦，目赤，目眩，心烦喜呕，便秘或下利等。

舌苔脉象：舌质红苔厚，脉沉弦数。

（4）柴胡桂枝汤证　《伤寒论》："伤寒六七日，发热微恶寒，支节烦疼，微呕，心下支结，外证未去者，柴胡桂枝汤主之。"（146）

特征症状：支节烦痛，呕。

主要症状（太阳少阳合病）：发热恶寒，口苦，目赤，目眩，心烦，便秘或下利等。

舌苔脉象：舌质红苔薄，脉浮弦。

（5）柴胡桂枝干姜汤证　《伤寒论》："伤寒五六日，已发汗而复下之，胸胁满微结，小便不利，渴而不呕，但头汗出，往来寒热，心烦者，此为未解也，柴胡桂枝干姜汤主之。"（147）

特征症状：往来寒热，胸胁满微结。

主要症状（少阳证）：口苦，目赤，目眩，心烦喜呕，便秘或下利等。

舌苔脉象：舌淡嫩苔白或腻，脉缓或脉弦。

（6）柴胡加龙骨牡蛎汤证　《伤寒论》："伤寒八九日，下之，胸满烦惊，小便不利，谵语，一身尽重，不可转侧者，柴胡加龙骨牡蛎汤主之。"（107）

特征症状：易惊，谵语。

主要症状（少阳胆腑热实证）：胸满，口苦，目赤，目眩，心烦喜呕，便秘或下利等。

舌苔脉象：舌红苔薄黄，脉沉弦。

3. 现代运用　常用治普通感冒、流行性感冒、疟疾、慢性肝炎、肝硬化、急慢性胆囊炎、胸膜炎、急性乳腺炎、产褥热、胆汁反流性胃炎等属少阳证者。

4. 使用注意　方中柴胡升散，黄芩、半夏性燥，故阴虚血少者不宜用本方。

【实验研究】

本方对酒精引起的肝损伤有良好的保护作用；还能增强机体的免疫功能，对人体免疫缺陷病毒（HIV）引起的细胞病变有抑制作用；可预防或减缓肝纤维化的发生，为治疗肝纤维化的早期用药。本方对黑色素瘤的发生、发展有抑制作用；本方及其有效成分黄芩苷对 DNA 的合成有明显的抑制作用，尤以整方效果显著；本方能抑制胃酸分泌和促进胃黏液的分泌，可减少胃溃疡的发生。

【条文荟萃】

太阳病，十日以去，脉浮细而嗜卧者，外已解也。设胸满胁痛者，与小柴胡汤；脉

但浮者，与麻黄汤。（37）

伤寒五六日，中风，往来寒热，胸胁苦满，默默不欲饮食，心烦喜呕，或胸中烦而不呕，或渴，或腹中痛，或胁下痞硬，或心下悸，小便不利，或不渴，身有微热，或咳者，小柴胡汤主之。（96）

血弱气尽，腠理开，邪气因入，与正气相搏，结于胁下，正邪分争，往来寒热，休作有时，默默不欲饮食。脏腑相连，其痛必下，邪高痛下，故使呕也，小柴胡汤主之。服柴胡汤已，渴者，属阳明，以法治之。（97）

得病六七日，脉迟浮弱，恶风寒，手足温，医二三下之，不能食，而胁下满痛，面目及身黄，颈项强，小便难者，与柴胡汤。后必下重，本渴，而饮水呕者，柴胡汤不中与也。食谷者哕。（98）

伤寒四五日，身热恶风，颈项强，胁下满，手足温而渴者，小柴胡汤主之。（99）

伤寒，阳脉涩，阴脉弦，法当腹中急痛者，先与小建中汤；不差者，与小柴胡汤主之。（100）

伤寒中风，有柴胡证，但见一证便是，不必悉具。凡柴胡汤病证而下之，若柴胡证不罢者，复与柴胡汤，必蒸蒸而振，却发热汗出而解。（101）

太阳病，过经十余日，反二三下之，后四五日，柴胡证仍在者，先与小柴胡汤。呕不止，心下急，郁郁微烦者，为未解也，与大柴胡汤下之，则愈。（103）

妇人中风，七八日，续得寒热，发作有时，经水适断者，此为热入血室，其血必结，故使如疟状，发作有时，小柴胡汤主之。（144）

伤寒五六日，头汗出，微恶寒，手足冷，心下满，口不欲食，大便硬，脉细者，此为阳微结，必有表复有里也。脉沉，亦在里也。汗出为阳微，假令纯阴结，不得复有外证，悉入在里，此为半在里半在外也。脉虽沉紧，不得为少阴病。所以然者，阴不得有汗，今头汗出，故知非少阴也，可与小柴胡汤。设不了了者，得屎而解。（148）

伤寒五六日，呕而发热者，柴胡汤证具；而以他药下之，柴胡证仍在者，复与柴胡汤。此虽已下之，不为逆，必蒸蒸而振，却发热汗出而解。（149）

阳明病，发潮热，大便溏，小便自可，胸胁满不去者，小柴胡汤主之。（229）

阳明病，胁下硬满，不大便而呕，舌上白胎者，可与小柴胡汤。上焦得通，津液得下，胃气因和，身濈然汗出解也。（230）

阳明中风，脉弦浮大而短气，腹都满，胁下及心痛，久按之气不通，鼻干不得汗，嗜卧，一身及面目悉黄，小便难，有潮热，时时哕，耳前后肿，刺之小差，外不解，病过十日，脉续浮者，与小柴胡汤。（231）

少阳之为病，口苦，咽干，目眩也。（263）

伤寒，脉弦细，头痛发热者，属少阳。（265）

本太阳病不解，转入少阳者，胁下硬满，干呕不能食，往来寒热，尚未吐下，脉沉紧者，与小柴胡汤。（266）

若已吐、下、发汗、温针，谵语，柴胡汤证罢，此为坏病，知犯何逆，以法治之。（267）

伤寒差以后，更发热者，小柴胡汤主之。脉浮者，以汗解之；脉沉实者，以下解之。（394）

呕而发热者，小柴胡汤主之。（379）

诸黄，腹痛而呕者，宜柴胡汤。必小柴胡汤，方见呕吐中。（《金匮要略·黄疸病脉证并治》）

产妇郁冒，其脉微弱，呕不能食，大便反坚，但头汗出。所以然者，血虚而厥，厥而必冒；冒家欲解，必大汗出。以血虚下厥，孤阳上出，故头汗出。所以产妇喜汗出者，亡阴血虚，阳气独盛，故当汗出，阴阳乃复。大便坚，呕不能食，小柴胡汤主之。（《金匮要略·妇人产后病脉证治》）

【病案举例】

1. 李某，女，38 岁。长期呕吐，兼见低烧，服药已百余剂不效，舌苔白滑，当时有进修医生陈君在侧，问曰："此何证也？"余（刘渡舟）曰："呕而发热者，小柴胡汤主之。"果服 3 剂而呕止烧退。

2. 刘某，女，63 岁。2009 年 11 月 21 日来诊。自述患冠心病，心律失常 2 年多，曾反复用中药活血祛瘀剂及西药治疗无效。症见胸满胸痛，气短心悸，头晕失眠，口干口苦，舌苔白，脉弦滑而结涩时见。诊为肝郁气结，痰湿不化，治以疏肝理气，化痰清热，方用小柴胡汤加味：柴胡 15g，黄芩 15g，半夏 10g，党参 10g，甘草 6g，生姜 3 片，大枣 5 枚，瓜蒌 20g，鸡内金 12g。服上药 5 剂，诸症好转，继服 10 剂后心悸消失，心电图复查正常。患者自觉已经好转，不再按时吃药，过几天心悸又见，心电图复查：室性期前收缩。又以小柴胡汤加味治疗，服药一年后随访诸症消失，未再复发。

柴胡桂枝汤

【组成】

桂枝一两半（4.5g），去皮　芍药一两半（4.5g）　黄芩一两半（4.5g）　人参一两半（4.5g）　甘草一两（3g），炙　半夏二合半（4.5g），洗　大枣六枚（2 枚），擘　生姜一两半（4.5g），切　柴胡四两（12g）

【用法】

上九味，以水七升，煮取三升，去滓，温服一升。一云：本云人参汤，作如桂枝法，加半夏、柴胡、黄芩，复如柴胡法，今用人参，作半剂（现代用法：水煎，温服，日 3 服）。

【功用】

和解少阳，兼以解表。

【主治】

少阳兼表证　发热微恶风寒，肢节烦疼，微呕，胸胁心下微满，伴有舌苔薄白，脉浮弦。

【方解】

伤寒六七日，发热微恶寒，支节烦疼，微呕，心下支结，外证未去者，柴胡桂枝汤主之。（146）

本证为太少同病。"发热微恶寒"知太阳证未罢，风寒犹留于表；"微呕、心下支结"并见，是邪犯少阳，胆热犯胃，经气不利。但从微恶寒，可知发热亦微，而无头项强痛，身痛，无汗等症，说明太阳表证已轻。微呕，即心烦喜呕而微，心下支结与胸胁苦满同类而轻，可见太少证候俱轻。如果是太阳表证很轻的话，那我们通过和解少阳就可以治疗这种太阳表证。小柴胡汤本身就具有发汗解表的作用，而这里加桂枝汤，只因"支节烦疼"，意思是四肢关节剧烈疼痛，由寒邪凝滞导致经脉血脉不通，气血不和引起。故配合桂枝汤，因为桂枝汤有疏通经络，缓急止痛的作用。因此，本证太少邪气都不重，故以小柴胡汤、桂枝汤复方减半而投之，合为柴胡桂枝汤，一则调和营卫，以解太阳，疏通血脉以止痛；一则和解枢机，以治少阳。本方当是太少表里双解之轻剂。

原本方后服法下有"本云人参汤，作如桂枝法，加半夏、柴胡、黄芩，复如柴胡法，今用人参，作半剂"等二十九字，与方意不合，当存疑不论。

【方证鉴别】

1. 麻黄汤证　证候上两者都可见肢体疼痛。麻黄汤证为太阳伤寒证，而无少阳证的表现，且太阳证重，伴有无汗，明显恶寒发热，方用麻黄、桂枝、杏仁、炙甘草配合，以辛温解表。本证为太少同病，可以见到呕吐，胸胁胀满，不欲饮食等，方以小柴胡汤、桂枝汤复方减半合之，既能调和营卫，又能和解少阳。

2. 桂枝芍药知母汤证　证候上两者都有关节疼痛。桂枝芍药知母汤证为历节，故关节表现为红肿热痛，而无少阳证，方用桂枝、麻黄、附子温经散寒；芍药、知母清热，生姜、甘草调和诸药，全方配伍具有温经散寒、清热除湿之功。本证关节疼痛为寒邪闭阻气血所致，且兼有少阳证，故用小柴胡汤和桂枝汤各减半合方，以太少双解。

3. 麻黄加术汤证　证候上两者都有肢体烦痛。麻黄加术汤证为寒湿在表，表证偏重，而无少阳证，故方用麻黄汤加白术散寒除湿解表。本证太少同病，表轻。

4. 甘草附子汤证　证候上两者都有骨节疼痛。甘草附子汤证为风湿重证，表现为骨节疼烦，掣痛不得伸屈，近之则痛剧，汗出短气，小便不利。其疼痛更剧烈，伴有阳气不足，水不化气的表现。方用炙甘草、附子、白术、桂枝配伍温经散寒，祛风除湿。本证关节疼痛为寒邪闭阻气血所致，且兼有少阳证，故用小柴胡汤和桂枝汤各减半合方，以太少双解。

5. 半夏泻心汤证　证候上两者都可以见到心下胀满不适。半夏泻心汤证为痞证，其无表证，主要表现为呕，痞，利。方用半夏、干姜辛温除寒，和胃止呕；黄连、黄芩苦寒降泄除热，清肠燥湿；人参、大枣、炙甘草补中益气、养胃；全方辛开苦降，以散痞结。本证以关节疼痛为关键症状，伴有太阳、少阳的表现，方以小柴胡汤、桂枝汤复方减半合之，既能调和营卫，又能和解少阳。

【临床应用】

1. 用方指征

（1）特征症状　肢节烦疼，微呕。

（2）主要症状（少阳胆腑实热证）　口苦，咽干，目眩，往来寒热，胸胁苦满，默默不欲饮食，心烦喜呕。

（3）可伴随（太阳表证）症状　恶寒发热，鼻塞，流清涕。

（4）体质差异出现的次要症状　头痛，或全身窜痛，或胃脘疼痛，或精神抑郁，或癫痫，或失眠等。

（5）舌苔脉象　舌苔薄白，脉浮弦或弦数。

2. 现代运用

（1）精神、神经系统疾病，如癫痫、失眠、神经衰弱、神经官能症等。

（2）消化系统疾病，如消化性溃疡、慢性胃炎、慢性胰腺炎、慢性肝胆疾患。

（3）循环系统疾病，如心律失常、冠心病心绞痛、高血压等。

（4）呼吸系统疾病，如感冒、流感、慢性气管炎等及各种发热性疾病和妇女更年期综合征等多种属太少合病证者。

3. 使用注意　本方有和解表里，调和内外，舒畅气机，燮理三焦营卫之功。但毕竟属于太少表里双解之轻剂，故太少之重证都不宜使用本方。

【实验研究】

柴胡桂枝汤的实验研究，证明其有如下几个方面作用：①抗惊厥作用。柴胡桂枝汤能延长巴比妥酸盐的睡眠作用，动物实验证实其可控制痉挛发作。②抗溃疡作用。实验证明，柴胡桂枝汤可加强十二指肠黏膜的防御功能，可以防治疏乙胺引起的溃疡。③对免疫功能的作用。实验证明，柴胡桂枝汤可激活正常幼鼠的免疫功能。④对脏器的作用。实验表明，柴胡桂枝汤引起的肾上腺肥大及胸腺萎缩，很可能是由方中柴胡皂苷所致。⑤抗炎作用。实验表明，本方具有较强的抗炎作用，对慢性炎症较急性炎症显著。此外，柴胡桂枝汤尚有解热镇痛、降血压、保肝等作用。

【条文荟萃】

伤寒六七日，发热微恶寒，支节烦疼，微呕，心下支结，外证未去者，柴胡桂枝汤主之。（146）

【病案举例】

1. 郑某，女，30岁，1986年9月20日以发热待查入院。入院后曾拟诊为伤寒、疟疾、肝炎等，但相关检查，均未发现异常，曾先后进行试验性治疗21天，罔效。体温多在39.5℃左右，尤以下午1点左右为甚。后请中医科会诊。刻诊：患者寒战高热（39.6℃），伴有头痛，全身关节疼痛，胃脘胀满，纳呆，小便黄，大便正常，舌苔白、质淡红，脉弦数。辨证为太少合病，治以表里双解法，拟柴胡桂枝汤加减。药用：柴胡24g，黄芩24g，桂枝15g，白芍15g，党参15g，甘草10g。水煎服，每日1剂。服两剂后，体温降至37.6℃，头痛、身痛亦减。继服两剂，自觉诸症悉除，胃纳渐佳，无不适感，体温稳定在36℃左右，于翌日痊愈出院。

2.张某，女，34岁，1990年7月20日初诊。1989年春产后受风，出现恶寒发热身疼，经治好转，但遗留全身怕冷症状，盛夏亦须毛衣加身，经查血沉、抗"O"、血常规、尿常规等无异常，西医诊断为神经官能症，经多方治疗，效果不佳。刻诊：时气温36℃左右，患者仍穿两件毛上衣，下着绒线裤，其形体偏胖，面色青滞无华，行走步履自然。询其所苦，言怕冷、汗出、身疼，每遇天气变化时加重，时有乏力，偶见恶心但不呕吐，心下闷胀，纳食、睡眠及二便尚可，脉弦长按之无力，舌稍红苔薄白，月经时前时后，行经时腹痛并有瘀血块。此乃外邪侵入太少两经，阳气郁遏不伸所致。治用柴胡桂枝汤：柴胡15g，桂枝12g，白芍12g，甘草6g，黄芩10g，法半夏12g，党参15g，生姜10g，大枣10g。煎服5剂，怕冷减轻，不需厚衣；又进15剂，诸症全消，身和如常人。

柴胡桂枝干姜汤

【组成】

柴胡半斤（24g）　桂枝三两（9g），去皮　　干姜二两（6g）　栝楼根四两（12g）　　黄芩三两（9g）　牡蛎三两（9g），熬　甘草二两（6g），炙

【用法】

上七味，以水一斗二升，煮取六升，去滓，再煎，取三升，温服一升，日三服。初服微烦，复服，汗出便愈（现代用法：水煎，温服）。

【功用】

和解少阳，温化水饮。

【主治】

肝热脾虚伤津证　往来寒热，心烦，胸胁满微结，小便不利，渴而不呕，但头汗出，便溏。

【方解】

伤寒五六日，已发汗而复下之，胸胁满微结，小便不利，渴而不呕，但头汗出，往来寒热，心烦者，此为未解也，柴胡桂枝干姜汤主之。（147）

本证属于少阳不和兼有太阴脾虚，伴津液不足证。原文中指出"已发汗而复下之"。发汗法本身伤阳耗阴，太过则容易出现津液耗损的表现，故见口渴。又复下更伤脾阳，故易出现下利便溏。但本证最主要的还是少阳证，并具有明显肝胆湿热的表现。邪在少阳易化火，故见"寒热往来，心烦，胸胁满微结"。脾阳虚易生内湿，肝胆湿热内蕴，故易见"但头汗出，小便不利"。"不呕"主要强调少阳郁火受湿所困，上冲之势不显。故用柴胡桂枝干姜汤清肝胆湿热，温脾阳。

柴胡桂枝干姜汤方中，柴胡、黄芩是小柴胡汤的两个最主要的药物，清解少阳、解经邪、清腑热、畅气机、清郁火，针对了少阳证。干姜、甘草温补脾阳。桂枝通阳化气，交通阴阳。栝楼根生津止渴。牡蛎是软坚散结以通少阳经脉。本方寒温并用，攻补兼施，既可和解枢机，又可温脾阳、生津液。

【方证鉴别】

1. 小柴胡汤证 两证都可以见到柴胡证表现。小柴胡汤证无脾阳虚寒表现，方用柴胡透少阳之邪，黄芩清少阳之热，生姜、半夏降逆止呕，人参、大枣、炙甘草补少阳之虚。本证伴有脾胃虚寒，可见纳呆便溏，故加入干姜、桂枝温阳健脾。

2. 大陷胸汤证 两证都可以见到胸胁胀满。大陷胸汤主治结胸证，其正气不虚，方用大黄、芒硝与甘遂配伍，泄热逐水破结。本证伴有脾阳虚证，故加入干姜、桂枝温阳健脾。

3. 五苓散证 证候上都有口渴，小便不利。五苓散主治太阳蓄水证，膀胱气化不利引起，其为寒证，口渴不欲饮，喜温恶寒，方用泽泻、茯苓、猪苓、白术、桂枝配伍，以化气利水。本证寒热错杂，口渴喜饮，喜凉恶温，方用栝楼根生津止渴。

【临床应用】

1. 用方指征

（1）特征症状 胸胁胀满，便溏，口渴。

（2）主要症状（少阳证） 口苦，咽干，目眩，往来寒热，胸胁苦满，默默不欲饮食，心烦喜呕。

（3）可伴随（脾虚津伤）症状 食少纳呆，便溏，口渴，小便不利等。

（4）体质差异出现的次要症状 或慢性腹泻，或失眠，或但头汗出，或发热，或月经不调，或乳腺增生，或情绪抑郁等。

（5）舌苔脉象 舌质淡嫩，舌苔薄白或腻或滑，脉弦弱或弦细。

2. 现代运用 现代临床常用于感冒、肺炎、胸膜炎、气管炎、胃炎、肝炎、胆囊炎、急慢性肾炎、肾盂肾炎、肾病综合征、癔症、癫痫、卵巢输卵管炎、乳腺增生、糖尿病、急慢性中耳炎、湿疹等属邪犯少阳，枢机不利，水饮内结病机者。

3. 使用注意 本方既能和解少阳，又能温化水饮，为寒热并用，攻补兼施，和解表里之方，临床运用广泛。仲景方后注云，"初服微烦"者，是正气得药力之助，与邪相争，郁阳得伸，但气机暂时还未通畅所致；"复服汗出愈"，是续服药后，气机得以宣通，郁阳得伸，表里得和，故周身汗出，邪祛病解，阳气畅达而愈。

【实验研究】

柴胡桂枝干姜汤具有较好的抗小鼠戊四氮诱发癫痫的作用。

【条文荟萃】

伤寒五六日，已发汗而复下之，胸胁满微结，小便不利，渴而不呕，但头汗出，往来寒热，心烦者，此为未解也，柴胡桂枝干姜汤主之。（147）

柴胡桂姜汤治疟寒多微有热，或但寒不热。服一剂如神。（《金匮要略·疟病脉证并治·附〈外台秘要〉方》）

【病案举例】

1. 刘渡舟医案 刘某，男，54岁。患乙型肝炎，然其身体平稳而无所苦。最近突发腹胀，午后与夜晚必定发作。发时坐卧不安，痛苦万分。余会诊经其处，其家小恳请顺路一诊。患者一手指其腹曰："我无病可讲，就是夜晚腹胀，气聚于腹，不噫不出，憋人欲死。"问其治疗，则称中西药服之无算，皆无效可言。问其大便则溏薄不成形，每日两三行。凡大便频数，则夜晚腹胀必然加剧。小便短少，右胁作痛，控引肩背酸楚不堪。切其脉弦而缓，视其舌淡嫩而苔白滑。刘老曰："仲景谓'太阴之为病，腹满，食不下，自利益甚'。"故凡下利腹满不渴者，属太阴也。阴寒盛于夜晚，所以夜晚则发作。脉缓属太阴，而脉弦又属肝胆。胆脉行于两侧，故见胁痛控肩背也。然太阴病之腹满，临床不鲜见之，而如此证之严重，得非肝胆气机疏泄不利，六腑升降失司所致欤？刘老审证严密，瞻前顾后，肝脾并治，选用《伤寒论》的"柴胡桂枝干姜汤"：柴胡16g，桂枝10g，干姜12g，牡蛎30g（先煎），天花粉10g，黄芩4g，炙甘草10g。此方仅服1剂，则夜间腹胀减半，3剂后腹胀全消，而下利亦止。

2. 陈津生医案 康某，男，20岁，1984年11月13日就诊。观其形瘦、颧红、唇燥，谓半年来胸闷、心悸，甚则左乳下其动应衣，每入夜即身冷寒战，至子时以后汗出身热而寒解，昼日无寒热，伴脘痞、纳呆、口干等症。脉弦细疾数。舌红、舌体略胖，苔薄白（心电图：窦性心动过速）。投柴胡桂姜汤加味：柴胡25g，桂枝10g，花粉15g，黄芩10g，干姜10g，龙牡各25g，五味子12g，炙草10g，3剂。11月16日复诊，夜间寒热已止，胸闷心悸大减，纳增，脉转和缓，上方用量减半，继服3剂而愈。

大柴胡汤

【组成】

柴胡半斤（20g） 黄芩三两（9g） 芍药三两（9g） 半夏半升（15g），洗 生姜五两（15g），切 枳实四枚（30g），炙 大枣十二枚（20g），擘 大黄二两（6g）

【用法】

上八味，以水一斗二升，煮取六升，去滓，再煎，温服一升，日三服（现代用法：水煎，大黄后下，温服，日3服）。

【功用】

和解少阳，内泄热结。

【主治】

少阳阳明合病 往来寒热，胸胁苦满，呕不止，口苦，郁郁微烦，心下满痛或痞硬，大便不解或协热下利，舌苔黄厚，脉弦有力。

【方解】

伤寒发热，汗出不解，心下痞鞕，呕吐而下利者，大柴胡汤主之。（165）

按之心下满痛者，此为实也，当下之，宜大柴胡汤。（《金匮要略·腹满寒疝宿食病脉证治》）

"按之心下满痛"是辨证的重点。所谓心下，指胃脘部位。实际痛的范围大于胸脘，并多旁及两胁。心下痞满且又按之作痛，可知内有实邪。实者当下，但由于病位较高，邪在少阳阳明，病虽在里，而连及于表，故宜大柴胡汤两解表里，其实仍是以攻下为主。

大柴胡汤是以小柴胡汤去人参、甘草，加大黄、枳实、芍药而成，亦是小柴胡汤与小承气汤两方加减而成，是和解为主与泻下并用的方剂。柴胡、黄芩和解清热，以除少阳之邪；大黄轻用、枳实内泻阳明热结，行气消痞；芍药柔肝缓急止痛，与大黄相配可治腹中实痛，与枳实相伍可以理气和血，除心下急痛；半夏和胃降逆；生姜重用治呕逆不止；大枣、生姜和营卫而行津液，并调和诸药。

【方证鉴别】

1. 小柴胡汤证　两者都有少阳胆腑实热证，都可见胸胁痞满，心烦喜呕，口苦等。大柴胡汤证的患者体质较壮实，邪实重，胸胁胀痛或心下急痛更明显，故去扶正之人参、甘草，加入大黄、枳实以泻实。小柴胡汤证的患者体质相对要弱，腹诊则无明显的压痛拒按，胸胁苦满的自觉症状较轻。

2. 大承气汤证　本方证病位在上腹部，而大承气汤证则是以脐为中心的腹部坚满充实，紧张而坚实，按之痛甚等。腹证上的差别是临床选方的重要依据。

【临床应用】

1. 用方指征

（1）特征症状　胸胁胀痛或心下急痛，便秘。

（2）主要症状（少阳胆腑实热证）　口苦，咽干，目眩，往来寒热，胸胁苦满，默默不欲饮食，心烦喜呕等。

（3）可伴随（阳明腑实证）症状　便秘，或热结旁流，或烦躁，或谵语等。

（4）体质差异出现的次要症状　或身黄，或目赤，或头痛，或项痛，或中风，或下利，或发狂，或出血等。

（5）舌苔脉象　舌红苔厚黄白且干燥，脉滑数或弦数。

2. 现代运用　本方现在用治急性胰腺炎、急性胆囊炎、胆石症等见有本方证者。

3. 使用注意　体质虚弱、消瘦、贫血者慎用。

【条文荟萃】

太阳病，过经十余日，反二三下之，后四五日，柴胡证仍在者，先与小柴胡汤。呕不止，心下急，郁郁微烦者，为未解也，与大柴胡汤下之，则愈。（103）

伤寒十余日，热结在里，复往来寒热者，与大柴胡汤。（136）

伤寒发热，汗出不解，心下痞鞕，呕吐而下利者，大柴胡汤主之。（165）

按之心下满痛者，此为实也，当下之，宜大柴胡汤。（《金匮要略·腹满寒疝宿食病脉证治》）

【病案举例】

1. 热入血室腹痛　吾友李绮珊，亦医学中人也。辛卯六月，其妻吕氏月事后少腹痛，午后寒热往来约两小时，唯寒热甚微，病者不觉其苦，医者亦不觉其病情之在于斯也，或清或温俱来获效。痛发则痛楚呻吟，几至昏不知人，延余相商。予曰：月事后腹痛，且有寒热，其为热入血室无疑，投以大柴胡汤，2剂痊愈。因有便闭，故大柴胡汤也。

2. 胁痛（急性胆囊炎）　朱某，女，57岁，农民。1977年6月28日初诊。患者因急性胆囊炎而入院。症见往来寒热，两胁作痛，尤以右胁为甚，口苦呕吐，不能进食，大便少解，目睛微黄，脉弦数，舌质红苔黄。治拟和解少阳，通泄阳明，用大柴胡汤加减。方用：柴胡 9g，黄芩 9g，厚朴 6g，枳壳 9g，赤芍 9g，生大黄 6g，甘草 3g，广郁金 12g，茵陈 12g，金钱草 30g。4 剂。7 月 1 日复诊：脉平，苔薄，寒热退，大便通，胁不痛，能进食，再用前方减其制以善后。盖六腑以通为用，通则不痛也。方用：柴胡 6g，黄芩 6g，厚朴 4.5g，枳壳 6g，赤芍 9g，生大黄 4.5g，甘草 3g，郁金 9g，金钱草 30g，4 剂，患者服药后痊愈出院。

第七章　理中汤类　▷▷▷▷

理中丸

【组成】

人参　白术　甘草炙　干姜各三两（各9g）

【用法】

上四味，捣筛为末，蜜和丸，如鸡黄大，以沸汤数合，和一丸，研碎，温服之。日三四，夜二服，腹中未热，益至三四丸，然不及汤。汤法，以四物依两数切，用水八升，煮取三升，去滓，温服一升，日三服（现代用法：上药共研细末，炼蜜为丸，重9g，每次1丸，温开水送服，每日2～3次。或作汤剂，水煎服，用量按原方比例调整）。

服汤后，如食顷，饮热粥一升许，微自温，勿发揭衣被。

【功用】

温中祛寒，补气健脾。

【主治】

1.脾胃虚寒证　脘腹绵绵作痛，喜温喜按，呕吐，大便稀溏，脘痞食少，畏寒肢冷，口淡不渴，舌淡苔白润，脉沉细或沉迟无力。

2.阳虚失血证　便血、吐血、衄血或崩漏等，血色暗淡，质清稀，面色㿠白，气短神疲，脉沉细或虚大无力。

3.其他　中阳不足，阴寒上乘之胸痹；脾气虚寒，不能摄津之病后多涎唾；中阳虚损，土不荣木之小儿慢惊等。

【方解】

大病差后，喜唾，久不了了，胃上有寒，当以丸药温之，宜理中丸。（396）

本病为病后喜唾多涎，源于中阳虚弱，脾失健运，以致水津停聚，上犯胸膈，影响及肺所形成。故当温运脾肺。

方中人参、炙甘草补脾益气；干姜、白术温化寒湿。四药配伍，使脾阳振，寒湿去，则清浊升降复序，而吐利自止。

【方证鉴别】

1.吴茱萸汤证　两方证均有呕吐清稀痰涎。吴茱萸汤证之呕吐剧烈，为肝寒犯胃，浊阴上逆，兼有手足厥冷，烦躁，下利等症，用吴茱萸汤温降肝胃，泄浊通阳。方中吴茱萸辛苦温，温胃散寒，降逆止呕；六两生姜，既能宣散寒气，又能和胃降逆止呕；人参、大枣甘温补虚和中，益脾胃助健运。

2. 枳实薤白桂枝汤证 两方均可治疗胸痹证。理中丸治疗胸痹为治本；枳实薤白桂枝汤治疗胸痹为标本兼治。方中瓜蒌甘寒入肺，涤痰散结，开胸通痹；薤白辛温通阳散结，化痰散寒，散胸中凝滞之阴霾，化上焦结聚之痰浊，宣胸中阳气以宽胸，为治疗胸痹之要药。枳实、厚朴消痞，下气除满。四药共用，标本同治，既振阳祛痰，又消胀除痞。佐以桂枝，助薤白通阳散结，又可平冲降逆。诸药配伍，使胸阳振，痰浊降，阴寒消，气机畅，则胸痹而气逆上冲之证可除。

【临床应用】

1. 用方指征

（1）特征症状 喜唾，痰涎清稀。

（2）主要症状（脾胃虚寒证） 脘腹绵绵作痛，喜温喜按，呕吐，大便稀溏，脘痞食少，畏寒肢冷，虽下利而口不渴等。

（3）可伴随（肺虚寒证）症状 易感冒，咳嗽，气喘，短气，痰多色白清稀等。

（4）体质差异出现的次要症状 或鼻衄、吐血、便血等出血证，或胸痹，或小儿慢惊，或小便清长等。

（5）舌苔脉象 舌淡嫩苔薄白或腻或滑，脉缓弱。

2. 现代运用 本方常用于急慢性胃肠炎、胃及十二指肠溃疡、胃痉挛、胃下垂、胃扩张、慢性结肠炎、复发性口疮、小儿多涎、子宫发育不良、变态反应性鼻炎等属于中焦虚寒，寒湿内盛，升降失常之证者。

3. 使用注意 湿热内蕴中焦或脾胃阴虚者禁用。

【条文荟萃】

霍乱，头痛，发热，身疼痛，热多欲饮水者，五苓散主之；寒多不用水者，理中丸主之。（386）

大病差后，喜唾，久不了了，胃上有寒，当以丸药温之，宜理中丸。（396）

【病案举例】

吴某，男，40岁。主诉：乏力，纳差，腹胀，小便黄20余天。入院诊断为慢性活动性肝炎、肝硬化（代偿期），给予中医辨证施治为主，西医保肝为辅等治疗。3周后精神明显好转，皮肤、巩膜黄染消退，腹水已消，食欲大增，腹胀大减，但是吐涎沫不止，色清白，数量无法计算。当何治之，忽然想起《伤寒论》第396条："大病差后，喜唾，久不了了，胃上有寒，当以丸药温之，宜理中丸。"即服理中丸，每日3次，每次6g，以温运脾肺，摄津液。隔日查房，患者吐涎沫已停止，嘱续服7日以巩固疗效，至病愈出院，此症未复发。

甘草干姜汤

【组成】
甘草四两（12g），炙　　干姜二两（6g），炮

【用法】
上二味，以水三升，煮取一升五合，去滓，分温再服（现代用法：水煎服，日3服）。

【功用】
温中复阳。

【主治】
1. 阴阳两虚证　足厥，咽干，烦躁，吐逆，胫挛急，脉微细。

2. 虚寒性肺痿　咳吐浊唾涎沫量多，不渴，遗尿，小便频数，头目眩晕。

【方解】
伤寒脉浮，自汗出，小便数，心烦，微恶寒，脚挛急，反与桂枝欲攻其表，此误也。得之便厥，咽中干，烦躁吐逆者，作甘草干姜汤与之，以复其阳。若厥愈、足温者，更作芍药甘草汤与之，其脚即伸。若胃气不和，谵语者，少与调胃承气汤。若重发汗，复加烧针者，四逆汤主之。（29）

肺痿，吐涎沫而不咳者，其人不渴，必遗尿，小便数。所以然者，以上虚不能制下故也。此为肺中冷，必眩，多涎唾，甘草干姜汤以温之。若服汤已渴者，属消渴。（《金匮要略·肺痿肺痈咳嗽上气病脉证治》）

第一条为论述伤寒兼阴阳两虚证误治后的变证及随证施治之法。"脉浮""自汗出""微恶寒"显为伤寒表虚证。"小便数"，当小便次数多且清长，为阳虚不能摄阴所致。"心烦"乃虚火扰心，"脚挛急"即小腿肌肉痉挛，为筋脉不得温润所致。故此为阴阳两虚之人外受风寒之邪，治当扶正解表。今单取桂枝汤解肌祛风，以图表邪。桂枝汤毕竟为辛温发汗之剂，阴阳两虚之人不耐此法，误汗后必致阴阳更虚，变证由生，故曰"此误也"。误治后，表证不复存在，而阴阳更伤。阳虚不温则手足厥逆；阴伤不润则"咽中干"；阳虚则阴寒气逆，则"烦躁吐逆"。因为无形之阳可以速复，有形之阴难以骤生，故先用甘草干姜汤以复其阳，待阳回足温之后，再用芍药甘草汤复其阴，从而完成对阴阳两虚的治疗。运用甘草干姜汤扶阳，其燥烈之性不强，药味相对平和。另外，对甘草干姜汤的组成药物分析，也可以看出仲景尽量避免扶阳药物的刚燥之性对阴液的耗损。将甘草炙用，且用量大于干姜，甘胜于辛，扶脾胃之阳，还可监制干姜之峻，以护其阴。正如刘渡舟所说："此方既可扶阳而又能摄阴。"

由于体质差异，药物的偏性，仲景以举例形式，详尽地论述了虚人外感误治后的种种变化。若温药复阳太过，加之先伏阴虚之机，故易伤阴燥化，出现胃燥成实，以致胃不肃降而谵语，病转属阳明，可少与调胃承气汤，泄热和胃。若在阳虚基础上，再次发汗，又加烧针，更劫其阳，致阳气欲脱，当急以四逆汤回阳救逆。

肺痿的基本病机是肺痿弱不振，本质是阴阳两虚，因其偏重不同而有虚寒、虚热之

分。第二条"肺痿吐涎沫而不咳"为肺气痿弱不宣，津液不能洒陈于脏腑，反聚肺中，遂频吐涎沫，且口中唾液多且色白清稀。肺气痿弱，无上逆之势，故"不咳"；"不渴"说明津液未伤，且能上承于口；肺气虚通调失常，津液直趋膀胱，故小便频、遗尿；清阳不升则眩。仲景云其病机为"肺中冷，上虚不能制下"。因此，治疗上选择甘草干姜汤扶阳而不伤阴。选用炮炙后的干姜，缓其辛散之性，可更防劫阴之弊，也是补土生金，虚则补其母的具体运用。

总的来说，此方温中复阳，同时避免了扶阳药物的刚燥之性。

【方证鉴别】

1. 理中丸证 两方都为辛甘化阳之温补剂，都能治疗脾肺虚寒证。理中丸（汤）方多人参、白术，性偏于温燥，阴虚者忌用。甘草干姜汤扶阳无劫阴之弊。

2. 四逆汤证 两方同为温阳方，从病机上看，甘草干姜汤重用甘平之炙甘草，辅以辛热干姜，意在甘温复建中焦脾胃之阳，作用平和；而四逆汤则以辛热之附子为主，直走心肾，温壮少阴阳气，更得干姜、甘草之助，功效大彰，实温里散寒，回阳救逆之首选，其刚燥之性大于甘草干姜汤。

【临床应用】

1. 用方指征

（1）特征症状 脉微细，足厥，胫挛急，咳吐浊唾涎沫。

（2）主要症状（肺、脾阳虚寒证） 易感冒，纳差，便溏，不渴，遗尿，小便频数，头目眩晕。

（3）可伴随（阴虚证）症状 咽干，烦躁。

（4）体质差异出现的次要症状 肥胖，水肿，汗多，腹隐隐作痛，或鼻衄，吐血，便血等出血证等。

（5）舌苔脉象 舌质淡，脉微细或者脉弱。

2. 现代运用 本方常用于治疗出血证、遗尿、消化性溃疡、胃炎、慢性结肠炎、眩晕等属中焦虚寒证者。

3. 使用注意 湿热内蕴中焦或脾胃阴虚者禁用。

【实验研究】

甘草干姜汤化裁方具有较好的扶正、化痰、抗炎和止咳的作用，对常见上呼吸道感染致病菌如金黄色葡萄球菌、肺炎链球菌等具有较好的抑制作用；初步揭示了甘草干姜汤化裁方对支气管炎咳嗽等临床常见呼吸系统疾病寒证咳嗽主要是通过扶正（温肺散寒、温补脾胃）、祛痰（理气化痰）而起到治疗作用。

【条文荟萃】

伤寒脉浮，自汗出，小便数，心烦，微恶寒，脚挛急，反与桂枝欲攻其表，此误也。得之便厥，咽中干，烦躁吐逆者，作甘草干姜汤与之，以复其阳。若厥愈、足温者，更作芍药甘草汤与之，其脚即伸。若胃气不和，谵语者，少与调胃承气汤。若重发汗，复加烧针者，四逆汤主之。（29）

问曰：证象阳旦，按法治之而增剧，厥逆，咽中干，两胫拘急而谵语。师曰：言夜半手足当温，两脚当伸，后如师言。何以知此？答曰：寸口脉浮而大，浮则为风，大则为虚，风则生微热，虚则两胫挛，病形象桂枝，因加附子参其间，增桂令汗出，附子温经，亡阳故也。厥逆，咽中干，烦躁，阳明内结，谵语烦乱，更饮甘草干姜汤。夜半阳气还，两足当热，胫尚微拘急，重与芍药甘草汤，尔乃胫伸。以承气汤微溏，则止其谵语，故知病可愈。（30）

肺痿，吐涎沫而不咳者，其人不渴，必遗尿，小便数。所以然者，以上虚不能制下故也。此为肺中冷，必眩，多涎唾，甘草干姜汤以温之。若服汤已渴者，属消渴。（《金匮要略·肺痿肺痈咳嗽上气病脉证治》）

【病案举例】

1.张应瑞医案 聂某，女，45岁。1951年春，产后失调，体渐瘦羸，面色苍白，头眩晕，时唾白沫，咽干口淡，夜不安卧，舌无苔少津液。前医误认为血亏阴伤，曾以大剂养血滋阴，佐以化痰之剂，治疗经旬而病不减，唾沫增剧，神疲体乏。余诊其两脉细缓，右寸且弱。证属肺痿，遵仲景法，投以甘草干姜汤暖中摄液：干姜6g，甘草15g。晨进1剂，日方午唾沫大减。再进1剂，唾沫停止，安然入睡，翌日方醒。续进滋肺补气之剂，调养数日而愈。

2.赵守真医案 刘某，男，30岁，小学教师。患遗尿证甚久，日则间有遗出，夜则数遗无间，良以为苦。医咸认为肾气虚损，或温肾滋水而用桂附地黄汤；或补肾温涩而用固阴煎；或以脾胃虚寒而用黄芪建中汤、补中益气汤。其他鹿茸、紫河车之类，均曾尝试，有效有不效，久则依然无法治。吾见前服诸方于证未尝不合，何以投之罔效？细诊其脉，右部寸关皆弱，舌白润无苔。口淡，不咳唾涎，口纳略减。小便清长而不时遗，夜为甚，大便溏薄。审系肾脾肺三脏之病。但补肾温脾之药，服之屡矣，所未能服者肺经之药耳。复思消渴一证，肺为水之高源，水不从于气化，下注于肾，脾肾不能约制，则关门洞开，是以治肺为首要，而本证亦何独不然。景岳有说："小水虽利于肾，而肾上连肺，若肺气无权，则肾水终不能摄。故治水者必先治气，治肾者必先治肺。"本证病缘于肾，因知有温肺以化水之治法。又甘草干姜汤证原有遗尿之源，更为借用有力之依据。遂给予甘草干姜汤。炙甘草24g，干姜（炮透）9g，日二帖。三日后，遗尿大减，涎沫亦稀。再服五日而诸症尽除。然以八日服药16帖，竟愈此难治之证，诚非始料所及。

大建中汤

【组成】

蜀椒二合（10g），去汗　干姜四两（12g）　人参二两（6g）

【用法】

上三味，以水四升，煮取二升，去滓，内胶饴一升，微火煎取一升半，分温再服；如一炊顷，可饮粥二升，后更服，当一日食糜，温覆之（现代用法：水煎取汁，将饴糖30g溶入药液，分2～3次温服）。

【功用】

温中补虚，散寒止痛。

【主治】

中焦虚寒，阴寒内盛证　胸脘剧痛，或腹部剧痛起包，不可触及，呕不能食，苔白，脉弦迟。

【方解】

心胸中大寒痛，呕不能饮食，腹中寒，上冲皮起，出见有头足，上下痛而不可触近，大建中汤主之。(《金匮要略·腹满寒疝宿食病脉证治》)

心胸中大寒痛，是指其痛势十分剧烈，痛的部位相当广泛。从上下来说，由腹部到心胸；从内外来说，由脏腑到经络，均为寒气所充斥，而发生剧烈的疼痛。当寒气冲逆时，则腹部上冲皮起，似有头足的块状物，上下攻冲作痛，且不可以手触近；又因寒气上冲，故呕吐不能饮食。病由脾胃阳衰，中焦寒甚所引起，故用大建中汤主之。

方中蜀椒、干姜温中散寒，与人参、饴糖之温补脾胃合用，大建中气，使中阳得运，则阴寒自散，诸症悉平。

【方证鉴别】

附子粳米汤证　与大建中汤证同属脾胃虚寒，但附子粳米汤证偏于水湿内停，故重用半夏以化水湿；大建中汤证偏于寒甚，故重用干姜以温中散寒。两者虽同有腹满，但前者主证在于腹中雷鸣；后者则攻冲之势较甚。同时，大建中汤用人参、饴糖，可知其虚损程度较附子粳米汤证为重。从药物性能看，治虚寒性腹痛，附子不如干姜，虚寒性呕吐，半夏不如蜀椒；温养脾胃，甘草、粳米、大枣不如人参、饴糖。

【临床应用】

1. 用方指征

（1）特征症状　心胸中大寒痛。

（2）主要症状（中阳衰弱，阴寒内盛证）　呕不能饮食，腹中寒，上冲皮起，出见有头足，上下痛而不可触近。

（3）可伴随（阳虚证）症状　畏寒，手足厥冷等。

（4）体质差异出现的次要症状　其人多瘦，平素多有腹痛，腹胀，恶心呕吐，饮食减少等症。

（5）舌苔脉象　舌淡苔白，脉沉迟或弦迟。

2. 现代运用　现代主要用于治疗中焦阳气不足，阴寒上乘所致之腹痛及胆道蛔虫病等。

3. 使用注意　本方主要是温建中阳，故非中阳大虚之证者慎用。

【实验研究】

研究发现，大建中汤可以通过降低血浆中与疼痛刺激相关的神经递质 5-HT、5-HTP、5-HIAA 的量，而达到镇痛作用。

【条文荟萃】

心胸中大寒痛，呕不能饮食，腹中寒，上冲皮起，出见有头足，上下痛而不可触

近，大建中汤主之。(《金匮要略·腹满寒疝宿食病脉证治》)

【病案举例】

1. 蛔虫性肠梗阻　杨某，男，6岁。患蛔虫性肠梗阻，脐腹绞痛，呕吐不能食，吐出蛔虫1条。其父正拟护送进城就医，适我自省城归里，转而邀我诊治。患儿面色萎黄有虫斑，身体瘦弱，手脚清冷，按其腹部有一肿块如绳团状，舌苔薄白，脉象沉细。此中气虚寒，蛔虫内阻。治以温中散寒，驱蛔止痛，用大建中汤：党参10g，川椒3g，干姜3g，饴糖30g，槟榔10g，使君子10g，嘱服2剂。急煎成汤，分小量多次服。1剂，呕吐已止，再剂腹痛消失，并排出蛔虫100多条，后用当归生姜羊肉汤，加盐少许佐餐，治其贫血。

2. 腹痛　梁某，女，72岁，1966年12月2日初诊。脉细弱。苔浮黄，口苦不思饮，气上冲心，不饥不食，胃脘及脐间疼痛，曾吐出蛔虫1条。断为厥阴腹痛，拟方制肝安胃。党参12g，大乌梅10g，白芍12g，干姜3g，淡黄芩3g，川椒3g，生姜2片。2剂。4日二诊：胃脘部疼痛及气上逆等症已解。疼痛移至下腹部，伴有肠鸣，腹中似有块隆起，时时攻动。作中虚腹痛治，拟小建中汤。川桂枝6g，炒白芍15g，生甘草3g，生姜3片，红枣3枚，饴糖30g。1剂。6日三诊：药后腹痛略缓一时，不久仍痛，肠间鸣响，少腹似块攻动，无所增减。脉仍细弱不起，因思《金匮》书中称"心胸中大寒痛，呕不能食，腹中寒，上冲皮起，出见有头足上下"即此之似块攻动。拟大建中汤加味。别直参6g，川椒5g，干姜6g，饴糖60g，伏龙肝6g。1剂。7日四诊：服药三四个小时后，腹中攻动鸣响疼痛等尽除，夜可安寝，且索粥进食少许。仲景圣方，取用对证，效如反掌。前投小建中不应者，乃治虚劳里急之方，此为腹中大寒痛，取大建中始验。差之毫厘，谬以千里，辨证用药之难也如是。仍用原方2剂。服后其病如失，从未再发。

第八章 四逆汤类 ▷▷▷▷

四逆汤

【组成】

甘草二两（6g），炙　干姜一两半（6g）　附子一枚（3g），生用，去皮，破八片

【用法】

上三味，以水三升，煮取一升二合，去滓，分温再服。强人可大附子一枚，干姜三两（现代用法：先煎附子30～60分钟，再同煎，温服，日3次）。

【功用】

回阳救逆。

【主治】

少阴病，心肾阳衰寒厥证　四肢逆冷，恶寒蜷卧，神衰欲寐，面色苍白，腹痛下利，呕吐不渴，舌苔白滑，脉微细。以及太阳病误汗亡阳者。

【方解】

少阴病，脉沉者，急温之，宜四逆汤。（323）

本条论少阴阳虚阴盛，乃因寒邪深入少阴所致心肾阳衰、阴寒内盛。心阳衰微，神失所养，则神衰欲寐；肾阳衰微，不能暖脾，升降失常，则腹痛吐利；阳气不能温煦四末，故四肢逆冷、恶寒蜷卧，不能鼓动血行，故脉微细。此阳衰寒盛之证，非纯阳大辛大热之品，不足以破阴寒、回阳气、救厥逆，故方中以附子为君，入心、脾、肾经，温壮元阳，破散阴寒，回阳救逆，生用尤能迅达内外以温阳逐寒。臣以干姜，温中散寒，助阳通脉。附子与干姜同用，一温先天以生后天，一温后天以养先天，相须为用，相得益彰，温里回阳之力大增。炙甘草之用，一则益气补中，使全方温补结合，以治虚寒之本；二则甘缓姜、附峻烈之性；三则调和药性，兼为佐使之用。

【方证鉴别】

四逆散证　两方均见"四逆"一证，均以四逆命名。但四逆散证为阳郁属实，四逆汤证为阳虚属虚；前者用散以宣阳导滞，后者用汤回阳救逆。

【临床应用】

1.用方指征

（1）特征症状　四肢厥逆。

（2）主要症状（阳衰寒厥证）　四肢厥逆，神衰欲寐，面色苍白。

（3）可伴随症状 恶寒蜷卧，腹痛下利。

（4）体质差异出现的次要症状 呕吐不渴，或太阳病汗多亡阳。

（5）舌苔脉象 舌苔白滑，脉沉微细。

2. 加减

通脉四逆汤证 《伤寒论》："少阴病，下利清谷，里寒外热，手足厥逆，脉微欲绝，身反不恶寒，其人面色赤，或腹痛，或干呕，或咽痛，或利止，脉不出者，通脉四逆汤主之。"（317）

特征症状：下利清谷，脉微欲绝，其人面色赤。

主要症状（阳虚阴盛格阳证）：手足厥逆，里热外寒，下利清谷，身反不恶寒。

舌苔脉象：舌质淡嫩，苔薄白，脉微欲绝。

3. 现代运用 现代临床常用于治疗心肌梗死、心力衰竭、急性胃肠炎吐泻过多或某些急症大汗而见休克，属阳衰阴盛者。

4. 使用注意 本方纯用辛热之品，不可久服。真热假寒者忌用。

【条文荟萃】

伤寒脉浮，自汗出，小便数，心烦，微恶寒，脚挛急，反与桂枝欲攻其表，此误也。得之便厥，咽中干，烦躁吐逆者，作甘草干姜汤与之，以复其阳。若厥愈、足温者，更作芍药甘草汤与之，其脚即伸；若胃气不和谵语者，少与调胃承气汤。若重发汗，复加烧针者，四逆汤主之。（29）

伤寒，医下之，续得下利清谷不止，身疼痛者，急当救里；后身疼痛，清便自调者，急当救表。救里宜四逆汤，救表宜桂枝汤。（91）

脉浮而迟，表热里寒，下利清谷者，四逆汤主之。（225）

少阴病，脉沉者，急温之，宜四逆汤。（323）

大汗，若大下利而厥冷者，四逆汤主之。（354）

吐利汗出，发热恶寒，四肢拘急，手足厥冷者，四逆汤主之。（388）

【病案举例】

唐某，男，75岁。冬月感寒，头痛发热，鼻流清涕，自服家存羚翘解毒丸，感觉精神甚疲，并且手足发凉。其子恳求刘渡舟诊治。就诊时，见患者精神萎靡不振，懒于言语，切脉未久，即侧头欲睡，握其两手，凉而不温。视其舌则淡嫩而白，切其脉不浮而反沉。脉证所现，此为少阴伤寒之证候。肾阳已虚，老人体衰最怕伤寒，如再进凉药，必拔肾根，恐生叵测。法当急温少阴，与四逆汤。附子12g，干姜10g，炙甘草10g。服1剂，精神转佳。再剂，手足转温而愈。（选自《刘渡舟临证验案精选》）

白通汤

【组成】

葱白四茎（6g） 干姜一两（3g） 附子一枚（3g），生，去皮，破八片

【用法】

上三味，以水三升，煮取一升，去滓，分温再服（现代用法：先煎附子 30 ～ 60 分钟，再同煎，温服，日 3 次）。

【功用】

破阴回阳，宣通上下。

【主治】

少阴阴盛戴阳证　但欲寐，下利，面赤，手足厥冷，脉沉微。

【方解】

少阴病，下利，白通汤主之。（314）

本条叙证简略，因"少阴病，下利"《伤寒论》所述即有寒热之异，生死之殊。当与下条合参，并需以方测证。本条云："少阴病，下利，白通汤主之。"下条 315 说："少阴病，下利，脉微者，与白通汤。"两条合参，可知其主证当有下利，脉沉微。其下利，乃脾肾阳衰阴寒内盛，水谷不化所致。脉沉微由肾阳虚衰，不能鼓动气血而成。阳衰如此，则但欲寐、四肢厥冷等症，自必有之。以方测证，则本条当有"面赤"见证。317条方后云："面色赤者，加葱九茎。"而白通汤中有葱白，可知白通汤证必有面赤，此为阴盛于下，格阳于上的主要标志。

白通汤由葱白、干姜、附子组成。就药物组成，即四逆汤去甘草加葱白而成。方用附子、干姜破阴回阳，葱白辛滑通利善通阳，能使被格于上之阳气得以下达，而宣通上下，以解阴阳格拒。

【鉴别】

1. 四逆汤证　两证都为少阴虚寒证，病机都为阳虚阴盛，都可有脉微细，四肢厥冷，下利等症。四逆汤证无阳浮之征，无面赤，方用干姜、附子、炙甘草回阳救逆。本证必见虚阳上浮之征，方用葱白易炙甘草以宣通上下，以解阴阳格拒。

2. 通脉四逆汤证　两证都为阴阳格拒证，都可见假热之征。通脉四逆汤证为阴盛格阳证，是阴寒盛于内，逼迫虚阳浮越于外，其表现为身热反不恶寒，方用大量干姜、附子、炙甘草回阳救逆。本证为虚阳上浮，表现为面赤（面红如妆），方用干姜、附子回阳散寒，葱白宣通上下，以解阴阳格拒。

【临床应用】

1. 用方指征

（1）特征症状　面赤，脉微无力。

（2）主要症状（阳虚阴盛证）　四肢厥冷，但欲寐，下利清谷。

（3）可伴随（假热）症状　口渴，咽干、咽痛。

（4）体质差异出现的次要症状　或头痛、头晕，或小便清长，或心悸，或烦躁等。

（5）舌苔脉象　舌淡嫩苔薄白，脉沉微或脉微欲绝。

2. 加减

白通加猪胆汁汤　《伤寒论》："少阴病，下利，脉微者，与白通汤。利不止，厥逆无脉，干呕烦者，白通加猪胆汁汤主之。服汤，脉暴出者死，微续者生。"（315）

特征症状：下利不止，厥逆无脉。

主要症状（阳虚阴盛证）：四肢厥冷，但欲寐，下利清谷，烦躁，干呕。

舌苔脉象：舌质淡嫩或暗，苔薄白，脉微欲绝。

3. 现代运用　现代临床常用于治疗高血压、头痛、过敏性休克、雷诺病、虚寒滑脱性下利等症属阴盛格阳于上者。

4. 使用注意　虚热证、实热证不宜使用本方。

【条文荟萃】

少阴病，下利，白通汤主之。（314）

少阴病，下利，脉微者，与白通汤。利不止，厥逆无脉，干呕烦者，白通加猪胆汁汤主之。服汤，脉暴出者死，微续者生。（315）

【病案举例】

1. 刘宇医案　刘某，男，12 岁。每晨起头痛绵绵，自汗，精神倦怠，畏寒喜热。舌淡苔白，脉沉细无力。至中午不治则自愈。请某中医诊治，按气虚头痛，屡治无效，严重影响学习。按阳虚头痛，用白通汤加炙甘草两剂而愈。处方：熟附子 6g，干姜 4.5g，炙甘草 4.5g，葱白 2 枚。

2. 俞长荣医案　雷某，男，20 岁，未婚。素常清早入河中捕鱼。一次，偶感风寒，有轻微不适，自认为年壮体健不以为意，仍旧涉水捕鱼。回家时便发寒战，四肢逆冷，腹痛自利，口干舌燥。先请某医治疗。某医认为阴寒证，但又考虑口干舌燥，未敢断定，建议请我会诊。患者恶寒倦卧，但欲寐，偶醒即呼口燥，索饮热茶，脉沉微，尺部更弱。我说：此少阴阴盛阳越证，急需人参四逆加葱白救治……少阴证为何不用四逆汤而用人参四逆加葱白（即白通汤加味）？其关键正是由于口干舌燥。因本证是阴寒内盛，津液大亏（因自利），孤阳无依而上越，所以口虽燥而喜热饮。故用干姜、附子、炙草扶阳温中散寒，加人参救津液，并须借葱白之辛烈直通阳气。遂处：炮附子 12g，干姜 9g，炙甘草 6g，党参 30g，葱白 3 茎。水煎分两次服。服完，利止，手足转温，诸症均愈。

附子汤

【组成】

附子二枚（6g）炮，去皮，破八片　　茯苓三两（9g）　　人参二两（6g）　　白术四两（12g）　　芍药三两（9g）

【用法】

上五味，以水八升，煮取三升，去滓，温服一升，日三服（现代用法：先煎附子 30 ～ 60 分钟，再同煎，温服，日 3 次）。

【功用】

温阳化湿，逐寒止痛。

【主治】

少阴寒湿身痛证　背恶寒，口中和，身体痛，骨节痛，脉沉，手足寒。

【方解】

少阴病，得之一二日，口中和，其背恶寒者，当灸之，附子汤主之。（304）

少阴病，身体痛，手足寒，骨节痛，脉沉者，附子汤主之。（305）

上述两条论少阴寒湿身痛证。本证辨证关键当为"背恶寒""手足寒"和"身体痛""骨节痛"。肾阳虚衰，四末失温，督阳不充，背部失于温煦，所以就表现了背恶寒、手足寒。手足和后背是反映阳气盛衰最敏感的两个部位。所以有"四肢为诸阳之本""背为阳之府"之说。另外，肾阳虚衰，肌肤失温，寒湿凝滞于肌肤、骨节，而致身体痛，骨节痛。故这四个症状最能反映少阴寒湿伤阳的病机。"口中和"是指口中不苦、不燥、不渴，主要为排除热证而提出的鉴别指征。因阳明胃热弥漫，津气两伤的白虎加人参汤证也可见"背恶寒"。"脉沉"说明里阳不足，生阳之气陷而不举。故治宜温阳化湿祛寒，兼以通络止痛。

附子汤温阳化湿祛寒，重用炮附子温经回阳，祛湿止痛；与人参相伍，温补元阳以扶正祛邪；配白术茯苓健脾除湿，佐芍药活血通络止痛，共起补阳化湿、温经止痛之功。

【方证鉴别】

1. 麻黄汤证　两证都有身体痛、骨节痛。麻黄汤证病在表，为寒邪束表，营阴郁滞所致，当伴有发热恶寒、无汗、脉浮等症，方用麻黄、桂枝、杏仁、炙甘草散寒解表。本证病在里为肾阳虚衰，寒湿内盛，寒湿留着不化所致，故脉当沉，方用附子、人参培补阳气，白术、茯苓健脾除湿，芍药柔肝止痛，以温阳散寒除湿止痛。

2. 桂枝新加汤证　两证都有身体痛。桂枝新加汤证为气血两虚，机体失养所致，其证以汗出身体，脉沉迟为特点，方用桂枝汤加大芍药生姜量，再加人参以益不足之血，散未尽之邪。本证病在里为肾阳虚衰，寒湿内盛，寒湿留着不化所致，强调阳气虚，故手足寒、背恶寒，方用附子、人参培补阳气，白术、茯苓健脾除湿，芍药柔肝止痛，以温阳散寒除湿止痛。

3. 真武汤证　两证都为少阴阳虚证，且附子汤与真武汤药味大部分相同，皆用附术苓芍。附子汤证为肾阳虚外有寒湿，表现为身体痛，手足寒，故附、术倍用，并配伍人参，重在温补元阳以祛寒；真武汤证为肾阳虚里有水饮，表现为水肿，小便不利。故附、术半量防阳动水泛，佐生姜重在温散水气。

4. 白虎加人参汤证　两证都有背恶寒。白虎加人参汤证为阳明里热炽盛，津气耗伤所致，常伴有口渴、发热、脉洪大，故用白虎汤加人参以清热益气生津。本证为阳虚寒湿阻碍所致，常伴手足寒、身体痛、脉沉，故用附子、人参培补阳气，白术、茯苓健脾除湿，芍药柔肝止痛，以温阳散寒除湿止痛。

【临床应用】

1. 用方指征

（1）特征症状　身体痛、骨节痛，背恶寒，手足寒。

（2）主要症状（肾阳虚证） 但欲寐，四肢厥冷，口淡不渴，小便清长或小便不利，下利清谷。

（3）可伴随（寒湿证）症状 纳呆，大便溏泄，头重如裹，肢体酸痛。

（4）体质差异出现的次要症状 或背恶寒，或骨节痛，或腰背痛，或呕吐，或腹泻等。

（5）舌苔脉象 舌淡胖嫩，苔白腻或滑，脉沉。

2. 现代运用 现代临床报道可治风湿性关节炎、类风湿关节炎、心功能不全之怔忡、冠心病、子宫下垂、胃下垂、内耳眩晕症、舌血管神经性水肿、妊娠腹痛、滑精、尿闭、多尿、遗尿等疾病。以阳虚寒湿内盛为辨证要点。

3. 使用注意 热证、寒湿在表实证不宜使用本方。

【实验研究】

现代实验研究表明，附子汤原方具有明显对抗心肌缺血、缺氧的能力，并能显著增加心肌营养血液量，降低红细胞膜的脂区微黏度，提高心肌细胞内环核苷酸的水平，抑制血小板聚集的作用。

【条文荟萃】

少阴病，得之一二日，口中和，其背恶寒者，当灸之，附子汤主之。（304）

少阴病，身体痛，手足寒，骨节痛，脉沉者，附子汤主之。（305）

【病案举例】

1. 唐祖宣医案 王某，女，39岁。因居处潮湿而患风湿性关节炎，曾服激素类药物，病情时轻时重。诊见面色青黄、气短乏力，关节酸困疼痛，固定不移，遇寒加重，步履艰难，舌质淡，苔薄白，脉沉细无力。病案分析：此病证为外感寒湿之邪，寒湿凝于筋脉、骨节、肌肉之寒痹。病程较长，久则伤阳，形成典型的阳虚寒湿内盛之证，证属阳气虚衰，寒湿凝滞。故治宜益气通阳，除湿通络。选用附子汤。处方：炮附子、党参、白芍、白术、茯苓各30g，细辛15g，黄芪60g。煎服4剂症减，继服12剂疼痛消失。

2. 刘渡舟医案 陈某，男，30岁。初受外感，咳嗽愈后，但觉精神萎靡，食欲不振，微怕冷，偶感四肢腰背酸痛。自认为病后元气未复，未即就医治，拖延10余日，天天如是，甚感不适，始来就诊。脉象沉细，面色苍白，舌滑无苔。病证分析：陈某素体阳虚，患外感，虽外感证愈，但邪伤肾阳，出现一派少阴阳虚证候，阳虚寒湿不化阻于四肢腰背，故四肢腰背酸痛，证属阳虚寒盛，即脾肾虚寒，中阳衰馁。治宜温补中阳，振奋阳气，附子汤主之。处方：炮附子三钱，白术四钱，横纹潞（党参）三钱，杭芍（酒炒）二钱，茯苓三钱，水煎服。服1剂后，诸症略有瘥减，次日复诊，嘱按原方继服2剂。过数日，于途中遇见，病者愉快告云：前后服药3剂，诸症悉愈，现已下田耕种。（选自《新编伤寒论类方》）

真武汤

【组成】

茯苓三两（9g）　芍药三两（9g）　白术二两（6g）　生姜三两（9g），切　附子一枚（3g），炮，去皮，破八片

【用法】

上五味，以水八升，煮取三升，去滓，温服七合，日三服（现代用法：先煎附子30～60分钟，再同煎，温服，日3次）。

【功用】

温阳利水。

【主治】

阳虚水泛证　畏寒肢厥，小便不利，心下悸动不宁，头目眩晕，身体筋肉瞤动，站立不稳，四肢沉重疼痛，浮肿，腰以下为甚；或腹痛，泄泻；或咳喘呕逆。舌质淡胖，边有齿痕，舌苔白滑，脉沉细。

【方解】

太阳病，发汗，汗出不解，其人仍发热，心下悸，头眩，身瞤动，振振欲擗地者，真武汤主之。（82）

本方证由脾肾阳虚，水湿泛滥所致。盖水之制在脾，水之主在肾，脾阳虚则湿难运化，肾阳虚则水不化气而致水湿内停。肾中阳气虚衰，寒水内停，则小便不利；水湿泛溢于肌肤，则沉重疼痛，或肢体浮肿；水湿流于肠间，则腹痛下利；上逆肺胃，则或咳或呕；水气凌心，则心悸；水湿中阻，清阳不升，则头眩。若由太阳病发汗太过，耗阴伤阳，阳失温煦，加之水渍筋肉，则身体筋肉瞤动，站立不稳；舌质淡胖，苔白滑，脉沉细，亦为阳虚水停之征。治宜温肾助阳，健脾利水。

方中以附子为君药，本品大辛大热，用之温肾助阳以化气行水，兼暖脾土，以温运水湿。臣以茯苓利水渗湿，使水邪从小便去；白术健脾燥湿。佐以生姜之温散，既助附子温阳散寒，又合苓、术宣散水湿。白芍亦为佐药，其意有四：一者利小便以行水气，二者柔肝缓急以止腹痛；三者敛阴舒筋以解筋肉瞤动；四者可防止附子燥热伤阴，以利于久服缓治。

本方温脾肾以助阳气，利小便以祛水邪。全方泻中有补，利中有滋，标本兼顾，共奏温阳利水之功。

【方证鉴别】

附子汤证　两证都为少阴阳虚证，且附子汤与真武汤药味大部分相同，皆用附术苓芍。前者倍附子、白术，加人参，去生姜，虽仍以附子为君，但以白术为臣，两者配伍，附子温经助阳，白术燥湿健脾，组成祛寒湿之剂，主治寒湿所致的痹证。而真武汤则以附子与茯苓配伍，附子温阳，茯苓利水，组成温阳利水之剂，主治脾肾阳虚，水湿内停诸症。

【临床应用】

1. 用方指征

（1）特征症状　浮肿或四肢沉重，舌淡胖嫩边有齿痕，苔白腻或滑。

（2）主要症状（肾阳虚证）　但欲寐，四肢厥冷，腰膝酸软，口淡不渴，小便清长或小便不利，下利清谷。

（3）可伴随（水饮泛滥证）症状　心下悸，头眩，腹痛，下利，咳喘等。

（4）体质差异出现的次要症状　或身瞤动，振振欲擗地，或头发脱落，或纳呆，或口渴喜热饮，或发热，或便秘，或阴囊潮湿等。

（5）舌苔脉象　舌淡胖嫩边有齿痕，苔白腻或滑，脉无定体。

2. 加减　《伤寒论》真武汤方后注："若咳者，加五味子半升，细辛、干姜各一两。若小便利者，去茯苓。若下利者，去芍药，加干姜二两。若呕者，去附子，加生姜，足前成半斤。"

3. 现代运用　常用治慢性肾小球肾炎、心源性水肿、甲状腺功能减退、醛固酮增多症、肾病综合征、尿毒症、充血性心力衰竭、梅尼埃病、慢性支气管炎、慢性肠炎、肠结核等属阳虚水泛者。

4. 使用注意　水热互结，阴虚者慎用。

【实验研究】

本方具有强心、利尿、降血脂、抗动脉硬化作用，能改善肾功能，促进残留肾单位的代偿功能及肾小球、肾小管重吸收功能，对肾上腺皮质醇有调节作用。用于心力衰竭、慢性肾功能衰竭、泌尿系结石、哮喘、慢性支气管炎、腹泻、肠易激综合征、梅尼埃病、高血压、心律失常、重症肌无力等。

本方能纠正阳虚小鼠物质代谢紊乱，改善阳虚小鼠脾大及胸腺萎缩状况，对阳虚小鼠体内脂质过氧化物的生成有明显的抑制作用，并且能使血清超氧化物歧化酶（SOD）活力增强，具有增强机体抵御自由基损伤的能力，揭示真武汤可能是良好的抗氧化剂。调控机体自由基代谢水平，可能其是发挥温阳利水功效而异病同治的机制之一。

【条文荟萃】

太阳病，发汗，汗出不解，其人仍发热，心下悸，头眩，身瞤动，振振欲擗地者，真武汤主之。（82）

少阴病，二三日不已，至四五日，腹痛，小便不利，四肢沉重疼痛，自下利者，此为有水气，其人或咳，或小便利，或下利，或呕者，真武汤主之。（316）

【病案举例】

魏某，男，59岁，城关水果店营业员，于1963年7月诊治。患者初病时，因头面及下肢午后浮肿，服西药治疗月余，未见疗效，改用中药治疗两个月左右，仍未见效，病日增重，而来就诊。现症：全身除胸部及手心未肿之外，均浮肿，按之凹陷不起，小便稀少，饮食不进，口虽渴但不饮，神倦体寒，着衣被而不暖，面色灰暗无华，舌苔黑而滑润，舌质红色娇艳，脉浮大无根。此乃真阳衰极，土不制水所致。拟方：炮附子60g（先煎50分钟，下同），白术24g，白芍24g，茯苓24g，潞党参60g，肉桂6g，炙甘草 24g，生姜 30g。水煎 3 次，头煎 1 次顿服，二、三煎不论次数，频频饮服，1 日尽 1 剂。上药连进 3 剂，浮肿已消退十之六七，查其苔已不黑，脉不浮而反沉，此乃虚焰渐衰，正气渐复之佳象。上方附子、党参、肉桂、生姜量减半，续服 4 剂而愈。

栝楼瞿麦丸

【组成】

栝楼根二两（6g）　茯苓三两（9g）　薯蓣三两（9g）　附子一枚（3g），炮　瞿麦一两（3g）

【用法】

上五味，末之，炼蜜丸，梧子大，饮服三丸，日三服。不知，增至七八丸，以小便利，腹中温为和（现代用法：先煎附子 30～60 分钟，不麻口为度，再诸药同煎，温服，日 3 次）。

【功用】

温阳利水，润燥生津。

【主治】

上燥下寒水停证　浮肿，脚踝先肿，小便不利，口渴喜冷饮，腹中冷，舌淡胖嫩苔黄腻，脉沉。

【方解】

小便不利者，有水气，其人若渴，栝楼瞿麦丸主之。（《金匮要略·消渴小便不利淋病脉证并治》）

原文"若渴"：徐镕本作"苦渴"，宜从。若因水气停留而引起小便不畅利者，其人口渴严重。用栝楼瞿麦丸主治。此为下寒上燥的小便不利证治。肾主水而司气化，肾与膀胱相表里。肾阳亏虚而不能蒸化津液，津不上承，上焦反生燥热，故其人口渴，饮水不止。从方后"以小便利，腹中温为知"及"有水气"来看，本证当有腹中冷，小便少，或腰以下浮肿等症。治疗以栝楼瞿麦丸润燥生津，温阳利水。

方中附子温肾阳而化气，使水有所主，并气化津液上承，水气下行，使肾中清浊之气各有所行；栝楼根（天花粉）润燥生津止渴，薯蓣甘淡益脾制水，茯苓、瞿麦淡渗利水。诸药合用，寒凉润燥不伤阳气，温阳暖寒不损阴津，淡渗利水助阳救阴不伤津气，各达其所。

【方证鉴别】

肾气丸证　栝楼瞿麦丸证与肾气丸证均有口渴、小便不利、水肿等症，病机均有肾阳不足，气化不利，治法均当温阳化气，但二者主症、病机仍有不同。栝楼瞿麦丸证除肾阳不足外，还兼有热证，证见口渴剧烈，饮水不止，喜冷饮。治宜温肾助阳，生津润燥，方由栝楼根、茯苓、薯蓣、附子、瞿麦组成；肾气丸证为肾气不化，证见渴欲饮水，饮后小便清长量多，伴腰膝酸软，舌淡苔薄白，脉沉细无力。治宜补益肾气，以助气化，方由干地黄、山茱萸、山药、茯苓、泽泻、牡丹皮、桂枝、附子组成。

【临床应用】

1. 用方指征

（1）特征症状　口渴喜冷饮，小便不利。

（2）主要症状（肾阳虚证）　但欲寐，四肢厥冷，腰膝酸软，口淡不渴，小便清长或小便不利，下利清谷等。

（3）可伴随（热证）症状　发热，口臭，小便黄等。

（4）体质差异出现的次要症状　或少腹冷，或浮肿，脚踝先肿或腰以下肿，或便秘，或湿疹，或带下色黄、清稀，或阴囊潮湿等。

（5）舌苔脉象　舌淡或红，胖嫩边有齿痕，苔薄白少津或腻或滑，或黄，脉沉或沉数。

2. 现代运用　本方可用于治疗慢性肾炎、遗尿症、尿崩症、心源性水肿、前列腺炎、前列腺肥大、慢性膀胱炎、糖尿病、输尿管结石、肝硬化腹水等。有报道用本方加黄柏、巴戟天治疗肾盂肾炎；加枸杞子、补骨脂、黄芪、巴戟天治疗遗尿；加巴戟天、白术、大腹皮、冬瓜仁、怀牛膝治疗水肿；原方加减治疗糖尿病、肝硬化腹水、小便不利等疾病均获得良好效果。

3. 使用注意

（1）本方用丸剂，且方后注"不知，增至七八丸"，提示从小量起服，一般开始6～9g，后可根据病情加至15g。

（2）阴虚水停者慎用。

【实验研究】

现代药理研究表明，栝楼瞿麦丸有显著的利尿作用，对绿脓杆菌、大肠杆菌、伤寒杆菌有抑制作用，并能促进胃肠蠕动，降血压，增加肾容积，增加氯化物的排出。

【条文荟萃】

小便不利者，有水气，其人若渴，栝楼瞿麦丸主之。（《金匮要略·消渴小便不利淋病脉证并治》）

【病案举例】

程昭寰医案　余某，男，72岁。患者小便点滴不通，曾用八正散、五苓散及西药利尿，导尿诸法均不效。诊见：口渴甚苦而不欲饮，以水果自舐之，小便点滴不通，少腹胀急难忍，手足微凉，舌质胖有齿痕，脉沉细而数。病证分析：此为高年癃闭，证属上燥下寒，膀胱蓄水，治疗宜温下润上利水，方选栝楼瞿麦丸加车前子、牛膝。处方如下：天花粉12g，瞿麦10g，茯苓12g，山药12g，牛膝12g，车前子12g（包），熟附子10g。药服1剂，小便渐通，胀急略减，再服3剂，病去若失。

附子粳米汤

【组成】

附子一枚（3g），炮　半夏半升（10g）　甘草一两（3g）　大枣十枚（2枚）　粳米半升（15g）

【用法】

上五味，以水八升，煮米熟汤成，去滓，温服一升，日三服（现代用法：先煎附子30～60分钟，不麻口为度，再诸药同煎，温服，日3次）。

【功用】

温中散寒，降逆止痛。

【主治】

寒饮逆满证　腹痛，肠鸣如雷，胸胁胀满，呕吐，畏寒肢冷，舌淡苔白腻或滑，脉沉迟。

【方解】

腹中寒气，雷鸣彻痛，胸胁逆满，呕吐，附子粳米汤主之。（《金匮要略·腹满寒疝宿食病脉证治》）

此为脾胃虚寒，水湿内停的腹满痛证。"腹中寒气"提示本方证的病机为脾胃阳虚，阴寒之气内盛而充斥腹中。脾胃阳虚，水湿不化，攻走肠间则肠鸣如雷；寒气凝滞，阳气不通，则腹满、腹痛如彻；寒气上逆，肝气郁滞不畅则胸胁逆满；寒气犯胃，胃失和降则呕吐。且腹满痛多为喜温喜按，呕吐物多为清稀水或夹有不消化食物，亦可见四肢不温、舌淡苔白或白滑、脉沉迟等症。治宜温中散寒，降逆止痛。方用附子粳米汤。

方中炮附子大辛大热，温阳散寒止痛；半夏辛温，燥湿降逆止呕；粳米、甘草、大枣皆甘温之品，能补益脾胃，缓急止痛。诸药合用，使寒气得祛，气逆得降，水湿得化，脾胃得补，则症自除。

【方证鉴别】

1. 大建中汤证　两证同属脾胃虚寒，都有满、痛、呕逆之症，但两证阳虚程度、病变范围、病势轻重、药力大小等不尽相同。附子粳米汤证属脾胃阳虚，水湿内停，病变限于中焦，病情较轻，重用半夏以化水湿；大建中汤证属脾胃阳衰，阴寒内盛，寒气上下攻冲，病变涉及胸腹，痛势剧烈，病情急重，腹部有块状物时聚时散，重用干姜以温中散寒。用药上，大建中汤药力更强，如治虚寒性腹痛，附子不如干姜；治虚寒性呕吐，半夏不如蜀椒；温阳脾胃，甘草、粳米、大枣不如人参、饴糖。

2. 理中汤证　二者都用于治疗中焦虚寒证。但其病因病机、症状、治法、方药上有所不同。附子粳米汤证主治由于脾胃阳虚，水湿内停而致寒饮内肆上逆。证见腹痛剧烈，肠鸣，呕吐较著，兼胸胁逆满，呕吐清水，手足不温。方用附子、粳米、甘草、大枣、半夏以温中祛寒，降逆止痛。理中汤证主治由于中焦虚寒，阳虚失运导致升降失职，证见自利不渴，呕吐腹满，不欲食较著，方用人参、干姜、白术、甘草以温中祛寒，补气健脾。

【临床应用】

1. 用方指征

（1）**特征症状**　腹冷痛，肠鸣如雷。

（2）**主要症状（脾胃虚寒证）**　腹痛，喜温拒按，呕吐，为清稀样或夹有不消化食物，纳呆，便溏或下利，四肢不温等。

（3）可伴随（饮邪上逆证）症状　胸胁逆满，呕吐频作，头晕，头痛，目眩，心悸等。

（4）体质差异出现的次要症状　或腹冷，或小便清长，或便秘，带下清稀量多，或痛经等。

（5）舌苔脉象　舌淡苔白或白滑、脉沉迟。

2. 现代运用　本方可用于治疗慢性肠胃炎、肠结核、肠黏膜脱落、结肠炎、慢性肝炎等属上述证机者。有报道用本方加干姜治疗脾肾虚寒、寒气上逆型慢性胃肠炎；合四磨饮子治疗肠功能紊乱引起的腹胀、腹痛、肠鸣等均取得良好效果。

3. 使用注意　实热腹痛者忌用。

【实验研究】

现代药理研究证实，附子粳米汤的水煎液，对家兔的离体肠管有明显的兴奋作用。

【条文荟萃】

腹中寒气，雷鸣彻痛，胸胁逆满，呕吐，附子粳米汤主之。(《金匮要略·腹满寒疝宿食病脉证治》)

【病案举例】

王占玺医案　杨某，女，38岁。腹痛肠鸣月余，曾用西药治疗无效。1个月前因受凉而觉腹部阵痛，夜间较甚，继而干呕，有时吐涎沫，腹中雷鸣，脐周疼痛，绵绵不止。症见面色萎黄，腹部平软，肝脾不大，痛时喜按，大便正常，饮食略减，无吞酸呃逆。舌淡苔白，脉沉细而缓。病证分析：根据症状特点，此为脾阳不足，寒气上逆之证。治宜温中散寒，降逆止痛。方选附子粳米汤。方药如下：炮附子10g，粳米9g，半夏9g，甘草6g，大枣3枚。服药3剂疼痛全止，呕逆减轻。原方继投2剂而愈。

第九章　泻心汤类 ▷▷▷▷

半夏泻心汤

【组成】

半夏半升（12g），洗　黄芩　干姜　人参各三两（9g）　黄连一两（3g）　大枣十二枚（4枚），擘　甘草三两（9g），炙

【用法】

上七味，以水一斗，煮取六升，去滓，再煮取三升。温服一升，日三服（现代用法：水煎，温服，日3次）。

【功用】

寒热平调，散结除痞。

【主治】

寒热错杂之痞证　心下痞，但满而不痛，或呕吐，肠鸣下利，舌苔腻而微黄。

【方解】

伤寒五六日，呕而发热者，柴胡汤证具，而以他药下之，柴胡证仍在者，复与柴胡汤。此虽已下之，不为逆。必蒸蒸而振，却发热汗出而解。若心下满而硬痛者，此为结胸也，大陷胸汤主之。但满而不痛者，此为痞，柴胡不中与之，宜半夏泻心汤。（149）

呕而肠鸣，心下痞者，半夏泻心汤主之。（《金匮要略·呕吐哕下利病脉证治》）

此方所治之痞，原系小柴胡汤证误下，损伤中阳，少阳邪热乘虚内陷，以致寒热互结，而成心下痞。痞者，痞塞不通，上下不能交泰之谓。心下即胃脘，属脾胃病变；脾胃居中焦，为阴阳升降之枢纽，今中气虚弱，寒热互结，遂成痞证；脾为阴脏，其气主升，胃为阳腑，其气主降，中气既伤，升降失常，故上见呕吐，下则肠鸣下利。上下交病治其中，治以调其寒热，益气和胃，散结除痞。方中以辛温之半夏为君，散结除痞，又善降逆止呕。臣以干姜之辛热以温中散寒，黄芩、黄连之苦寒以泄热开痞：以上四味相伍，具有寒热平调，辛开苦降之用。然寒热互结，又缘于中虚失运，升降失常，故方中又以人参、大枣甘温益气，以补脾虚，为佐药。使以甘草补脾和中而调诸药。全方寒热并用以和其阴阳，苦辛并进以调其升降，补泻兼施以顾其虚实，是为本方的配伍特点。使寒去热清，升降复常，则痞满可除，呕利自愈。

【方证鉴别】

生姜泻心汤证、甘草泻心汤证　三方均出自太阳病变证之痞证，为寒热错杂痞之

三种证型。方证虽有别，然大同小异。其同者，皆缘于汗下后，太阳病已解，外邪入里，部分热化、部分寒化，正气轻微受损，脾胃不和，升降失司。主症为心下痞满，干呕或嗳气，下利肠鸣，治当扶正祛邪，辛开苦降，均以半夏、干姜、黄芩、黄连寒温并用，辛开苦降，调整气机，伍人参、甘草、大枣益气和中，扶正祛邪。其异者，半夏泻心汤证重在呕逆，故以半夏冠其方名；生姜泻心汤证为水气较甚，兼挟食滞，重在干噫食臭，故在半夏泻心汤基础上减干姜加生姜，意在宣散水气；甘草泻心汤证由于反复攻下，气虚痞利俱甚，故重用炙甘草，意在和胃补中，消痞止利。此即同病异治之法，辨证细微，可见一斑。

【临床应用】

1. 用方指征

（1）特征症状　痞，呕，利。

（2）主要症状（脾胃湿热证）　脘痞，口甜而黏腻，纳呆，恶心呕吐，大便不爽，小便短黄等。

（3）可伴随（脾虚不运）症状　纳少，神疲乏力，四肢困重，嗜睡等。

（4）体质差异出现的次要症状　或胃脘隐痛，或肠鸣下利，或嗳腐吞酸，或呃逆，或失眠，或完谷不化等。

（5）舌苔脉象　舌淡苔厚黄腻，脉缓或滑数或弦数。

2. 加减

（1）生姜泻心汤证　《伤寒论》："伤寒汗出解之后，胃中不和，心下痞硬，干噫，食臭，胁下有水气，腹中雷鸣下利者，生姜泻心汤主之。"（157）

特征症状：心下痞硬，干噫食臭，腹中雷鸣。

主要症状（脾胃湿热证）：脘痞，口甜而黏腻，纳呆，恶心呕吐，下利等。

舌苔脉象：舌淡嫩苔白腻，脉濡或缓。

（2）甘草泻心汤证　《伤寒论》："伤寒中风，医反下之，其人下利，日数十行，谷不化，腹中雷鸣，心下痞硬而满，干呕，心烦不得安，医见心下痞，谓病不尽，复下之，其痞益甚，此非结热，但以胃中虚，客气上逆，故使硬也，甘草泻心汤主之。"（158）

特征症状：心下痞硬，下利，完谷不化。

主要症状（脾胃湿热证）：脘痞，腹中雷鸣，口甜而黏腻，纳呆，恶心呕吐，下利等。

舌苔脉象：舌淡嫩苔薄白，脉濡或缓弱。

（3）黄连汤证　《伤寒论》："伤寒，胸中有热，胃中有邪气，腹中痛，欲呕吐者，黄连汤主之。"（173）

特征症状：腹冷痛，呕吐。

主要症状（脾胃湿热证）：脘痞，腹中雷鸣，口甜而黏腻，纳呆，恶心呕吐，下利等。

舌苔脉象：舌淡嫩苔薄白或黄，脉濡或缓。

3. 现代运用　常用治急慢性胃肠炎、胃肠功能紊乱、胃溃疡、小儿消化不良等属寒热错杂、脾胃虚弱者。

4. 使用注意　本方辛开苦降，兼补中气，实痞者禁用本方。

【实验研究】

本方具有改善消化系统症状、抗菌、减轻抗癌药物不良反应、保护胃黏膜及止痛等作用；本方对大鼠幽门结扎性溃疡有保护作用，对醋酸性胃溃疡有明显的治疗作用；本方对多种方法所致的缺氧动物模型有对抗作用，能延长其存活时间；本方还有一定的镇痛作用。

【条文荟萃】

伤寒五六日，呕而发热者，柴胡汤证具，而以他药下之，柴胡证仍在者，复与柴胡汤。此虽已下之，不为逆，必蒸蒸而振，却发热汗出而解。若心下满而硬痛者，此为结胸也，大陷胸汤主之。但满而不痛者，此为痞，柴胡不中与之，宜半夏泻心汤。（149）

呕而肠鸣，心下痞者，半夏泻心汤主之。（《金匮要略·呕吐哕下利病脉证治》）

【病案举例】

梁某，女，31岁。因出勤时渴甚，遂在河里饮生水，抵家，觉肠鸣腹痛，继之腹泻日十余行。曾先后经中、西医药治疗，腹泻无好转，腹中肠鸣更甚，痞满不舒，所下为黄色水液，奔波下注。转请中医治疗，其下利更多，病情急剧发展。症状：六脉小数，心下痞，肠鸣，持脉未毕，病者则须大便，口干欲引饮，喜凉，舌苔边白，中现微黄，肠鸣辘辘可闻，腹部疼痛，体温38℃。处方：半夏泻心汤，果一剂而泻愈病瘥。

大黄黄连泻心汤

【组成】

大黄三两（9g）　黄连一两（3g）　黄芩一两（3g）

【用法】

上二味，以麻沸汤二升渍之须臾，绞去滓，分温再服（现代用法：水煎10分钟左右，温服）。

【功用】

泄热消痞。

【主治】

热痞证　心下痞，按之濡软，心烦，口渴，面赤，大便不爽而小便黄，舌红绛，或舌红苔黄，脉浮。

【方解】

心下痞，按之濡，其脉关上浮者，大黄黄连泻心汤主之。（154）

本证为无形热邪和湿邪相交结，阻滞脾胃气机，胃失和降，邪热滞于中，故胃脘满闷不舒；关脉候中焦，分则关前应胃，关后应脾。脉浮说明里无形之邪热积聚，热能外浮。用大黄黄连泻心汤泄热消痞。

本方大黄苦寒泄热，黄连、黄芩清热燥湿，且取麻沸汤（鲜开水）短时浸泡，绞汁而服，重用其气，且能轻轻宣泄，以消无形之热邪，减弱其攻下之力。

【方证鉴别】

1. 半夏泻心汤证　此心下痞为伤寒下后，伤及中焦脾阳，使入里化热之邪热与已伤之脾寒结于心下所致之痞，除心下痞外，还表现为上吐，下利，舌苔黄。方中用辛开之干姜、半夏，配伍苦降之黄芩、黄连，针对寒热病因消除，又可使气机升降恢复，用姜、枣、草、参调和脾胃，使脾阳得以恢复，气机升降有源可化。

2. 小陷胸汤证　为痰热互结于心下，心下痞硬，按之则痛，用小陷胸汤中黄连、半夏、瓜蒌实清热涤痰，开胸散结。

3. 栀子豉汤证　为无形热邪留扰胸膈，扰动心神，表现虚烦不得眠，心中懊恼，用栀子豉汤清宣郁热，解郁除烦。

4. 白虎汤证　均为中焦热证。白虎汤证属于阳明热盛，为无形邪热充斥表里，故身热甚，伴大汗出；热伤津明显，故舌上干燥，大渴。热痞证仅为局限于胃脘的邪热壅滞。白虎汤证用辛寒之石膏为君，清胃热，用甘寒之知母清热且生津，粳米、甘草和中调味。整方以清热生津为主；而大黄黄连泻心汤以麻沸汤取药之清轻之气，以泄热邪。

5. 泻心汤证　中气不足，吐血、衄血，泻心汤主之。治火热内炽，迫血妄行之吐血、衄血，或湿热内蕴之黄疸胸痞，或积热上冲之目赤肿痛、口舌生疮等，具有泻火解毒，燥湿泄痞之功。虽同用三味药物，但以水煎服之，重用其味，体现泄热凉血的作用，以清热泻火止血。

【临床应用】

1. 用方指征

（1）特征症状　心下痞，按之濡，关上浮。

（2）主要症状（脾胃湿热证）　脘痞，口甜而黏腻，纳呆，恶心呕吐，大便不爽，小便短黄等。

（3）可伴随（胃热证）症状　呕吐，食后即吐，口臭，口渴欲冷饮等。

（4）体质差异出现的次要症状　或消谷善饥，或喜饮酒，或嗳腐吞酸，或鼻衄，或吐血等。

（5）舌苔脉象　舌红苔薄黄或黄腻，脉关上浮。

2. 现代运用　大黄黄连泻心汤是一首清泻实火的方剂，历代医家应用甚广，凡属邪热实火诸症，无论各科，均可应用。现代多用此方治疗口腔溃疡、急性咽炎、急性胃炎、胆囊炎、三叉神经痛等疾病偏于阳明胃经有热者，以及血热引起的各种出血、眼科疾患、皮肤病及亢奋性精神病等。

3. 使用注意　虚证，寒证忌用。

【实验研究】

动物实验表明，大黄黄连泻心汤浸渍剂和煎剂能增加实验性小鼠抗体滴度，增强巨噬细胞吞噬能力，对机体细胞和体液免疫功能均有增强作用。体外能明显抑制金黄色葡萄球菌、溶血性链球菌、痢疾杆菌、大肠埃希菌及变形杆菌。对实验性小鼠高脂血症有改善作用。能明显抑制五肽胃泌素和 2-DG 引起的胃酸分泌，对于小鼠水浸制剂引起的应激性溃疡有明显的抑制作用。本方还具有抗缺氧、抗凝及抗血小板聚集、解热、镇静、抗惊厥等作用。

【条文荟萃】

心下痞，按之濡，其脉关上浮者，大黄黄连泻心汤主之。（154）

伤寒大下后，复发汗，心下痞，恶寒者，表未解也。不可攻痞，当先解表，表解，乃可攻痞。解表宜桂枝汤，攻痞宜大黄黄连泻心汤。（164）

【病案举例】

孙某，男，60 岁。病鼻衄而心烦，心下痞满，小便色黄，大便不爽，舌苔黄，寸关皆数。辩为心胃之火，上犯阳络，胃气有余，搏而成痞。用大黄 9g，黄连 6g，黄芩 6g，以麻沸汤浸之，只饮一碗，其病应手而愈。

干姜黄芩黄连人参汤

【组成】

干姜　黄芩　黄连　人参各三两（9g）

【用法】

上四味，以水六升，煮取二升，去滓，分温再服（现代用法：水煎，温服）。

【功用】

清胃温脾止呕。

【主治】

胃热脾寒证　食入即吐或呕吐频作，下利便溏，口渴，食少乏力，腹胀腹痛。

【方解】

伤寒本自寒下，医复吐下之，寒格，更逆吐下；若食入口即吐，干姜黄芩黄连人参汤主之。（359）

"伤寒本自寒下"指平素本有脾胃虚寒下利证。本虚寒下利而复感外邪，治当先里后表或表里兼顾，医者不察虚实，反用吐下之法，不仅使脾胃阳气更伤，下利更甚，且易引起表邪内陷，入里化热，邪热被下寒所格拒，形成了上热下寒证，上热则胃气不降，故呕吐或食入即吐，下寒则脾气不升，故下利。治用干姜黄芩黄连人参汤，寒温并用，辛开苦降，调和肠胃，则寒热格拒得除，呕利自止。

干姜黄芩黄连人参汤方中，黄芩、黄连苦寒以清胃热，干姜辛热温脾以散寒，人参甘温扶脾以益中气。上热清则呕吐止，下寒消则下利除，中气复则升降有序。诸药合用，清上温下，攻补兼施，调和脾胃，而诸症自消。本方虽治上热下寒证，但以上热为重，故清热芩连并用，辛温只用干姜，补虚单用人参。

【方证鉴别】

1. 黄连汤证　两方都能治胃热脾寒证。黄连汤证胃热尚轻，脾虚较甚，故见欲呕吐，方中只用黄连清热，干姜、桂枝温阳散寒，人参、大枣、炙甘草补虚和中。本证胃热重，故呕吐频作或食入即吐，共用黄芩、黄连清热。

2. 理中丸证　两证都可见呕吐下利交作。但理中丸证为脾胃虚寒证，故见呕吐势缓，或朝食暮吐，治以干姜、人参温补兼施，白术健脾燥湿，炙甘草和中。本证为胃热脾寒证，故呕吐频作或食入即吐，方药寒热并用。

【临床应用】

1. 用方指征

（1）特征症状　食入即吐或呕吐频作。

（2）主要症状（胃热证）　口渴，口苦，口臭。

（3）可伴随（脾寒证）症状　四肢不温，时腹自痛，喜温喜按，便溏。

（4）体质差异出现的次要症状　下利，牙龈出血，头晕，带下量多清稀，或完谷不化等。

（5）舌苔脉象　舌质淡或舌边尖红，脉虚数。

2. 现代运用　现代临床主要用于治疗慢性胃炎、尿毒症性胃炎、神经性呃逆等属上热下寒者。

3. 使用注意　脾肾阳虚甚者不宜用本方。

【条文荟萃】

伤寒本自寒下，医复吐下之，寒格，更逆吐下；若食入口即吐，干姜黄芩黄连人参汤主之。（359）

【病案举例】

1. 俞长荣医案　白叶乡林某，50岁，患胃病已久。近来时常呕吐，胸间痞闷，一见食物即产生恶心感，有时勉强进食少许，有时食下即呕，口微燥，大便溏泄，一日两三次，脉虚数，可与干姜黄芩黄连人参汤。处方：潞党参15克，北干姜9克，黄芩6克，黄连4.5克，水煎，煎后待稍凉时，分4次服。本证属上热下寒，如单用苦寒，必致下泄更甚；单用辛热，必致口燥，呕吐增剧，因此只宜寒热、苦辛并用，调和其上下阴阳。又因素来胃虚，且脉虚弱，故以潞党参甘温为君，扶其中气，药液不温不热分作四次服，是含"少少以和之"之意。因胸间痞闷热格，如果顿服，虑药被拒不入。服1剂后，呕恶腹泻均愈。因病中寒为本，上热为标；现标已愈，应扶其本。乃仿照《内经》"寒淫于内，治以甘热"为旨，嘱病购生姜、红枣各1斤，切碎和捣，于每日三餐蒸饭时，量取一酒盏置米上蒸熟，饭后服食。取生姜辛热散寒和胃气，大枣甘温补中，置米上蒸熟，是取得谷气而养中土。服一疗程后，胃病几瘥大半，食欲大振。后患者又照法服一疗程，胃病因而获愈。（选自《伤寒名医验案精选》）

2. 刘渡舟医案　于某，男，29岁。夏月酷热，贪食寒凉，因而吐泻交作，但吐多于泻。且伴有心烦、口苦等症。脉数而滑，舌苔虽黄而润。辨证：为火热在上而寒湿在下，且吐利之余，胃气焉能不伤。是为中虚而寒热相杂之证。处方：黄连6g，黄芩6g，人参6g，干姜3g，嘱另捣生姜汁一盅，兑药汤中服之。一剂即吐止病愈。

第十章 苓桂术方类 ▷▷▷▷

茯苓桂枝白术甘草汤

【组成】

茯苓四两（12g） 桂枝三两（9g），去皮 白术二两（6g） 甘草二两（6g），炙

【用法】

上四味，以水六升，煮取三升，去滓，分温三服。（现代用法：水煎服）。

【功用】

温阳化饮，健脾利水。

【主治】

中阳不足之痰饮 胸胁支满，目眩心悸，或短气而咳，舌苔白滑，脉弦滑或沉紧。

【方解】

心下有痰饮，胸胁支满，目眩，苓桂术甘汤主之。（《金匮要略·痰饮咳嗽病脉证并治》）

本方所治痰饮病，系由中阳不足，饮停心下所致。中焦阳虚，脾失运化，则湿聚成饮；饮停胸胁，气机阻滞，则胸胁支满；饮阻中焦，清阳不升，故头晕目眩；水饮上凌心肺，则心悸，或短气而咳。舌苔白滑，脉弦滑或沉紧皆为痰饮内停之象，治宜温阳化饮，健脾利水。方中以茯苓为君，取其甘淡性平，健脾利湿、化饮。饮属阴邪，非温不化，故以桂枝为臣，温阳以化饮。苓、桂相伍，一利一温，颇具温化渗利之效。湿源于脾，脾阳不足，则湿聚为饮，故以白术为佐，健脾燥湿，助茯苓培土以制水。使以炙甘草，配桂枝以辛甘化阳，合白术以益气健脾，又可调药和中。药仅四味，配伍精当，温而不热，利而不峻，使中阳得健，痰饮得化，津液得布，诸症得愈，实为治痰饮之和剂。此方服后，当小便增多，是饮从小便而去之征。

【方证鉴别】

五苓散证 两方均用于治疗痰饮病，均有温阳化饮之功。五苓散以泽泻为君，取其甘淡性寒，利水渗湿，配以茯苓、猪苓之淡渗，佐以白术健脾而运化水湿。桂枝既解太阳之表又助膀胱气化，主治水饮内停，气化不利兼表证未除之小便不利，小腹胀满，渴欲饮水但饮后不舒，或兼发热，苔白滑，脉浮等；苓桂术甘汤以茯苓为君，配桂枝温阳化饮，主治饮停中焦之胸胁支满、头眩、心下悸等。

【临床应用】

1. 用方指征

（1）特征症状　胸胁支满，目眩。

（2）主要症状　胸胁满闷，头目眩晕，心悸。

（3）可伴随症状　短气而咳，小便不利。

（4）体质差异出现的次要症状　背部寒冷如掌大，身重，少气。

（5）舌苔脉象　舌淡，苔白滑，脉弦滑或沉紧。

2. 现代运用　本方适用于慢性支气管炎、支气管哮喘、心源性水肿、慢性肾小球肾炎水肿、梅尼埃病、神经官能症等属水饮停于中焦者。

3. 使用注意

（1）本方药性偏于辛温，若属阴虚火旺、湿热阻遏而生的痰饮或饮邪化热，咳痰黏稠者，不宜应用。

（2）服本方后，小便增多，此为饮从小便而去之征，即《金匮要略》"夫短气有微饮，当从小便去之"之意。

【实验研究】

苓桂术甘汤能明显增加小鼠免疫器官重量，提高小鼠碳粒廓清指数和吞噬活性，促进小鼠血清抗体生成和淋巴细胞转化、分裂。提示苓桂术甘汤能明显增强小鼠的免疫功能。

【条文荟萃】

伤寒若吐若下后，心下逆满，气上冲胸，起则头眩，脉沉紧，发汗则动经，身为振振摇者，茯苓桂枝白术甘草汤主之。（67）

心下有痰饮，胸胁支满，目眩，苓桂术甘汤主之。（《金匮要略·痰饮咳嗽病脉证并治》）

夫短气有微饮，当从小便去之，苓桂术甘汤主之；肾气丸亦主之。（《金匮要略·痰饮咳嗽病脉证并治》）

【病案举例】

刘某，男，27岁，学生。1976年5月初诊：近几个月来，头晕目眩，胸闷纳差，背寒冷如掌大，精神萎靡不振，常唾清稀涎沫，舌淡胖，苔白润，脉缓滑。此脾虚寒饮滞膈，为苓桂术甘汤之证。方用：白术12g，茯苓15g，桂枝10g，法半夏12g，陈皮6g，甘草3g。嘱服2～6剂。患者服2剂后，头晕目眩大减，胃纳增加，服6剂后，诸症若失。

泽泻汤

【组成】

泽泻_{五两}（15g）　白术_{二两}（6g）

【用法】

上二味，以水二升，煮取一升，分温再服（现代用法：水煎，温服，日3服）。

【功用】

健脾化饮，降逆止眩。

【主治】

支饮冒眩证　头目沉重，眩晕，双目紧闭，不欲视物，动则呕吐清水，舌淡红苔白腻或滑，脉滑或沉滑。

【方解】

心下有支饮，其人苦冒眩，泽泻汤主之。（《金匮要略·痰饮咳嗽病脉证并治》）

此处"心下"，泛指胸膈胃脘。饮停心下，妨碍气机升降，致清阳不能上达头目，故其人"苦冒眩"。"冒是昏冒而神不清，如有物冒蔽之也。眩者，目眩转而乍见玄黑也。"一个"苦"字，突出了本证"冒眩"之重。此属心下饮盛上泛，蒙蔽清阳的支饮轻证。由于饮停心下，妨碍升降，致清阳不能上达头目，浊阴反上扰清空，此为邪盛上泛，蒙蔽清窍之支饮，即支饮冒眩。

方中重用泽泻利水祛饮，导浊阴下行为主，又用白术健脾燥湿，崇土以制水饮上泛。一补一泻，脾运恢复，阳气畅达，则阴浊水饮下降，清阳上升，苦冒眩自愈。此为上病下取，单刀直入之法，药后阳气通畅，可汗出而解。

【方证鉴别】

苓桂术甘汤证　两证皆为水饮病，都主眩。苓桂术甘汤证所主是起立时身体动眩，平卧时则缓解，具有明显的体位性特征，病机为饮停中焦。本方则不受体位影响，平卧时也因为头眩而不敢睁眼与转头，病机为支饮，饮停偏上。

【临床应用】

1. 用方指征

（1）特征症状　苦冒眩。

（2）主要症状（支饮）　咳嗽气喘，短气不能平卧，胸闷脘胀，痰多清稀，面部或四肢浮肿等。

（3）可伴随（脾胃虚寒证）症状　四肢不温，时腹自痛，喜温喜按，便溏，四肢困重等。

（4）体质差异出现的次要症状　或头痛，反复鼻塞、流清涕，耳鸣，耳聋，耳痛，听力下降，或口腔溃疡等。

（5）舌苔脉象　舌淡或淡红，苔白或厚腻，或滑，脉滑或沉滑或弦滑。

2. 现代运用　泽泻汤常用于水饮上泛引起的眩晕，如高血压、高脂血症、脂肪肝、前庭神经炎、脑椎-基底动脉供血不足、梅尼埃病、化脓性中耳炎等。

3. 使用注意　单纯气血不足而不兼水饮之冒眩证者，慎用。

【实验研究】

据药理实验报告，泽泻、白术具有明显的利尿作用，其中泽泻尚能显著降低血清总胆固醇的含量。本方有良好的利尿、降压及降血脂、血糖作用，其煎剂和浸膏对人和动物均有利尿作用，并使尿中钠、氯、钾和尿素的排泄量增加。

【条文荟萃】

心下有支饮，其人苦冒眩，泽泻汤主之。（《金匮要略·痰饮咳嗽病脉证并治》）

【病案举例】

1. 刘渡舟医案　朱某，男，50岁。头目冒眩，终日昏昏沉沉，如在云雾之中。两眼懒睁，双手颤抖，不能握笔写字。迭经中西医治疗，病无起色，颇以为苦。视其舌肥大异常，苔呈白滑而根部略腻，切其脉弦软。疏泽泻汤：泽泻 24g，白术 12g。服第 1 煎，未见任何反应。患者对其家属说，此方药仅两味，吾早已虑其无效，今果然矣。孰料第 2 煎后，覆杯未久，顿觉周身与前胸后背汗出，以手拭汗而黏，自觉头清目爽，身感轻快之至。又服 3 剂，继出微汗少许，久困之疾从此而愈。

2. 吴鞠通医案　陈五十一岁。人尚未老，阳痿多年。眩冒昏迷，胸中如伤油腻状，饮水多则胃不快，此伏饮眩冒证也。先与白术泽泻汤逐其饮，再议缓治湿热之阳痿。岂有六脉俱弦细，而恣用熟地、久服六味之理哉？冬于术二两，泽泻二两，煮三杯，分三次服。（选自《吴鞠通医案》）

《外台》茯苓饮

【组成】

茯苓　人参　白术各三两（9g）　枳实二两（6g）　橘皮二两半（7.5g）　生姜四两（12g）

【用法】

上六味，水六升，煮取一升八合，分温三服，如人行八九里进之（现代用法：水煎，温服，日 3 服）。

【功用】

健脾理气，化痰散饮。

【主治】

脾气虚兼痰饮证　胸脘痞满，不能食，嗳气，舌淡苔薄白或腻，脉濡缓。

【方解】

《外台》茯苓饮：治心胸中有停痰宿水，自吐出水后，心胸间虚，气满不能食，消痰气，令能食。（《金匮要略·痰饮咳嗽病脉证并治·附方》）

本方为常用的治胃良方。上、中二焦气弱，水饮入胃，脾不能输归于肺，肺不能通调水道，以致停积为痰，为宿水。吐之则下气因而上逆，虚与气结，满不能食，当补益中气，以人参、白术为君；茯苓逐宿水，枳实破诸气为臣；开脾胃，宣扬上焦，发散凝滞，则陈皮、生姜为使也。其积饮既去，而虚气塞满其中，不能进食，此证最多。

【方证鉴别】

1. 半夏泻心汤证　二方同治心下痞满。但本方用于里虚寒之太阴病，半夏泻心汤用于上热下寒、半表半里阴证之厥阴病。

2. 苓桂术甘汤证、肾气丸证　三者均可用于痰饮病饮邪不甚者。但本方长于消饮健脾益气，主治胸脘饮停气滞兼脾气弱者；苓桂术甘汤、肾气丸则偏于温阳化饮，故分别适用于饮停兼脾阳虚、饮停兼肾阳虚之人。

3. 小半夏汤证、小半夏加茯苓汤证　三者均可用于胃饮气逆证。但小半夏汤功效和胃止痛，散饮降逆，主治呕吐不渴，心下有支饮，及诸呕吐，谷不得下者。小半夏加茯苓汤功效和胃止呕，蠲饮降逆，主治水饮凌心之呕吐，心下痞，眩悸等。

【临床应用】

1. 用方指征

（1）特征症状　胸脘痞满，不能食。

（2）主要症状（气滞证）　胸脘胀满或胀痛，嗳气，嗳后自觉胀满好转，矢气频作等。

（3）可伴随（肺脾虚寒证）症状　咳嗽气喘，痰多清稀，纳差，便溏，四肢不温，面部或四肢浮肿等。

（4）体质差异出现的次要症状　或胸痹，或便秘，或恶心呕吐等。

（5）舌苔脉象　舌淡或淡红，苔薄白或腻，脉缓。

2. 现代运用　本方加半夏则效更佳，不问其吐水与否，若以心胸满不能食为主症，用于治疗胃炎、胃下垂、胃溃疡、妊娠恶阻等病，均有良效。

3. 使用注意　湿热证、中焦虚寒证慎用。

【实验研究】

现代药理研究证实，本方有抗胃黏膜损伤的作用。

【条文荟萃】

《外台》茯苓饮：治心胸中有停痰宿水，自吐出水后，心胸间虚，气满不能食，消痰气，令能食。（《金匮要略·痰饮咳嗽病脉证并治·附方》）

【病案举例】

胃虚饮停（胡希恕医案）　宋某，女，44 岁，腹胀、纳差已多年，经针灸、中药理气等法治疗后，症或有减，但停药后，腹胀、纳差加重。症见：腹胀，纳差，乏力，气短，下肢浮肿，小便短少，大便溏薄，苔薄少，脉沉细弦。证属胃虚饮停，治以温胃化饮，方选茯苓饮加味：党参 10g，陈皮 30g，枳实 10g，茯苓 15g，苍术 10g，生姜 10g，半夏 12g。以此方服 1 月余，腹胀消，纳如常。后随访如常。

肾着汤（甘姜苓术汤）

【组成】

甘草二两（6g）　白术二两（6g）　干姜四两（12g）　茯苓四两（12g）

【用法】

上四味，以水五升，煮取三升，分温三服，腰中即温（现代用法：水煎服，日 3 服）。

【功用】

温行阳气，散寒除湿，燠土制水。

【主治】

肾着证 腰冷痛，重着，小便自利，口不渴，饮食正常，身体重着，行动坐立困难，舌质淡，苔白而润，脉沉细而缓。

【方解】

肾着之病，其人身体重，腰中冷，如坐水中，形如水状，反不渴，小便自利，饮食如故，病属下焦。身劳汗出，衣里冷湿，久久得之，腰以下冷痛，腹重如带五千钱，甘姜苓术汤主之。(《金匮要略·五脏风寒积聚病脉证并治》)

肾主水，若患者脾肾阳气不足，则寒湿之邪易随三阴经脉及冲任督带奇经下注留着于肾之外府即腰部形成肾着。由于寒湿之邪留于肾经和腰部，影响带脉功能，使阳气痹着不行，故见身重，腰冷，如坐水中。肾脏本虚，使水湿停蓄膀胱，则不能气化行水，津液不能上承于口，必小便不利兼口渴。今见口不渴，饮食如故，上焦也无他证，说明病在下焦，即非病在肾之本脏和膀胱，不属于水气病。而为肾之外府的腰有寒湿，故不渴，小便自利，饮食正常。肾着之病的形成，由于身劳汗出，阳气外泄，加之衣里冷湿，则寒湿留于腰，且长此以往形成此病。由于寒湿着于腰之肌腠，影响督脉通达阳气，带脉约束诸脉功能减弱，则寒湿更易下注，以致腰以下冷痛且重浊。

方中干姜辛温散寒，茯苓甘淡渗湿，导水湿下行，白术健脾燥湿，且和炙甘草配伍益气健脾，脾气健运则湿邪易除。四味药物配伍以温通阳气，散寒除湿。本方对于肾着病的治法，不在于温肾之本脏，而以祛除腰部经络寒湿为主，药物配伍能温行阳气，散寒除湿，燠土制水，体现了辛甘化阳、甘淡渗水法。诸药合用，使寒去湿除，阳气温行，"腰中即温"，肾着遂愈。

【方证鉴别】

真武汤证 两证均属于下焦水肿。真武汤证为肾阳虚衰，水气不化，证见发热，心下悸，头眩，身𤘤动，振振欲擗地，小便不利，自下利，四肢沉重疼痛，或咳或呕。用真武汤温肾阳，利水气。方中附子辛热，温壮肾阳化气行水；辅以白术、茯苓健脾燥湿以制水；佐以生姜温阳以散水气；芍药活血脉，利小便，又可敛阴和营，制约姜、附刚燥之性，使温经散寒而不伤阴。

【临床应用】

1. 用方指征

（1）特征症状 腰冷痛，重着。

（2）主要症状（水饮停于腰腹） 如坐水中，腹重如带五千钱，行动坐立困难等。

（3）可伴随（脾肾阳虚证）症状 纳呆，便溏，四肢不温，腰膝酸软，面部或四肢水肿等。

（4）体质差异出现的次要症状 或泄泻，或小便不利，或阴唇水肿，或阴囊水肿，或腰冷带下清稀色白，或遗尿，或下肢水肿等。

（5）舌苔脉象 舌淡，苔白或滑，脉沉滑。

2. 现代运用 本方用于带下、腰痛、特发性水肿、坐骨神经炎、阳痿滑精、呕吐腹泻、闭塞性静脉炎等属寒湿留着于腰部经脉、肌肉者。

3. 使用注意 对于湿热内盛者本方不宜。

【条文荟萃】

肾着之病，其人身体重，腰中冷，如坐水中，形如水状，反不渴，小便自利，饮食如故，病属下焦。身劳汗出，衣里冷湿，久久得之，腰以下冷痛，腹重如带五千钱，甘姜苓术汤主之。(《金匮要略·五脏风寒积聚病脉证并治》)

【病案举例】

某男，24 岁。初诊主诉：腰酸月余，腰部一圈均酸，且有重坠感，纳少眩晕，脉缓，舌苔薄腻。曾经某医投补中益气无效。改用甘姜苓术汤加生薏苡仁、炒当归、怀牛膝、肉桂燠土以胜水。5 剂后复诊：腰酸好转，纳食增加，但感头重眩晕，水饮上冒，拟前方合泽泻汤。5 剂服后，诸症痊愈。追访一年，未见复发。

五苓散

【组成】

猪苓十八铢（9g），去皮　　泽泻一两六铢半（15g）　　茯苓十八铢（9g）　　桂枝半两（6g），去皮　　白术十八铢（9g）

【用法】

上五味，捣为散，以白饮和，服方寸匕，日三服。多饮暖水，汗出愈。如法将息（现代用法：散剂，每服 6 ~ 10g；汤剂，水煎服，多饮热水，取微汗，用量按原方比例酌定）。

【功用】

利水渗湿，温阳化气。

【主治】

1. 太阳蓄水证　脉浮，小便不利，小腹硬满或胀满，微热消渴，甚则水入即吐。

2. 霍乱　突发呕吐下利，头痛发热，身疼痛，热多欲饮水。

3. 痰饮　瘦人脐下有悸，吐涎沫而头眩。

【方解】

太阳病，发汗后，大汗出，胃中干，烦躁不得眠，欲得饮水者，少少与饮之，令胃气和则愈。若脉浮，小便不利，微热消渴者，五苓散主之。(71)

本方主治病证虽多，促其病机均为水湿内盛，膀胱气化不利所致。在《伤寒论》中原治太阳蓄水证，乃由太阳表邪不解，循经传腑，导致膀胱气化不利，而成太阳经腑同病。太阳表邪未解，故头痛微热，脉浮；膀胱气化失司，故小便不利；水蓄不化，郁遏阳气，气不化津，津液不得上承于口，故渴欲饮水；其人本有水蓄下焦，饮入之水不得输布而上逆，故水入即吐，又称"水逆证"。水湿内盛，泛溢肌肤，则为水肿；水湿之邪，下注大肠，则为泄泻；水湿稽留肠胃，升降失常，清浊相干，则为霍乱吐泻；水停下焦，水气内动，则脐下动悸；水饮上犯，阻遏清阳，则吐涎沫而头眩；水饮凌肺，肺气不利，则短气而咳。治宜利水渗湿，温阳化气。

方中重用泽泻为君，以其甘寒，直达肾与膀胱，利水渗湿。臣以茯苓、猪苓之淡渗，增强君药利水渗湿之力。佐以白术、茯苓健脾以运化水湿；《素问·灵兰秘典论》谓："膀胱者，州都之官，津液藏焉，气化则能出矣。"膀胱的气化有赖于阳气的蒸腾，故又佐以桂枝温阳化气以助利水，又可解表散邪以祛表邪。诸药相伍，共奏淡渗利湿，健脾助运，温阳化气，解表散邪之功。由于方中桂枝并非专为解表而设，故"蓄水证"得之，有利水而解表之功；痰饮病得之，有温阳平冲降逆之功；水湿内盛而无表证者得之，则可收化气利水之效。

本方以甘淡渗利为主，辅以温阳化气，使水湿之邪从小便而出，肌表之邪由皮毛而解。《伤寒论》示人服后当饮暖水，以助发汗，使表邪从汗而解。

【方证鉴别】

1. 四苓散证　即五苓散去桂枝，功专淡渗利水，主治水湿内停，小便不利诸症。

2. 胃苓汤证　系平胃散与五苓散合用，具有行气利水，祛湿和胃之功，主要用于水湿内盛的泄泻、水肿、小便不利等。

3. 茵陈五苓散证　即五苓散加入倍量之茵陈，具有利湿清热退黄作用，适用于黄疸病，属于湿多热少，小便不利者。

【临床应用】

1. 用方指征

（1）特征症状　小便不利，渴欲热饮，水入即吐。

（2）主要症状（水液输布障碍）　小便不利，遗尿，泄泻，便秘，水肿，四肢困重，口吐痰涎，或脐下动悸，或少腹胀满等。

（3）可伴随（脾肾气化障碍）症状　纳呆，四肢不温，腰膝酸软等。

（4）体质差异出现的次要症状　肥胖，或反复鼻流清涕，或头痛发热、眩晕，或寒疝，或阴囊水肿，或带下清稀如水等。

（5）舌苔脉象　苔白或滑，脉浮或滑。

2. 现代运用　常用于肾炎、尿路感染、透析失衡综合征、肾积水、脑积水、颅内高压、慢性充血性心力衰竭、心源性黄疸、结核性胸水、慢性阻塞性肺气肿、肝硬化腹水、尿潴留、腹泻、梅尼埃病、妊娠高血压等属水湿内盛者。

3. 使用注意

（1）本方药物偏于渗利，故脾虚或肾气不足者过服会出现头晕目眩、口淡纳减等反应，不能长期服用。体弱者宜配合补益脾胃之剂服用。

（2）本方传统剂型为散剂，吞服后多饮暖水，至全身微有汗出服，不宜煎得过浓、以免减弱渗利之性。

【实验研究】

本方可使小鼠血浆心钠素含量明显增加，具有显著排钠利尿作用，推测血浆心钠素是本方利尿作用的物质基础。本方在体外和体内对尿石形成均表现出明显的抑制活性，可适用于尿石症的防治。本方具有降血脂、抗动脉粥样硬化、降低脑水肿、降低尿蛋白、提高血清白蛋白及减轻肝脏、肾脏损害等作用。

【条文荟萃】

太阳病，发汗后，大汗出，胃中干，烦躁不得眠，欲得饮水者，少少与饮之，令胃气和则愈；若脉浮，小便不利，微热消渴者，五苓散主之。（71）

发汗已，脉浮数，烦渴者，五苓散主之。（72）

伤寒汗出而渴者，五苓散主之；不渴者，茯苓甘草汤主之。（73）

中风发热，六七日不解而烦，有表里证，渴欲饮水，水入则吐者，名曰水逆，五苓散主之。（74）

本以下之，故心下痞，与泻心汤。痞不解，其人渴而口燥烦，小便不利者，五苓散主之。（156）

霍乱，头痛，发热，身疼痛，热多欲饮水者，五苓散主之；寒多不用水者，理中丸主之。（386）

太阳病，寸缓、关浮、尺弱，其人发热汗出，复恶寒，不呕，但心下痞者，此以医下之也。如其不下者，病人不恶寒而渴者，此转属阳明也。小便数者，大便必硬，不更衣十日，无所苦也。渴欲饮水，少少与之，但以法救之。渴者，宜五苓散。（244）

病在阳，应以汗解之，反以冷水潠之，若灌之，其热被劫不得去，弥更益烦，肉上粟起，意欲饮水，反不渴者，服文蛤散；若不差者，与五苓散。（141）

假令瘦人，脐下有悸，吐涎沫而癫眩，此水也，五苓散主之。（《金匮要略·痰饮咳嗽病脉证并治》）

脉浮，小便不利，微热，消渴者，宜利小便，发汗，五苓散主之。（《金匮要略·消渴小便不利淋病脉证并治》）

渴欲饮水，水入则吐者，名曰水逆，五苓散主之。（《金匮要略·消渴小便不利淋病脉证并治》）

【病案举例】

金某，女，52岁。1992年1月15日就诊。主诉下肢浮肿，按之凹陷不起，时轻时重，小便不利，色加浓茶，排尿时足跟麻木，口渴，胸闷，气上冲咽，腰酸，困倦无力，时发头晕等。舌体胖大、苔白，脉弦无力。刘渡舟辨为气虚受湿，膀胱气化不利，水湿内蓄之证。治应补气通阳，化湿利水。拟春泽汤：茯苓30g，猪苓20g，白术10g，泽泻20g，桂枝12g，党参12g。服3剂，小便畅利，下肢之浮肿随之消退，口渴与上冲之症皆愈。转方党参加至15g，又服5剂，肿消溲利，诸症若失。

猪苓汤

【组成】

猪苓—两(3g)，去皮　　茯苓—两(3g)　　泽泻—两(3g)　　阿胶—两(3g)　　滑石—两(3g)，碎

【用法】

上五味，以水四升，先煮四味，取二升，去滓，内阿胶烊消，温服七合，日三服（现代用法：前四味水煎，汤成去渣，阿胶烊化，用药汁冲服）。

【功用】

清热利水，育阴润燥。

【主治】

阴伤有热，水气不利病证　小便不利，渴欲饮水，发热，心烦不得眠，咳而呕，舌红苔黄腻或滑，脉浮或浮数。

【方解】

若脉浮发热，渴欲饮水，小便不利者，猪苓汤主之。（223）

少阴病，下利六七日，咳而呕渴，心烦不得眠者，猪苓汤主之。（319）

阳明热证误用下法，其热虽未除，而津液伤损，又热与水结，蓄于下焦，以致津伤水热互结。阳明余热犹存，热盛于外则脉浮发热；热存津伤，又水热互结，气不化津，则渴欲饮水；水饮内停，水热互结，影响膀胱之气化功能，则小便不利。故此证病机是津伤有热，水气不利，其治疗以清热滋阴利水为法。

少阴病阴虚，水热互结下焦，因水性变动不居，若水气偏渗大肠则下利；水气上逆犯胃，胃气不降则呕；水气上逆射肺，肺气不利则咳；水气内停，阴虚失润则渴；水结下焦，影响膀胱气化，必然小便不利。心烦不得眠，为少阴热化证特征。少阴热化，阴虚为本，水气内结为邪实，证属正虚邪实，治疗以扶正祛邪、育阴利水。

猪苓汤由猪苓、茯苓、泽泻、阿胶、滑石组成，方中以猪苓，茯苓渗湿利水为君；滑石，泽泻通利小便，泄热于下为臣，君臣相配，既能分消水气，又可疏泄热邪，使水热不致互结；更以阿胶滋阴存津为佐，滋养内亏之阴液。诸药合用，利水而不伤阴，滋阴而不恋邪，使水气去，邪热清，阴液复而诸症自除。

【方证鉴别】

1. 白虎加人参汤证　猪苓汤证与白虎加人参汤证均属阳明热盛证，二证均有发热，渴欲饮水，但若大渴大汗，小便通利，纯属热盛津伤，故用白虎加人参汤清热生津；若小便不利，而无大汗出，不但热邪伤阴，且兼有水气，故用猪苓汤滋阴清热利水。

2. 五苓散证　猪苓汤证的"脉浮发热，渴欲饮水，小便不利"与71条中五苓散主之的"脉浮，小便不利，微热消渴"表述非常类似，且猪苓汤证与五苓散证均为水气不利之证，应加以鉴别。两证病位均在下焦，由于膀胱气化失职，均见小便不利，治疗用猪苓、茯苓、泽泻以利水，虽脉浮发热、口渴证同，但其缘由有异。猪苓汤证由于阳明余热尚存，津伤而水气不利，故见心烦不得眠，舌红少苔等阴虚内热证，其治在利水基础上加用阿胶、滑石育阴清热；五苓散证由于太阳表邪不解，循经入里，邪与水结，气不化津所致，故见恶寒发热舌苔白等表寒证，故其治疗在利水基础上加桂枝、白术，通阳化气，兼以解表。

【临床应用】

1. 用方指征

（1）特征症状　小便不利，渴欲饮水，发热。

（2）主要症状（水液输布障碍）　小便不利，遗尿，泄泻，便秘，水肿，四肢困重，口吐痰涎，或脐下动悸，或少腹胀满等。

（3）可伴随（阴虚证）症状　五心烦热，口苦，口臭，烦躁不得眠等。

（4）体质差异出现的次要症状　肥胖，或血淋，或反复鼻流浊黄涕，或小便涩痛，或阴囊红肿，或妇人带下黄稠等。

（5）舌苔脉象　舌红或略绛而少苔，脉浮或浮数。

2. 现代运用　本方利饮解热，可用于泌尿系炎症。本方加大量薏苡仁治疗前列腺炎、肾盂肾炎、膀胱炎、淋证、泌尿系感染等均有效。痛者可加芍药、甘草，灼热甚者可加少量大黄。

3. 使用注意　方中阿胶系滋腻之品，若水湿内滞而无阴虚征象者应忌用。

【实验研究】

现代药理研究证明，猪苓汤有良好的利尿作用，对血浆和各脏器电解质及水液分布均无明显影响。若大剂量应用则排尿量减少。突发性水肿患者服用猪苓汤颗粒剂，观察到其利尿作用与调节肾素–血管紧张素–醛固酮系统有关；在尿结石患者的应用中则提示本方在利尿的同时具有保钾作用，又可改善代谢性酸中毒。动物实验证明，猪苓汤对实验性肾功能不全有治疗作用，可显著抑制尿路结石的形成，使肾组织草酸的含量明显降低。

【条文荟萃】

若脉浮发热，渴欲饮水，小便不利者，猪苓汤主之。（223）

阳明病，汗出多而渴者，不可与猪苓汤，以汗多胃中燥，猪苓汤复利其小便故也。（224）

少阴病，下利六七日，咳而呕渴，心烦不得眠者，猪苓汤主之。（319）

【病案举例】

岳美中医案　高某，女性，干部，患慢性肾盂肾炎，因体质较弱，抗病能力减退，长期反复发作，经久治不愈。发作时有高热，头痛，腰酸腰痛，食欲不振，尿意窘迫，排尿少，有不快与疼痛感。尿常规检查：浑浊，有变性脓细胞、上皮细胞、红细胞、白细胞等；尿培养：有大肠埃希菌。此病证属淋病范畴。根据临床表现辨为湿热浸及下焦，治宜清利下焦湿热，其病久反复发作，经久不愈，为湿热伤阴，选张仲景《伤寒论》猪苓汤。因本方为治疗下焦蓄热之专剂，淡能渗湿，寒能清热。茯苓甘淡，渗脾肾之湿；猪苓甘淡，泽泻咸寒，泻肾与膀胱之湿；滑石甘淡而寒，彻除上下表里之湿热；阿胶甘平滑润，既能通利水道，使热邪从小便下降，又能止血。给予原方服用：猪苓12g，茯苓12g，滑石12g，泽泻18g，阿胶9g（烊化兑服）。水煎剂6剂后，诸症即消失。另嘱患者多进水分，使尿量保持在每日1500mL以上。此病多属正气已伤、邪气仍实的虚实兼证类型，故嘱其不发作时，服肾气丸药物，以扶正而巩固疗效。

桂枝茯苓丸

【组成】

桂枝　茯苓　牡丹去心　桃仁去皮尖，熬　芍药各等分（各15g）

【用法】

上五味，末之，炼蜜和丸，如兔屎大。每日食前服一丸。不知，加至三丸（现代用法：水煎服或装胶囊服，每日服 3 ～ 5g）。

【功用】

活血化瘀，缓消癥瘕。

【主治】

妇人癥瘕积聚　停经，或经行异常，小腹疼痛，或有包块，闭经数月又漏下不止。或经停，似妊娠，但和正常胞宫长大不同，舌质紫暗或边尖夹有瘀点，脉涩。

【方解】

妇人宿有癥病，经断未及三月，而得漏下不止，胎动在脐上者，为癥痼害。妊娠六月动者，前三月经水利时，胎也。下血者，后断三月，衄也。所以血不止者，其癥不去故也。当下其癥，桂枝茯苓丸主之。（《金匮要略·妇人妊娠病脉证并治》）

妇女宿有癥病史，停经不到 3 个月，漏下不止，并觉脐上似有胎动，此为癥积作祟。比较正常妊娠，如果怀孕 6 个月感觉胎动，停经前 3 个月，月经通利。期、色、质、量均正常，为胎孕。若前三月经水异常，经停 3 月后又下血，此为癥痼。经水异常，渐至停经，瘀血内阻，阻碍气机，妨碍津液代谢，故血不归经，又可漏下不止。此时癥积不去，漏下难止，故当消瘀化癥，使瘀去血止，当用桂枝茯苓丸治疗。方中桂枝、芍药通调血脉，牡丹皮、桃仁化瘀消癥，茯苓健脾渗湿，使瘀血得消，水湿得去，体现了血、水共调。瘀积有形，非旦夕可除，用蜜为丸长期服用，并从小剂量开始，以缓攻其癥，祛邪而不伤正。

【方证鉴别】

1. 芎归胶艾汤证　妊娠下血，伴腹中痛，多血色浅淡，或暗淡，质清稀，伴头晕目眩，神疲体倦，舌淡脉细，属妊娠胞阻下血，用芎归胶艾汤调补冲任，固经安胎。方中阿胶补血止血，艾叶温经暖宫，二药皆能调经安胎，治崩止漏；干地黄、芍药、当归、川芎养血和血，甘草调和诸药，清酒以行药势，诸药合用则养血止血，暖宫调经。

2. 温经汤证　冲任虚寒，瘀阻胞宫，月经不调，痛经，月经先期或后期，或先后不定期，月经色暗有瘀块，小腹冷痛喜热熨，或刺痛拒按。可伴口唇干燥，暮即发热，手心烦热，腹满，舌质紫暗，或舌边有瘀斑瘀点，脉沉涩或弦涩。用温经汤温养血脉，使虚寒得以补，瘀血得以行，以达温经行瘀之效。方中吴茱萸、桂枝温经散寒，通利血脉，共为君药。当归、川芎、白芍活血祛瘀，养血调经；牡丹皮既助诸药活血化瘀，又可清血分虚热，共为臣药。阿胶养血止血，滋阴润燥；麦冬养阴清热，既可养血调肝，滋阴润燥，又可制约君药之温燥。人参、甘草益气健脾，以资化源。半夏、生姜辛开散结，通降胃气，以助祛瘀调经。诸药合用，共奏温经散寒，养血祛瘀之功。

【临床应用】

1. 用方指征

（1）特征症状　少腹癥块，拒按。

（2）主要症状（瘀阻少腹证）　少腹胀满疼痛，崩漏、血色紫黑晦暗有块，舌紫暗或有瘀点，苔白腻等。

（3）可伴随（痰湿证）症状　纳呆，便溏，苔厚腻等。

（4）体质差异出现的次要症状　或闭经腹痛，或胎动不安，或妊娠漏下不止，或带下赤白，或产后恶露不行，或不孕等。

（5）舌苔脉象　舌质紫暗或边尖夹有瘀点，苔白厚腻，脉涩。

2. 现代运用　本方用于子宫肌瘤、子宫内膜异位症、卵巢囊肿、子宫附件炎、慢性盆腔炎、月经不调、痛经、产后恶露不行等病。

3. 使用注意　对于妇女妊娠而有瘀血癥块者，只能渐消缓散，不可猛攻。注意使用从小剂量开始。

【条文荟萃】

妇人宿有癥病，经断未及三月，而得漏下不止，胎动在脐上者，为癥痼害。妊娠六月动者，前三月经水利时，胎也。下血者，后断三月，衃也。所以血不止者，其癥不去故也。当下其癥，桂枝茯苓丸主之。（《金匮要略·妇人妊娠病脉证并治》）

【病案举例】

1977 年深秋，有嘉兴市郊马桥乡一妇，年届三十，因婚后五年不孕，经各地诊治，未见疗效，故前来我处诊治。患者经行后期，少腹疼痛，经水色紫有块，量少，脉涩，舌苔薄白，边有瘀点。此属瘀阻胞宫，瘀血不去，新血不生，不能摄精成胎。投桂枝茯苓丸加味以活血化瘀。方用：桂枝 4.5g，茯苓 12g，赤芍 9g，丹皮 9g，桃仁 9g，当归 9g，川芎 4.5g，红花 4.5g，失笑散 12g（包煎）。嘱患者于每月月经来潮之前服此方 5 剂，连服 3 个周期。至 1978 年冬，来信告知：患者已生育一子，欣喜不已。

当归芍药散

【组成】

当归三两（9g）　芍药一斤（48g）　茯苓四两（12g）　白术四两（12g）　泽泻半斤（24g）　川芎半斤（一作三两）（9g）

【用法】

上六味，杵为散，取方寸匕，酒和，日三服（现代用法：为散，每次服 5 ～ 10g，酒和，1 日服 2 次。若作汤剂，水煎服，日 3 服）。

【功用】

养血调肝，健脾利湿。

【主治】

肝脾失调，气郁血滞湿阻证　腹中拘急疼痛，伴头晕，面唇少华，或心悸怔忡，月经量少，色淡，甚至闭经，纳少体倦，面浮或下肢微肿，小便不利。

【方解】

妇人怀娠，腹中疞痛，当归芍药散主之。（《金匮要略·妇人妊娠病脉证并治》）

妇人腹中诸疾痛，当归芍药散主之。（《金匮要略·妇人杂病脉证并治》）

妇人妊娠后，气血归胞养胎，故全身气血相对不足。肝血不足，则血行迟滞；脾气不足，则湿由内生。肝脾不和，湿停血滞，故腹中拘急，绵绵作痛，临床还可见小便不利，头晕，面唇少华等症。治用当归芍药散养血调肝，健脾利湿。方中重用芍药敛肝养血，缓急止痛，辅以当归补养肝血、川芎行血中气滞，三药共用，以养血调肝。泽泻用量较大，意在渗利湿浊，白术、茯苓健脾除湿，三者合用以健脾利湿。肝血足则其气调达，脾气健则湿邪自除，则诸症自愈。

【方证鉴别】

小建中汤证　两证均见腹中疼痛。但小建中汤证属于中焦虚寒性疼痛，证见腹痛喜按，心悸虚烦，面色无华，神疲纳少，大便溏，舌质淡，脉细涩，或手足心热，咽干口燥，四肢酸痛。小建中汤建中补土，补气生血，使气血流畅，腹痛自除。方中用桂枝汤调和阴阳，使气血生化有源，虚寒性腹痛病因得以消除；加重白芍的用量，敛阴缓急止痛，急者治其标。

【临床应用】

1. 用方指征

（1）特征症状　腹中急痛。

（2）主要症状（血瘀湿阻证）　腹中急痛或绞痛，拒按，小便不利，舌紫暗或有瘀点，苔白腻等。

（3）可伴随（肝脾不调证）症状　痛泻，无食欲，目赤疼痛或兼涕泪甚多等。

（4）体质差异出现的次要症状　妊娠腹痛，或妊娠或产后下利，或腰腿麻痹无力，或脱肛肿痛，或积聚等。

（5）舌苔脉象　舌淡胖或胖紫暗或瘀点，苔白腻或滑，脉弦涩或涩。

2. 现代运用　本方用于治疗月经不调、先兆流产、漏经、妊娠高血压、不孕、子宫附件炎、带下、更年期综合征、卵巢功能低下、自主神经失调症、神经衰弱、高脂血症属于肝脾失调、气郁血滞湿阻证者。

3. 使用注意　虚寒性腹痛本方不适宜。

【条文荟萃】

妇人怀娠，腹中疞痛，当归芍药散主之。（《金匮要略·妇人妊娠病脉证并治》）

妇人腹中诸疾痛，当归芍药散主之。（《金匮要略·妇人杂病脉证并治》）

【病案举例】

宋某，女，26岁。怀孕7月，时感腹中拘急，绵绵作痛，食欲不振，双下肢浮肿已月余，按之凹陷不起，舌淡苔白润，脉弦滑。系妊娠肝脾不和的腹痛证，用当归芍药散为汤：当归9g，芍药24g，川芎6g，茯苓15g，泽泻15g，白术12g。5剂后，腹痛消失，双下肢浮肿渐退，继服3剂，诸症悉除。足月顺产一子。

第十一章　杂方类 ▷▷▷

第一节　上焦类方

半夏厚朴汤

【组成】

半夏一升（12g）　厚朴三两（9g）　茯苓四两（12g）　生姜五两（15g）　干苏叶二两（6g）

【用法】

上五味，以水七升，煮取四升，分温四服，日三服、夜一服（现代用法：水煎取汁，分3～4次温服）。

【功用】

行气散结，降逆化痰。

【主治】

梅核气　妇人咽中如有炙脔，咯吐不出，吞咽不下，胸膈满闷，或咳或呕，舌苔白润或白滑，脉弦缓或弦滑。

【方解】

妇人咽中如有炙脔，半夏厚朴汤主之。（《金匮要略·妇人杂病脉证并治》）

妇人自觉咽中如有异物感，咯之不出，吞之不下，但于饮食无碍，后世俗称"梅核气"。本病多由于七情郁结，气机不畅，津聚为痰，与气搏结，上逆咽喉所致。治用半夏厚朴汤开结化痰，顺气降逆。

方中半夏辛苦温燥，化痰散结，降逆和胃为君；厚朴行气开郁，下气除满，助半夏散结降逆为臣；茯苓甘淡渗湿健脾，助半夏以化痰；生姜辛散温通，助半夏和胃止呕，共为佐；苏叶芳香疏散，宣肺疏肝，助厚朴行气宽胸，宣通郁结之气，为使。

【临床应用】

1. 用方指征

（1）特征症状　咽喉异物感，吞吐不得。

（2）主要症状（气机不畅）　情志抑郁，胸胁满闷。

（3）可伴随（痰饮证）症状　咳嗽气喘，痰多胸闷，或腹胀，呕吐恶心，食欲不振等。

（4）体质差异出现的次要症状 其人多疑多虑，善恐易惊，精神易紧张，情绪波动较大，易于头晕头痛，失眠多梦等。

（5）舌苔脉象 舌苔多厚腻、白腻、口内黏腻，脉多弦滑。

2. 现代运用 现代常用本方治疗神经官能症、慢性咽炎、气管炎等属于气滞痰凝者。

3. 使用注意 因其用药多苦温辛燥，故津伤较重或阴虚者不宜使用。由于适用本方的患者其体质多属于敏感型，情绪易波动，症状易反复，故治疗时须配合适当的心理疏导。

【条文荟萃】

妇人咽中如有炙脔，半夏厚朴汤主之。（《金匮要略·妇人杂病脉证并治》）

【病案举例】

1. 郁证 男，43岁，干部。近5年来无原因的食欲不振，腹胀，有时恶心，自觉心里难受，全身无力，双手发抖，有时合并双下肢发抖，多汗，胸闷，夜不能寐，时常每日睡眠2～3小时，善太息而四处求医，均无明显疗效，同时因患"慢性乙肝"而忧心忡忡。查其面色淡黄，语言低弱，形体消瘦，舌质淡苔白腻脉细弦。证属情志不畅，气机郁滞，脾运不健，生湿聚痰。诊断：郁证。治以化痰利气，疏肝健脾。方以半夏厚朴汤加减：半夏10g，厚朴15g，茯苓20g，紫苏10g，生姜5片，酌加枳壳10g，佛手10g，旋覆花10g，远志10g，枣仁20g，以增强理气开郁、化痰降逆、安神定志之效。治疗3个月诸症悉平，精神状态豁然开朗，恢复正常工作，随访1年未发。

2. 梅核气（痰热上壅，咽喉受窒） 王某，男，40岁，干部。1973年11月7日就诊。自客岁仲春中旬，觉咽喉中梗阻，咽之不下，咯之不出，时轻时重，1个月前，服半夏厚朴汤加乌药、香附、桔梗5剂，咽喉中梗塞加重，经检查，咽喉部充血，常觉喉中有痰阻之状，用力咳则出黏黄痰，胸闷，小便黄，舌质红，苔黄滑厚，脉弦滑数。证属痰阻气机，日久化热，壅塞咽喉。治宜理气化痰，清热散结。予半夏厚朴汤加减，药用：法半夏、厚朴、紫苏叶、郁金、连翘、浙贝母各9g，茯苓、忍冬藤各12g，黄药子6g。服10剂，咽喉间偶有梗塞。咽部充血消失，咯痰仍黏稠，胸部微闷，舌红，苔黄滑，脉滑稍数。乃痰热留恋，气机欠畅。以原方去黄药子，加佩兰6g，芳化湿浊，海浮石12g，降火消痰，续服12剂。咽喉梗阻消失。

栀子豉汤

【组成】

栀子十四个（9g），炒　香豉四合（4g），绵裹

【用法】

上二味，以水四升，先煮栀子，得二升半，内豉，煮取一升半，去滓，分为二服，温进一服，得吐则止（现代用法：水煎，温服，日3服）。

【功用】

清宣郁热除烦。

【主治】

火郁胸膈虚烦证　虚烦不得眠，心中懊憹，胸中窒，心下濡，或心中结痛，饥不能食，或身热，手足温，但头汗出。

【方解】

发汗后，水药不得入口为逆。若更发汗，必吐下不止。发汗吐下后，虚烦不得眠，若剧者，必反复颠倒，心中懊憹，栀子豉汤主之。若少气者，栀子甘草豉汤主之。若呕者，栀子生姜豉汤主之。（76）

根据条文本证在于汗吐下后，或病之后期邪势已衰其大半之时而出现。虽经汗吐下，正气未严重受损。"虚烦不得眠"为无形邪热内扰心神。甚则"反复颠倒，心中懊憹"是心胸烦热更甚，故烦闷无奈，莫可名状，卧起不安，不能入睡之状。本证病位主要在胸膈，可以影响心下胃腑。如胸中气不利则胸中窒，血不利则心中结痛，但按之心下濡，有别于泻心汤证的心下痞硬，陷胸汤证的硬而痛。若郁热犯胃，则嘈杂似饥。若郁热上蒸，则见身热，但头汗出。热盛则见苔黄脉盛。变证虽多，究其病机总为无形邪热郁于胸膈。故治疗本证，主要是清宣胸中郁热，则诸症自除。

本方栀子苦能泻火，寒能清热，用为主药是在清热，配香豉辛甘微寒之性，宣散郁热，使其外透而解，药虽二味，有升有降，清宣郁热，应手取效。

【方证鉴别】

1. 酸枣仁汤证　两者都可以见到虚烦不得眠。酸枣仁汤证肝阴不足，虚火扰心，故常伴有"五心烦热，潮热，舌红少苔，脉细数无力"，方用酸枣仁为君养血补肝，宁心安神；茯神宁心安神；知母滋阴清热；川芎调气疏肝；生甘草清热和中。栀子豉汤证是郁热扰胸膈，强调实热，故常伴有"舌红苔黄，脉数有力"，方用栀子、香豉有升有降，清宣郁热。

2. 白虎汤证　两证都为无形邪热致烦。白虎汤证病位在阳明气分，故常伴有"身热，大汗，口渴"，方用石膏、知母清泄里热；栀子豉汤证在上焦胸膈，治以清宣郁热。

3. 大承气汤证　两证都为热邪致烦。大承气汤证为热结成实，为有形邪气，病在阳明之腑，常伴有"便秘"。栀子豉汤证为无形热邪，病在上焦胸膈。

4. 栀子厚朴汤证　两证都为无形邪热致烦。栀子厚朴汤证强调气机阻塞于腹，故见"腹满"，用厚朴行气除满。而栀子豉汤证主要在胸膈，表现为"胸中窒"。

5. 栀子干姜汤证　两证都为无形邪热致烦。栀子干姜汤证为上热中寒，伴有脾胃虚寒，故见"腹满时痛，食少下利不渴"，用干姜温运脾阳。栀子豉汤证为热证，重在清热。

【临床应用】

1. 用方指征

（1）特征症状　虚烦。

（2）主要症状（郁火内扰胸膈）　心中懊憹，胸中窒，心中结痛，失眠不能入睡。

（3）可伴随（热证）症状　身热，口渴，手足温，但头汗出。

（4）体质差异出现的次要症状　心下按之濡，嘈杂似饥不能食，或胃脘不适，或呕吐，或出血，或腹满。

（5）舌苔脉象　舌苔黄或黄腻，寸脉盛或脉数有力或滑。

2. 加减

（1）栀子甘草豉汤　《伤寒论》："发汗后，水药不得入口为逆。若更发汗，必吐下不止。发汗吐下后，虚烦不得眠，若剧者，必反复颠倒，心中懊侬，栀子豉汤主之。若少气者，栀子甘草豉汤主之。若呕者，栀子生姜豉汤主之。"（76）

特征症状：虚烦不得眠，短气。

主要症状（热扰胸膈）：胸中窒，心中结痛，身热，手足温，但头汗出，失眠。

舌苔脉象：舌苔黄或黄腻，寸脉盛略弱。

（2）栀子生姜豉汤　《伤寒论》："发汗后，水药不得入口为逆。若更发汗，必吐下不止。发汗吐下后，虚烦不得眠，若剧者，必反复颠倒，心中懊侬，栀子豉汤主之。若少气者，栀子甘草豉汤主之。若呕者，栀子生姜豉汤主之。"（76）

特征症状：虚烦不得眠，呕吐。

主要症状（热扰胸膈）：胸中窒，心中结痛，身热，手足温，但头汗出，失眠。

舌苔脉象：舌苔黄或黄腻，寸脉盛。

（3）枳实栀子豉汤　《伤寒论》："大病差后，劳复者，枳实栀子豉汤主之。"（393）

特征症状：虚烦不得眠，胸膈痞满。

主要症状（热扰胸膈）：心中结痛，食少纳呆。

舌苔脉象：舌苔薄黄略腻，脉滑数。

3. 现代运用　现代常用于治疗神经系统疾病，如神经官能症、自主神经功能紊乱、精神失常等，其次为循环、呼吸、泌尿、消化及妇科系统疾病，如黄疸、心肌炎、食道炎、胃脘痛、膀胱炎及功能性子宫出血等属于热扰胸膈证。因本方药味简练，稍嫌力薄，故临床使用时，可随证加味。

4. 使用注意　虚证，寒证不宜用本方。

【实验研究】

栀子豉汤能调节中枢神经递质，参与脂质代谢进而达到抗抑郁的目的。

【条文荟萃】

发汗后，水药不得入口为逆。若更发汗，必吐下不止。发汗吐下后，虚烦不得眠，若剧者，必反复颠倒，心中懊侬，栀子豉汤主之。若少气者，栀子甘草豉汤主之。若呕者，栀子生姜豉汤主之。（76）

发汗，若下之而烦热，胸中窒者，栀子豉汤主之。（77）

伤寒五六日，大下之后，身热不去，心中结痛者，未欲解也。栀子豉汤主之。（78）

凡用栀子汤，病人旧微溏者，不可与服之。（81）

阳明病，脉浮而紧，咽燥口苦，腹满而喘，发热汗出，不恶寒，反恶热，身重。若发汗则躁，心愦愦，反谵语。若加烧针，必怵惕烦躁，不得眠。若下之，则胃中空虚，客气动膈，心中懊侬，舌上胎者，栀子豉汤主之。（221）

阳明病下之，其外有热，手足温，不结胸，心中懊侬，饥不能食，但头汗出者，栀子豉汤主之。（228）

下利后更烦，按之心下濡者，为虚烦也，宜栀子豉汤。（375）

下利后，更烦，按之心下濡者，为虚烦也，栀子豉汤主之。（《金匮要略·呕吐哕下利病脉证治》）

【病案举例】

1. 虚烦失眠　袁某，男，24岁。患伤寒恶寒，发热，头痛，无汗，予麻黄汤一剂，不增减药味，服后汗出即瘥。历大半日许，患者即感心烦，渐渐增剧，自言心中似有万虑纠缠，意难摒弃，有时闷乱不堪，神若无主，辗转床褥，不得安眠，其妻仓惶，恐生恶变，乃复迎余，同往诊视。见其神情急躁，面容怫郁。脉微浮带数，两寸尤显，舌尖红，苔白，身无寒热，以手按其胸腹，柔软而无所苦，询其病情，曰，心乱如麻，言难表述。余曰无妨，此余热扰乱心神之候。乃书栀子豉汤一剂：栀子9g，淡豆豉9g。先煎栀子，后纳豆豉。一服烦稍安，再服病若失。

2. 小儿热扰胸膈（魏蓬春医案）　龙某，男，11个月，1983年10月4日就诊。患儿入夜则躁动不安、啼哭1周余。曾经他医用导赤散等治疗无效，因而来诊。小儿除上述症状外，伴有纳减，大便正常，小便赤而异臊，舌质红、苔薄黄，指纹紫红。此属热扰胸膈证，治宜清热除烦。处方：山栀子4g，淡豆豉8枚，2剂，诸症消失。

小陷胸汤

【组成】

黄连一两（3g）　半夏半升（12g），洗　　栝楼实大者一枚（20g）

【用法】

上三味，以水六升，先煮栝楼，取三升，去滓，内诸药，煮取二升，去滓，分温三服（现代用法：水煎，温服，日3服）。

【功用】

清热涤痰开结。

【主治】

小结胸证　心下痞硬，按之则痛，胸闷喘满，咳吐黄痰，苔黄腻，脉浮滑。

【方解】

小结胸病，正在心下，按之则痛，脉浮滑者，小陷胸汤主之。（138）

小结胸病属于结胸的证型之一。它是由无形邪热和有形之痰结于心下而成，故小结胸证的病位较高而局限。"正在心下"指胃脘部位，病势轻浅，不若大结胸从心下至少腹硬满而痛，痛不可近，小结胸按之则痛。由于里热盛，鼓动气血，气盛血涌，血管扩张，轻取即得，故脉浮。此脉浮和主表的浮脉不同。主热的浮脉是轻取即得，按之数而有力，故浮主上，滑则主痰，是痰热结滞为患，大结胸脉沉紧，沉主在里，紧主邪实。结胸有轻重，立方分大小，大结胸证为证候之剧者，故用大陷胸汤峻攻，小结胸证为证候之轻者，故用小陷胸汤治疗。

小陷胸汤由黄连、半夏、瓜蒌三味药组成。黄连苦寒，清泄心下之热结；半夏辛温，化痰涤饮，消痞散结；瓜蒌实甘寒滑润，既能助黄连清热泻火，又能助半夏化痰开结，同时还有润便导下的作用。三药合用，使本方具有辛开苦降、清热涤痰开结的功效。

【方证鉴别】

半夏泻心汤证　两方证都可见心下胀满不适。半夏泻心汤证是无形湿热壅聚胃脘，以胀为主，按之不痛，方用法夏、干姜辛温除寒，和胃止呕；黄连、黄芩苦寒泄降除热，清肠燥湿；人参、大枣、炙甘草补中益气，养胃；全方辛开苦降，以散痞结。小陷胸汤证是邪热和有形之痰互结心下，故以痛为主，按之则痛，方用瓜蒌与黄连、半夏相伍，清热涤痰散结。

【临床应用】

1. 用方指征

（1）特征症状　心下痞硬，按之则痛。

（2）主要症状（痰热互结证）　胸闷喘满，咳吐黄痰。

（3）可伴随（胃热证）症状　恶心呕吐，口干，口臭。

（4）体质差异出现的次要症状　胃部烧灼感，或咳即胸痛，或胸胁闷痛，或便秘，或乳房疼痛等。

（5）舌苔脉象　舌质红，苔黄厚腻（或燥），脉浮滑。

2. 现代运用　现代常用于急性胃炎、胆囊炎、肝炎、冠心病、肺心病、急性支气管炎、幽门梗阻、抗癌药引起的胃肠反应、胸膜炎、胸膜粘连等属痰热互结心下或胸膈者。

3. 使用注意　虚证、寒证不宜使用本方。

【实验研究】

现代药理研究表明，小陷胸汤中黄连、瓜蒌有明显的抗菌消炎作用；瓜蒌、半夏还有良好的祛痰、镇咳功效；此外黄连又兼有利胆、抑制应激性溃疡的效用。

【条文荟萃】

小结胸病，正在心下，按之则痛，脉浮滑者，小陷胸汤主之。（138）

【病案举例】

1. 刘渡舟医案　孙某，女，58岁。胃脘作痛，按之则痛甚，其疼痛之处向外鼓起一包，大如鸡子，濡软不硬。患者恐为癌变，乃请中医治疗。切其脉弦滑有力，舌苔白中带滑。问其饮食、二便，皆为正常。辨为痰热内凝，脉络瘀滞之证。为疏小陷胸汤：瓜蒌30g，黄连9g，半夏10g。共服3剂，大便解下许多黄色黏液，胃脘之痛立止遂消，病愈。

2. 崔德成医案　燕某，男，56岁，1989年8月7日住县医院内科病房。久患肺心病、心功能不全，每日靠强心、利尿、抗感染药物维持，仍喘促不得卧，口出浊气，咳唾涎沫，便秘，小陷胸三症悉见，辨为痰热互结，遂服用小陷胸汤：瓜蒌60g，半夏10g，黄连4g。1剂便畅喘减，3剂药后症情好转。

《千金》苇茎汤

【组成】

苇茎二升（30g）　薏苡仁半升（30g）　桃仁五十枚（12g）　瓜瓣半升（24g）

【用法】

上四味，以水一斗，先煮苇茎，得五升，去滓，内诸药，煮取二升，服一升，再服，当吐如脓（现代用法：水煎，温服，日3服）。

【功用】

清肺化痰，消痈排脓。

【主治】

肺痈　发热，咳嗽痰多，甚则咳吐腥臭脓血，胸中隐隐作痛，舌红苔黄腻，脉滑数。

【方解】

《千金》苇茎汤，治咳有微热，烦满，胸中甲错，是为肺痈。（《金匮要略·肺痿肺痈咳嗽上气病脉证治·附方》）

本方为治肺痈名方。痰热壅肺，气失清肃则咳嗽痰多。热盛肉腐，则为痈脓。邪热扰心则烦满，痰热瘀血，互阻胸中，则胸痛。故本证为肺痈之热毒壅滞，痰瘀互结证。治当清肺化痰，逐瘀排脓。苇茎清泄肺热而疗痈，宣肺利窍而化痰排脓，为治疗肺痈之要药，为君药。冬瓜子涤痰排脓，清热利湿，其在肺痈脓未成者用之可化痰，脓已成者用之可排脓，是治内痈之要药，为臣药。桃仁活血行滞，散瘀消痈；薏苡仁上清肺热而排脓，下利水湿而祛邪，共为佐药。

【方证鉴别】

大黄牡丹汤证　《千金》苇茎汤清热化痰，逐瘀排脓，用于痰热结肺所成的肺痈，证见咳嗽痰多，吐脓血腥臭样痰；而大黄牡丹汤泄热破瘀，散结消肿，用于肠痈初期证，见右腹疼痛，发热恶寒。方仅四药，结构严谨，药性平和，共具清热化痰、逐瘀排脓之效。

【临床应用】

1. 用方指征

（1）特征症状　胸痛，咳嗽，吐腥臭脓痰。

（2）主要症状（热毒壅肺证）　身热，口渴欲冷饮，口臭，吐腥臭脓痰等。

（3）可伴随（瘀血证）症状　胸中甲错，口唇紫暗，瘀斑瘀点等。

（4）体质差异出现的次要症状　或痰黄而多，或咯血，或铁锈色痰，或咳嗽胸痛等。

（5）舌苔脉象　舌质红，苔黄厚腻，脉滑数。

2. 现代运用　现常用于治疗肺脓肿、肺炎、急慢性支气管炎、支气管扩张合并感染、百日咳等属于痰热壅肺者。

3. 使用注意　肺痈无论脓已成或未成，都可用此方加减，但须正气充盛。

【条文荟萃】

《千金》苇茎汤，治咳有微热，烦满，胸中甲错，是为肺痈。（《金匮要略·肺痿肺痈咳嗽上气病脉证治·附方》）

【病案举例】

胡希恕医案 王某，女，47岁。咳嗽、咳吐脓痰反复发作1年余，经支气管镜检查诊为支气管扩张。近1周来，咳嗽、咳大量黄黏痰，纳差，口干不欲饮，胸闷，晚上身微热，恶寒，苔白厚腻，脉沉细滑。证属痰饮阻肺，郁久化热。治以清热化痰，方用《千金》苇茎汤合桔梗汤加减。处方：鲜苇茎30g，生薏苡仁15g，桃仁15g，冬瓜子15g，桔梗10g，炙甘草6g，杏仁10g，紫苏子10g，竹茹6g。上药服6剂，咳痰减少，身热、恶寒消除。原方加减服1个月，咳痰基本消失。

葶苈大枣泻肺汤

【组成】

葶苈（9g），熬令黄色，捣丸如弹子大　大枣十二枚（12枚）

【用法】

上先以水三升，煮枣取二升，去枣，内葶苈，煮取一升，顿服（现代用法：水煎，1次服完）。

【功用】

泻肺行水，下气平喘。

【主治】

1. 肺痈 喘不得卧，呼吸困难，咳嗽痰多清稀，苔白腻或滑，脉滑。

2. 支饮 咳嗽气喘，胸闷脘胀，痰多清稀，面部或四肢浮肿，苔白腻或滑，脉滑。

【方解】

肺痈，喘不得卧，葶苈大枣泻肺汤主之。（《金匮要略·肺痿肺痈咳嗽上气病脉证治》）

邪犯于肺，肺气壅滞，故胸部胀满不能平卧；肺失通调，不能输布津液，水气停留则一身面目浮肿。肺窍不利，故鼻塞流清涕，嗅觉失灵，不闻香臭酸辛；肺气失于宣降，故咳嗽上气，喘鸣息破。治当开泄肺气以行水。

方中葶苈子辛开苦降，开泄肺气，消痰平喘，利水消肿；唯其性峻猛，虑伤正气，故佐大枣缓和药性，安中护正，以使邪去而正不伤。二味相伍，以收泻肺行水而正气不伤之功，兼可益脾制水，扶正培本。本方总属泻肺之剂，既适用于肺痈未成或将成，又治支饮之饮实气壅者。

【方证鉴别】

1. 泻白散证 葶苈大枣泻肺汤与泻白散均有泻肺作用，但泻白散是泻肺中伏火，葶苈大枣泻肺汤是泻肺中痰水。

2. 麻杏甘石汤证 葶苈大枣泻肺汤主治痰饮壅盛，郁而发热，故病以咳、喘、痰多腥臭及面目身浮肿为特点；而麻杏甘石汤主治邪热盛实，扰乱肺气肃降及宣发功能，故病以咳、喘、痰黄、高热为特点。

【临床应用】

1. 用方指征

（1）特征症状　喘不得卧，呼吸困难，痰多清稀。

（2）主要症状（水饮壅肺证）　咳喘，不能平卧，呼吸困难，胸满，口干不欲饮，苔白腻或滑等。

（3）可伴随（热瘀证）症状　口臭，痰黄或铁锈色，便秘，小便黄等。

（4）体质差异出现的次要症状　或痰黄而多，或咯血，或咳嗽胸痛，或小便不利，或水肿等。

（5）舌苔脉象　舌淡苔白腻或滑或夹黄，脉滑数或弦滑。

2. 现代运用　临床可运用于治疗肺源性心脏病、风心病心力衰竭、急慢性支气管炎、百日咳、渗出性胸膜炎、胸腔积液等。

3. 使用注意

（1）本方为泻痰逐水之剂，宜于形证俱实者，肺虚喘促或脾虚肿满等症及孕妇，当忌用或慎用。

（2）本方无解表之功，其药性峻猛攻下，若表邪未尽，当先解表，以防引邪入里。宜先服小青龙汤解表宣肺，待表解后方可服此方。

【实验研究】

现代研究显示，葶苈子具强心、利尿作用，临床多用于肺心病、风心病、冠心病心衰见水肿、呼吸困难者。

【条文荟萃】

肺痈，喘不得卧，葶苈大枣泻肺汤主之。（《金匮要略·肺痿肺痈咳嗽上气病脉证治》）

肺痈胸满胀，一身面目浮肿，鼻塞清涕出，不闻香臭酸辛，咳逆上气，喘鸣迫塞，葶苈大枣泻肺汤主之。方见上，三日一剂，可至三四剂，此先服小青龙汤一剂乃进。（《金匮要略·肺痿肺痈咳嗽上气病脉证治·附方》）

支饮不得息，葶苈大枣泻肺汤主之。（《金匮要略·痰饮咳嗽病脉证并治》）

【病案举例】

隋振寰医案　葶苈大枣泻肺汤治疗肺胀。刘某，男，21岁。时值秋季于田间劳动，汗出乘凉后咽痛咳嗽，吐少许黏痰似脓，发热恶寒，头痛，继则身热不寒，颜面潮红，全身酸疼，咳嗽胸痛如刺，不敢深呼吸，痰中带血丝，一夜间吐血约300mL，如铁锈色，小便黄赤，大便干燥而3天未行，口渴，恶心呕吐。舌红绛，苔黄厚少津，脉数而有力。西医诊断为大叶性肺炎，中医诊为肺胀。因风寒束肺，肺失宣降，郁而化热，风热毒邪壅塞肺气所致。方用葶苈大枣泻肺汤开泄肺中壅塞之实邪。药用葶苈子30g，大枣10枚，三七10g（为末，分两次冲服）。1剂咳减，2剂血痰减少，体温37.2℃。4剂胸痛、血痰均止，体温在37℃以下，除轻咳外，余症悉除。复查X线：肺部阴影完全吸收。

十枣汤

【组成】

芫花熬　甘遂　大戟各等分　大枣十枚，擘

【用法】

上三味，等分，各别捣为散，以水一升半，先煮大枣肥者十枚，取八合，去滓，内药末。强人服一钱匕，羸人服半钱，温服之，平旦服。若下病不除者，明日更服，加半钱，得快下利后，糜粥自养（现代用法：上3味等分为末，或装入胶囊，每服0.5～3g，每日1次，以大枣10枚煎汤送服，清晨空腹服。得快下利后，糜粥自养）。

【功用】

攻逐水饮。

【主治】

饮停胸胁证　胸胁满痛，咳唾引痛，短气，心下痞硬满，干呕，漐漐汗出，发作有时，不恶寒，下利，脉弦。

【方解】

太阳中风，下利，呕逆，表解者，乃可攻之。其人漐漐汗出，发作有时，头痛，心下痞，硬满，引胁下痛，干呕，短气，汗出，不恶寒者，此表解里未和也，十枣汤主之。（152）

条文应分为二段，条首冠以"太阳中风"，说明当有恶风寒，头痛，发热，脉浮，汗出等。"下利，呕逆"乃太阳中风过程中，表邪引动了里饮，水饮下渍于肠，故见下利，上逆于胃，故见呕逆，证属外有表邪，内停水饮，表里同病。治当先解其表，表解之后，乃可攻逐里饮，切不可先后失序，致变证蜂起，故曰"表解者，乃可攻之"。水饮内停，变动不居，临床表现较为繁杂。饮为有形之邪，结聚胸膈，胸阳被阻，以致"心下痞，硬满，引胁下痛"，疼痛的特点是肢体的运动就会导致疼痛的加重，如咳嗽、翻身、举手等。饮结于胸，肺气不利，致"短气"。饮邪上攻，蒙蔽清阳则头痛。饮溢于胃，胃气上逆，则见"呕逆"。水饮外溢肌肤，影响营卫，故见"漐漐汗出"。正邪相争，时而气机暂通，饮邪暂不外攻，故"发作有时"。干呕、汗出、头痛类似太阳中风，而实非太阳中风，区别在于本证以"心下痞，硬满，引胁下痛"为主症，虽见漐漐汗出，但发作有时；虽头痛，但不恶寒。为表邪已解，里有水饮，故曰"此表解里未和也"。治当攻逐水饮，方以十枣汤。

十枣汤为峻下逐水之剂，方中甘遂善行经隧水湿；大戟味苦，善泄脏腑水湿，主蛊毒十二水、腹满急痛；芫花善消胸胁伏饮痰癖、胸中痰水，三药药性峻烈，逐水之力甚著，使饮邪从二便而消。三药合用，药力尤猛，俱有毒性，用之往往损伤正气，故用肥大枣煎汤调服，以顾护胃气，缓和峻药之毒，使邪去而不伤正。

【方证鉴别】

1.大陷胸汤证　证候上两者都见胸胁痞硬胀满。大陷胸汤主治大结胸证，大结胸证为水热互结胸胁，故心下痛，按之石硬，甚则从心下至少腹硬满而痛，不可近，伴潮热、烦渴、舌苔黄燥等热象。方用大黄、芒硝与甘遂配伍，泄热逐水破结。本证为水饮停于胸胁，不仅心下痞硬满，且有转侧、动身、咳嗽、呼吸及说话等牵引胸胁疼痛（即"引胁下痛"），同时可伴有头痛、汗出、干呕之表现，而热象不重。方用大枣为君，驾驭芫花、甘遂、大戟攻逐水饮。

2. 半夏泻心汤证　证候上都可以见到心下痞。半夏泻心汤证为无形湿热阻于脘腹，其症主要表现为心下痞，按之濡。方用法夏、干姜辛温除寒，和胃止呕；川连、黄芩苦寒泄降除热，清肠燥湿；人参、大枣、炙甘草补中益气，养胃，全方辛开苦降，以散痞结。本证为有形水饮，故心下痞，按之硬。方用大枣为君，驾驭芫花、甘遂、大戟攻逐水饮。

3. 桂枝汤证　证候上都有头痛，汗出，干呕。桂枝汤证为营卫不调，故无胸胁脘腹胀满疼痛，以桂枝汤调和营卫以解表。本证为水饮外溢肌肤，影响营卫，故汗出而不恶寒，但主证为心下痞硬满、引胁下痛，缓和峻药之毒，使邪去而不伤正。

【临床应用】

1. 用方指征

（1）特征症状　胸胁满痛，咳唾引痛。

（2）主要症状（水饮证）　舌苔白腻或水滑，脉偏弦。

（3）可伴随（寒证）症状　四肢不温，喜暖，小便清，痰涎清稀。

（4）体质差异出现的次要症状　或头痛，或短气，或心悸，或心下痞硬，或干呕，或下利，或漐漐汗出，发作有时，不恶寒等。

（5）舌苔脉象　舌苔白腻或水滑，脉偏弦或沉弦。

2. 现代运用　现代临床多用于治疗胸腔积液（渗出性胸膜炎、结核性渗出性胸膜炎、恶性胸腔积液等）、肝硬化腹水、血吸虫病腹水、急慢性肾炎、肾病综合征高度水肿、小儿耐药菌株肺炎、良性颅内压增高等，符合水饮内停之机，正气不虚者。

3. 使用注意　本方煎服法：①三药分别研粉。②用肥大枣十枚煎汤，送服三药粉末。③每次体质壮实者服一钱匕，体弱者服半钱匕。④清晨温服。⑤若下利少而病不除者，次日再服半钱匕。⑥若服药后快利者，可让患者服糜粥自养，以补养正气。⑦本方忌与甘草同服，孕妇忌用。

【实验研究】

现代药理研究表明，本方有强烈的泻下及明显的利尿作用。

【条文荟萃】

太阳中风，下利，呕逆，表解者，乃可攻之。其人漐漐汗出，发作有时，头痛，心下痞，硬满，引胁下痛，干呕，短气，汗出，不恶寒者，此表解里未和也，十枣汤主之。（152）

病悬饮者，十枣汤主之。（《金匮要略·痰饮咳嗽病脉证并治》）

咳家，其脉弦，为有水，十枣汤主之。（《金匮要略·痰饮咳嗽病脉证并治·附方》）

夫有支饮家，咳烦，胸中痛者，不卒死，至一百日或一岁，宜十枣汤。（《金匮要略·痰饮咳嗽病脉证并治·附方》）

【病案举例】

1. 吴禹鼎医案 患者某女，年近花甲，家妇。起病初为太阳伤寒，恶寒发热，头痛项强，无汗而喘，继之则头面四肢浮肿，久病而致悬饮之十枣汤证加重，且其痛之重点，则位于右胸胁部，并且胁下水声动荡，干呕短气，起卧不安，脉来双弦，舌白而润。证属表里俱病，于法当先解表，俟表解后，再祛逐水饮可也。解表可用葛根汤发汗解表舒筋，并加半夏降逆止呕。药为：麻黄10g，桂枝10g，甘草6g，葛根25g，半夏9g，生姜10g，大枣10枚，一剂而汗出表解，诸恙悉平。今拟以十枣汤下之，药为：甘遂（制）、芫花（炒）、大戟各3g，共制为细末，每次用十枚大枣煎汤，冲服3g，不知再服，以知为度。药后，大泻稀黄水3次，胸胁痛定，且宽畅自如，精神转佳，食欲进步，已可安睡，但留咳喘余波，当不宜再事峻下，治从温化着手，方转苓桂术甘汤合附子薏苡散复方调理，以杜绝其根。后随访年余，不曾复发。（选自《经方临证录》）

2. 林映青医案 李某，男，27岁。患者于两年前，于劳动遇冷水后得胃病，以后经常胃痛，吃冷食则痛更甚，且多呕吐酸水，并感胃部胀满，历时已有年余。给予十枣汤：大戟、芫花、甘遂各0.45g（均研为粉），大枣10枚。先将大枣煮汤2碗，早晨空腹时服一碗，1小时后，再将上药末投入另一碗的枣汤内服下。两剂后，胃酸锐减，再服一剂，酸水消失，但有轻微下泻，胸中觉热。给服红枣粥2次泻止，并用党参9g，白术9g，茯苓9g，橘红4.5g，大枣10枚。水煎服，3剂。痊愈。经追访未见复发。

苓甘五味加姜辛半夏杏仁汤

【组成】

茯苓四两（12g） 甘草三两（9g） 五味半升（12g） 干姜三两（9g） 细辛三两（9g） 半夏半升（12g） 杏仁半升（12g），去皮尖

【用法】

上七味，以水一斗，煮取三升，去滓，温服半升，日三服（现代用法：水煎，温服，日3次）。

【功用】

温阳散寒、利肺涤饮。

【主治】

支饮 水去呕止，饮邪未尽，其人形肿，尺脉微。

【方解】

水去呕止，其人形肿者，加杏仁主之。其证应内麻黄，以其人遂痹，故不内之。若逆而内之者，必厥。所以然者，以其人血虚，麻黄发其阳故也。（《金匮要略·痰饮咳嗽病脉证并治》）

水去呕止是指支饮患者服用桂苓五味甘草去桂加干姜细辛半夏汤后，脾胃调和，水去呕止。由于反复咳喘，表气未宣，肺失通调，水溢皮肤，故见身肿自消。其治疗可由桂苓五味甘草去桂加干姜细辛半夏汤方加杏仁一味，辛开苦泄，宣利肺气，令气降水

行，寒饮得散而形肿自消，共奏温阳散寒、利肺涤饮之效。

从形肿一证而论，本可应用麻黄发汗消肿，但由于患者本有尺脉微、手足痹等气血虚痹之证，故不能用。血汗同源，麻黄既能散泄阳气，亦能耗伤阴血，误用必有厥逆之变。

【方证鉴别】

小青龙汤证 本方与小青龙汤均有干姜、细辛、五味子、甘草、半夏五药，二方证均有胸闷喘逆、咳嗽痰稀、恶心欲呕、苔白滑之证，因此须和小青龙汤证相鉴别。小青龙汤含有麻黄、桂枝，兼有恶寒、发热、无汗等表证；本方则纯为里证，有茯苓，故有眩、悸或小便不利、心下不适之证，有杏仁以宣肺行气利水，故有形肿。但本方可以作为小青龙汤表证解除后的后续方。

【临床应用】

1. 用方指征

（1）特征症状 支饮患者服用桂苓五味甘草去桂加干姜细辛半夏汤后水去呕止，其人形肿。

（2）主要症状（支饮饮邪未尽） 面目或肢体浮肿，胸满咳嗽，遇冷加剧，咯吐清稀泡沫痰等。

（3）可伴随（寒证）症状 形寒肢冷，痰吐白沫量多，经久不愈等。

（4）体质差异出现的次要症状 背痛，腰疼，目泣自出，身体阵阵𬌗动等。

（5）舌苔脉象 舌苔白滑，舌质淡，脉尺微。

2. 加减

（1）桂苓五味甘草汤证 "青龙汤下已，多唾口燥，寸脉沉，尺脉微，手足厥逆，气从小腹上冲胸咽，手足痹，其面翕热如醉状，因复下流阴股，小便难，时复冒者，与茯苓桂枝五味甘草汤，治其气冲。"（《金匮要略·痰饮咳嗽病脉证并治》）

特征症状：气从小腹上冲胸咽。

主要症状（支饮）：多唾口燥，咳嗽气喘，胸闷脘胀，痰多清稀，面部或四肢浮肿等。

舌苔脉象：舌淡，苔白腻或滑，寸脉沉，尺脉微。

（2）苓甘五味姜辛汤证 "冲气即低，而反更咳，胸满者，用桂苓五味甘草汤去桂，加干姜、细辛，以治其咳满。"（《金匮要略·痰饮咳嗽病脉证并治》）

特征症状：咳嗽，胸满。

主要症状（支饮）：咳嗽气喘，胸闷脘胀，痰多清稀，面部或四肢浮肿等。

舌苔脉象：舌淡，苔白腻或滑，寸脉沉，尺脉微。

（3）桂苓五味甘草去桂加干姜细辛半夏汤证 "咳满即止，而更复渴，冲气复发者，以细辛、干姜为热药也。服之当遂渴，而渴反止者，为支饮也。支饮者，法当冒，冒者必呕，呕者复内半夏，以去其水。"（《金匮要略·痰饮咳嗽病脉证并治》）

特征症状：呕吐，口渴不欲饮。

主要症状（支饮）：多唾口燥，咳嗽气喘，胸闷脘胀，痰多清稀，面部或四肢浮肿等。

舌苔脉象：舌淡，苔白腻或滑，寸脉沉，尺脉微。

（4）苓甘五味加姜辛半杏大黄汤证　"若面热如醉，此为胃热上冲熏其面，加大黄以利之。"（《金匮要略·痰饮咳嗽病脉证并治》）

特征症状：面热如醉。

主要症状（支饮）：多唾口燥，咳嗽气喘，胸闷脘胀，痰多清稀，面部或四肢浮肿等。

舌苔脉象：舌淡，苔白腻或滑，寸脉沉，尺脉微。

3. 现代运用　现代常用本方治疗慢性气管炎、肺气肿、肺心病等见有本方证者。

4. 使用注意　本证用药切不可因有形肿一证而应用麻黄发汗消肿，误用变生厥逆。

【条文荟萃】

水去呕止，其人形肿者，加杏仁主之。其证应内麻黄，以其人遂痹，故不内之。若逆而内之者，必厥。所以然者，以其人血虚，麻黄发其阳故也。（《金匮要略·痰饮咳嗽病脉证并治》）

【病案举例】

1. 痰饮　初诊二月十七日：咳延四月，时吐涎沫，脉右三部弦，当降其冲气。茯苓三钱，生甘草一钱，五味子一钱，干姜钱半，细辛一钱，制半夏四钱，光杏仁四钱。二诊二月十九日：两进苓甘五味姜辛半夏杏仁汤，咳已略平，惟涎沫尚多，咳时痰不易出，宜与原方加桔梗。茯苓三钱，生甘草一钱，五味子五分，干姜一钱，细辛六分，制半夏三钱，光杏仁四钱，桔梗四钱。服初诊方凡两剂，病即减轻。服次诊方后，竟告霍然。（选自《经方实验录》）

2. 咳嗽　张某，1945年3月13日初诊。感寒而咳，润肺化痰加解表药可也。桔梗4.5g，川贝、浙贝各9g，杏仁12g，茯苓12g，陈皮6g，姜半夏12g，生甘草6g，防风6g，紫苏子9g，化橘红6g，竹茹9g，冬桑叶9g。3剂。3月22日复诊。咳愈复起，是为懒服药之故，致邪得乘机活跃，多言则呛，是为气逆。当降之，可与苓甘五味加姜辛半夏杏仁汤。茯苓12g，生甘草6g，五味子3g，干姜3g，细辛3g，姜半夏9g，杏仁12g。3剂。服后咳呛即愈。

枳实薤白桂枝汤

【组成】

枳实四枚（12g）　厚朴四两（12g）　薤白半斤（24g）　桂枝一两（3g）　栝楼实一枚（12g），捣

【用法】

上五味，以水五升，先煮枳实、厚朴，取二升，去滓，内诸药，煮数沸，分温三服（现代用法：水煎服，日3服）。

【功用】

通阳开结，泄满降逆。

【主治】

胸痹　胸中有痞塞不舒感，胁下有一股气上冲心胸，短气，胸部满闷，兼腹胀，大便不畅，或喜热饮，舌淡苔白润，脉沉迟无力。

【方解】

胸痹，心中痞气，气结在胸，胸满，胁下逆抢心，枳实薤白桂枝汤主之，人参汤亦主之。（《金匮要略·胸痹心痛短气病脉证治》）

胸痹为阳虚阴盛的虚实夹杂证，临床应分辨偏虚或偏实的差异进行治疗。本条论述除喘息咳唾、胸背痛、短气外，尚有痞闷、胸满、胁下之气上逆冲心，说明病势不但由胸膺部向下扩展到胃脘、两胁之间，且胁下之气逆而上冲，形成胸胃同病证候。如证偏实者，乃阴寒邪气偏盛，停痰蓄饮为患，当急救其标实，法宜宣痹通阳，泄满降逆，方用枳实薤白桂枝汤。证偏虚者，乃中焦阳气衰减，寒凝气滞，法宜补中助阳，振奋阳气，以消阴霾，方用人参汤。

枳实薤白桂枝汤中瓜蒌甘寒入肺，涤痰散结，开胸通痹；薤白辛温通阳散结，化痰散寒，散胸中凝滞之阴霾，化上焦结聚之痰浊，宣胸中阳气以宽胸，为治疗胸痹之要药。枳实、厚朴消痞、下气除满。四药共用，标本同治，既振阳祛痰，又消胀除痞。佐以桂枝，助薤白通阳散结，又可平冲降逆。诸药配伍，使胸阳振，痰浊降，阴寒消，气机畅，则胸痹而气逆上冲之证可除。

【方证鉴别】

1. 人参汤证　两方均主胸痹。人参汤证以虚证为主，表现心中痞，少气倦怠，四肢逆冷，舌质淡，脉虚弱，可伴饮食减少，时腹自痛喜温喜按，呕吐，下利。用白术、干姜温理中阳以散寒化阴，人参、甘草守补中阳，益气补虚。整方使中阳复位，升降自如，痞满自消，阴霾得散，胸痹即愈。而枳实薤白桂枝汤证不仅心中痞，且胁下之气上逆冲心胸，故用瓜蒌、薤白、桂枝通阳开结，用枳实、厚朴、桂枝泄满降逆。

2. 茯苓杏仁甘草汤证　胸中气塞，短气，或兼喘息，咳逆吐涎沫，小便不利，苔白腻或白滑，舌质淡，脉沉滑，用茯苓杏仁甘草汤。茯苓健脾渗湿，杏仁降逆肺气，甘草配伍茯苓健脾，使脾气健运，痰湿不生，胸中闭塞之气降逆，则胸痹轻证可除。

【临床应用】

1. 用方指征

（1）特征症状　胸中有痞塞不舒感，胁下有一股气上冲心胸。

（2）主要症状（胸痹）　胸部胀痛，痞满不舒偏重，反复发作等。

（3）可伴随（气滞证）症状　胸胁胀痛，或脘腹胀，大便不畅，或嗳气，或矢气等。

（4）体质差异出现的次要症状　或情绪抑郁，或心悸，或便秘，或月经不调等。

（5）舌苔脉象　舌淡苔薄白，脉弦。

2. 现代运用　用于冠心病心绞痛、肋间神经痛、非化脓性肋软骨炎、心律失常等属于气滞饮停、阴寒内结、上冲横逆之胸痹证者。

3. 使用注意　虚证慎用。

【条文荟萃】

胸痹，心中痞气，气结在胸，胸满，胁下逆抢心，枳实薤白桂枝汤主之，人参汤亦主之。（《金匮要略·胸痹心痛短气病脉证治》）

【病案举例】

陈某，女，28 岁，1965 年 4 月 17 日入院。病历摘要：平素有胃病，又患过肝炎，7 年前突然右上腹剧痛，伴冷汗，呕吐，但无发热，腹痛持续三天而定，痛后出现黄疸。一周前腹痛又发作，症与以前类似，曾赴嘉兴某医院诊治，经超声检查谓胆石症。4 月 21 日行手术探查，术中未见胆石及其他异物。术后疼痛仍然不除，5 月 4 日邀中医会诊。初诊：5 月 4 日。术后未见胆石而脘痛仍作，牵引及右肩部，痛处觉冷，脉缓弦小，此痰饮为患，治以温化。处方：薤白 6g，全瓜蒌 12g，肉桂 3g，白蒺藜 10g，沉香末 2g（冲），炒枳壳 10g，川厚朴 5g，高良姜 2g，两剂。服药两剂后，疼痛消失，痊愈出院。两个月后随访，亦无再发。

桂枝甘草龙骨牡蛎汤

【组成】

桂枝一两（3g），去皮　甘草二两（6g），炙　牡蛎二两（6g），熬　龙骨二两（6g）

【用法】

上四味，以水五升，煮取二升半，去滓，温服八合，日三服（现代用法：水煎，温服，日 3 服）。

【功用】

温通心阳，潜镇安神。

【主治】

心阳虚烦躁证　心悸，烦躁，失眠，多梦，舌白。

【方解】

火逆，下之，因烧针烦躁者，桂枝甘草龙骨牡蛎汤主之。（118）

本方证是以心阳不足，心神不敛为主要病机的病证；《伤寒论》曰火逆烧针所致，证见烦躁不安、心悸、怔忡、胆怯易惊、夜不成寐、自汗等，其脉多数而无力，或缓弱、结代。

本方功能补助心阳，潜镇安神。方中桂枝、甘草辛甘化阳以复心阳之气，龙骨、牡蛎重镇潜敛以安烦乱之神。

【方证鉴别】

酸枣仁汤证　两证都可见烦躁，失眠，多梦。酸枣仁汤证肝阴不足，虚火扰心，故常伴有"五心烦热，潮热，舌红少苔，脉细数无力"，方用酸枣仁为君养血补肝，宁心安神；茯神宁心安神；知母滋阴清热；川芎调气疏肝；生甘草清热和中。本方证为心阳不足，心神不敛。故方用桂枝甘草汤温通心阳，龙骨、牡蛎镇敛心神以治烦躁。

【临床应用】

1. 用方指征

（1）特征症状　烦躁，失眠，多梦。

（2）主要症状（心阳虚证）　心悸，怔忡，神疲汗出，面色无华等。

（3）可伴随（心神浮越证）症状　失眠，多梦，神志痴呆等。

（4）体质差异出现的次要症状　或情绪抑郁，或情绪紧张，或幻听幻想，或眩晕等。

（5）舌苔脉象　舌淡苔薄白，脉虚数。

2. 加减

（1）桂枝甘草汤证　《伤寒论》："发汗过多，其人叉手自冒心，心下悸，欲得按者，桂枝甘草汤主之。"（64）

特征症状：心悸，其人叉手自冒心。

主要症状（心阳虚证）：心悸，怔忡，神疲汗出，面色无华等。

舌苔脉象：舌淡苔薄白，脉虚。

（2）桂枝加龙骨牡蛎汤证　"夫失精家，少腹弦急，阴头寒，目眩，发落，脉极虚芤迟，为清谷、亡血、失精。脉得诸芤动微紧，男子失精，女子梦交，桂枝加龙骨牡蛎汤主之。"（《金匮要略·血痹虚劳病脉证并治》）

特征症状：男子失精，女子梦交。

主要症状（阴阳两虚证）：少腹弦急，阴头寒，目眩，发落等。

舌苔脉象：舌淡苔薄白，脉极虚芤迟或脉得诸芤动微紧。

3. 现代运用　现临床常用本方治疗心律失常、精神分裂症、神经衰弱、癔症、眩晕等属心阳虚、心神浮动者。

4. 使用注意　水饮、痰热等实证导致烦躁、失眠，忌用本方。

【条文荟萃】

火逆，下之，因烧针烦躁者，桂枝甘草龙骨牡蛎汤主之。（118）

【病案举例】

王孟英治温敬斋妻，九月间忽然四肢麻木，头晕汗淋，寻不能言，目垂遗溺，横身肤冷。孟英视之，脉微弱如无，乃虚风内动阳浮欲脱也。先令煮水以待药，法桂枝甘草龙骨牡蛎汤之意，加西洋参、黄芪、茯苓、木瓜、附子九味，煎数沸，随陆续灌之，未终剂，人渐苏。孟恐稍缓则药不能追也。

麦门冬汤

【组成】

麦门冬七升（15g）　半夏一升（6g）　人参二两（6g）　甘草二两（6g）　粳米三合（9g）　大枣十二枚（4枚）

【用法】

上六味，以水一斗二升，煮取六升，温服一升，日三夜一服（现代用法：水煎服，日 3 服）。

【功用】

养阴清热，降逆下气。

【主治】

肺胃津伤，虚火上逆证 咳而咽喉干燥不利，咯痰不爽，口干欲得凉润，舌红少苔。

【方解】

大逆上气，咽喉不利，止逆下气者，麦门冬汤主之。（《金匮要略·肺痿肺痈咳嗽上气病脉证治》）

由于肺胃津伤液耗，以致阴虚火旺，熏灼于肺，肺失清肃，气逆于上，所以出现咳喘。虚火上烁肺胃之门户，可见咽喉不利，干燥不适，或痰黏不爽，或时痒不舒，或如有物梗。

方中重用麦冬为主药，滋养肺胃之阴，使阴复而火降；辅以人参、甘草、粳米、大枣养胃益气生津，助麦冬生阴；更用少量半夏降逆下气，化痰开结。方中大量麦冬配半夏，则无滋腻碍胃、生痰之弊；少量半夏得麦冬，则无温燥伤阴、助火之嫌，可谓相得益彰。

【方证鉴别】

竹叶石膏汤证、沙参麦门冬汤证 气阴两伤，偏于胃热盛者，用竹叶石膏汤；偏于胃阴虚者，用沙参麦门冬汤；偏于胃气虚者，则用麦门冬汤。

【临床应用】

1. 用方指征

（1）特征症状 干咳。

（2）主要症状（肺胃津伤证） 咳而咽喉干燥不利，咯痰不爽，口干欲得凉润等。

（3）可伴随（虚火上逆证）症状 呕吐，咽痛，咽干等。

（4）体质差异出现的次要症状 或口腔溃疡，或痤疮，或咯血，或吐血，或胃脘痛等。

（5）舌苔脉象 舌红少苔，脉虚数。

2. 现代运用 临床常用于肺尘埃沉着病、慢性支气管炎、肺气肿、肺心病、肺结核等属肺胃阴虚、气火上逆者，亦治慢性胃炎、胃及十二指肠溃疡病、妊娠呕吐等属胃阴不足、气逆呕吐者。

3. 使用注意

（1）肺痿属于虚寒者或肺胃实热者，忌用。

（2）使用本方的关键是麦冬的用量要大，一般用 30g 以上为好，半夏用量宜轻，二者比例为 7∶1。

【实验研究】

本方具有镇咳及促进唾液分泌、改善支气管黏液纤毛运输系统、消除早期肺尘埃沉着病、降血糖、抑制嗜酸性细胞等作用。

【条文荟萃】

大逆上气，咽喉不利，止逆下气者，麦门冬汤主之。(《金匮要略·肺痿肺痈咳嗽上气病脉证治》)

【病案举例】

张德超医案 吴某，男，4岁。患百日咳已半月，曾用链霉素等药效不显。咳嗽呈阵发性，连声不止，咳时作痉挛状，咳剧则面目全红，呕吐痰涎，甚则带血，白天咳嗽颇重，夜间亦有发作，面目微浮，口干，舌红少苔，脉象虚数。辨证为肺胃阴液亏损，虚火上炎。治以清养肺胃，止逆下气，用麦门冬汤加味：麦冬15g（切），法半夏6g，北沙参9g，甘草3g，杏仁泥6g，木蝴蝶6g，竹茹9g，枇杷叶9g，鲜芦根尺许（去毛节）。连服三剂，呕吐止，阵咳减轻。再用原方增减，三剂而愈。

百合地黄汤

【组成】

百合七枚（15g），擘　生地黄汁一升（30g）

【用法】

上以水洗百合，渍一宿，当白沫出，去其水，更以泉水二升，煎取一升，去滓，内地黄汁，煎取一升五合，分温再服。中病勿更服，大便当如漆（现代用法：水煎，温服，日3次）。

【功用】

润养心肺，凉血清热，益气安神。

【主治】

百合病 沉默少言，欲睡不能眠，欲行不能走，欲食不能吃，寒热似有似无，精神恍惚心烦，或自言自语，口苦，尿赤，舌红，脉微数。

【方解】

百合病，不经吐、下、发汗，病形如初者，百合地黄汤主之。(《金匮要略·百合狐惑阴阳毒病脉证治》)

"百合病，不经吐、下、发汗"，说明本证没有误用吐、下、发汗法治疗。"病形如初"表示发病后虽已经过一段时间，但脉证仍与发病当初相同，即"意欲食复不能食，常默默，欲卧不能卧，欲行不能行，饮食或有美时，或有不用闻食臭时，如寒无寒，如热无热，口苦，小便赤，诸药不能治，得药则剧吐利，如有神灵者，身形如和，其脉微数"(《金匮要略·百合狐惑阴阳毒病脉证治》)。本方是百合病的正治法。百合病的病机主要是心肺阴虚内热，治疗以清养滋润为原则。

本方由百合、地黄组成，用泉水煎服。百合味甘平，润肺清心，益气安神，不仅能补虚滋养，而且可镇静、祛邪，对体虚、功能紊乱、见症纷乱的百合病，既能补其虚，又能理其乱，故作为治疗百合病的主药。地黄有益心阴、清血热、滋肾水的作用，与百合为伍，尤能治血虚血热者。泉水能下热利小便，以之煎汤，增强养阴清热之力。

【方证鉴别】

百合知母汤证　《金匮要略·百合狐惑阴阳毒病脉证治》："百合病，发汗后者，百合知母汤主之。"此为百合病误汗后的治法。百合病之病机为心肺阴虚内热，而非外邪客表。若被"如寒无寒，如热无热"等表面现象所迷惑，误认为是表实证而妄施辛温发汗，以致汗后气阴两伤，虚热更甚，除见百合地黄汤所述症状外，还可见心烦、口渴等症。百合知母汤由百合、知母组成，以泉水煎煮，用以养阴清热，补虚润燥。

【临床应用】

1. 用方指征

（1）特征症状　神志恍惚，精神不定。

（2）主要症状（心阴虚证）　心悸，心烦，失眠，口苦，口渴欲饮，小便短赤等。

（3）可伴随（肺阴虚证）症状　或咳嗽，或喘，或短气，或咯痰不爽等。

（4）体质差异出现的次要症状　情绪抑郁或紧张，喜悲，或咯血，或潮热盗汗，或月经不调等。

（5）舌苔脉象　舌红少苔，脉虚数。

2. 现代运用　本方可用于急性热病后期，或余热未尽、神志恍惚、妇女更年期、各种神经官能症、自主神经失调、甲状腺功能亢进、多发性结节病、干燥综合征等病而见本方证者。

3. 使用注意　本方性味甘寒滋润，且方中地黄用量较大，所以方后云"中病勿更服"，以防脾胃受伤，反致泻利等变证。又云"大便当如漆"，此乃生地黄汁的颜色。服药后，大便可呈黑色，停药后即可消失。

【实验研究】

药理研究表明，本方有镇静、催眠、降低血糖等作用。

【条文荟萃】

百合病，不经吐、下、发汗，病形如初者，百合地黄汤主之。（《金匮要略·百合狐惑阴阳毒病脉证治》）

【病案举例】

彭履祥医案　张某，女，34 岁。自述患重感冒，高烧之后，经常头晕头痛，神志恍惚，失眠少寐，甚则彻夜不眠，苦恼万状，身软乏力，不欲饮食，或食之无味，常口苦尿黄，舌尖红，苔薄白，脉略弦数。系热病之后，余热未尽，心肺阴伤，百脉悉病，治宜清除余热，滋养心肺。方选百合地黄汤加减。处方：百合 30g，生地黄 6g，知母 9g，滑石 9g，夜交藤 30g，牡蛎 30g。连服 5 剂，稍有好转，守方 15 剂，热去津还，百脉调和，半年之后偶遇，据云亦未复发。

黄连阿胶汤

【组成】

黄连四两（12g）　黄芩二两（6g）　芍药二两（6g）　鸡子黄二枚（2枚）　阿胶三两（9g）

【用法】

上五味，以水六升，先煮三物，取二升，去滓，内胶烊尽，小冷，内鸡子黄，搅合相得。温服七合，日三服（现代用法：前3味水煮，汤成去渣，内胶溶化，再将鸡子黄加入搅匀，日服3次）。

【功用】

滋阴清热降火。

【主治】

阴虚火旺，心肾不交证　心烦不得卧，发热，五心烦热，心悸，或见颧红，消瘦，盗汗，咯血，舌红绛，少苔，脉细数。

【方解】

少阴病，得之二三日以上，心中烦，不得卧，黄连阿胶汤主之。（303）

本证属于邪入少阴从阳化热。生理情况下，心火下蛰于肾，使肾水不寒，肾水上奉于心，使心火不亢，即心肾相交，水火既济。今邪入少阴从阳而化，心火亢于上，肾水亏于下，心肾不得相交，故见心烦不得卧。方中黄连、黄芩清心火，除烦热；阿胶、鸡子黄、白芍滋肾阴，养阴血，安心神。心火得清，肾水得助，心火能降，肾水能生，水火既济，心烦不得卧自除。

【方证鉴别】

1.栀子豉汤证　为热郁于胸膈，反复颠倒，心中懊恼，胸中窒，舌红苔白或黄。用栀子豉汤宣郁解热除烦。

2.酸枣仁汤证　为心肝阴虚所致的失眠，伴心悸，盗汗，或头晕目眩，两目干涩，口渴咽干，手足烦热。用酸枣仁汤养阴清热，安神宁心。方中重用酸枣仁，酸甘而平，入心、肝二经，养血安神；肝欲散，急食辛以散之，川芎辛温，疏肝气，调营血，为血中之气药，与酸枣仁相伍，酸收辛散并用，相反相成，以其发挥养血调肝之妙。茯苓甘平，宁心安神，且能培土以荣木。知母苦甘寒，清热除烦，又能缓和川芎之温燥。甘草培土抑木，调和诸药，既能助茯苓培土荣木，又可助知母清热除烦。诸味药物相合，共奏养血安神、补肝敛阴、清热除烦之功。

3.猪苓汤证　为阴虚下利所致的下利，咳而呕，口渴，心烦不得眠。用猪苓汤清热利水，育阴润燥。方中猪苓、茯苓甘淡，渗脾胃膀胱之湿；泽泻咸寒以利小便；滑石淡寒，质重降火，既能清热又能利水；阿胶咸寒润下，育阴清热。

【临床应用】

1.用方指征

（1）**特征症状**　心烦不得卧。

（2）**主要症状（心肾不交）**　失眠，入睡困难，心烦，心悸，小便多，腰膝酸软等。

（3）可伴随（阴虚证）症状 潮热盗汗，五心烦热，口渴等。

（4）体质差异出现的次要症状 或消瘦，或焦虑，或腹泻，或产后发热，或阳痿早泄，或月经不调，或不孕等。

（5）舌苔脉象 舌红绛，少苔，脉细数。

2. 现代运用 用于下利、焦虑症、顽固性失眠、产后发热、产后失眠、神经衰弱、顽固性失音等属于阴虚火旺、心肾失交证者。

3. 使用注意 对于心火炽盛之失眠证此方禁用。

【条文荟萃】

少阴病，得之二三日以上，心中烦，不得卧，黄连阿胶汤主之。（303）

【病案举例】

陈某，女，39岁，工人。大龄初产，出血甚多。产后20天，失眠渐重，甚则彻夜不寐。证属阴血不足，治当滋阴养血，清心降火，拟予黄连阿胶汤，7剂而寐安。

薯蓣丸

【组成】

薯蓣三十分（9g） 当归 桂枝 神曲 干地黄 豆黄卷各十分（3g） 甘草二十八分（8g） 人参七分（2.1g） 芎䓖 芍药 麦门冬 白术 杏仁各六分（2g） 柴胡 桔梗 茯苓各五分（1.5g） 阿胶七分（2.1g） 干姜三分（0.9g） 白蔹二分（0.6g） 防风六分（1.8g） 大枣百枚（30枚），为膏

【用法】

上二十一味，末之，炼蜜和丸如弹子大。空腹酒服一丸，一百丸为剂（现代用法：上药二十一味，研末，炼蜜和丸，如弹子大。每次9g，空腹时用酒送下，日服3次）。

【功用】

补气养血，滋阴助阳。

【主治】

虚劳外感 易感冒头痛，头晕目花，消瘦乏力，心悸气短，不思饮食，骨节酸痛，微有寒热。

【方解】

虚劳诸不足，风气百疾，薯蓣丸主之。（《金匮要略·血痹虚劳病脉证并治》）

虚劳病气血阴阳俱不足，又兼外邪为患的多种疾病，用薯蓣丸主治。本方治疗气血两虚兼患风气。"虚劳诸不足"指阴阳气血皆不足，重在气血两虚。"风气百疾"是感受外邪所引起的多种疾病，因"风为百病之长"所得名。这些外感病包括头痛、头眩、肢痛、麻木等，即"邪之所凑，其气必虚"的正虚感邪之体。治疗上，扶正祛邪，以扶正为主，寓祛邪于扶正之中，使正复邪除。

本方重用薯蓣、甘草、大枣为君，助后天生化之源，以生气血；人参、白术、茯苓补益脾胃；当归、阿胶、地黄补血养阴；桂枝温阳解肌；干姜温阳暖中；白芍、川芎调

营和血；神曲、豆黄卷宣通运化，又助参、术、苓、草、薯蓣等健脾，使补而不滞；柴胡、防风、白蔹、杏仁、桔梗、桂枝祛风散邪，理气开郁。全方补气养血，滋阴助阳，重在补益脾胃，化生气血，又具调和营卫，疏风散邪之功。故本方为扶正补虚、匡正祛邪之方。凡正虚邪盛，气血虚弱为主者，皆可用之。

【方证鉴别】

桂枝加龙骨牡蛎汤证、小建中汤证、黄芪建中汤证　四方均治虚劳。但薯蓣丸证为虚劳兼夹证，桂枝加龙骨牡蛎汤证、小建中汤证、黄芪建中汤证为阴阳两虚之虚劳证。薯蓣丸证属气血不足，兼夹风邪，证见神疲乏力，气喘短促，食少纳减，头目眩晕，自汗咳嗽，骨节烦疼，腰脊强痛。治宜补气养血，疏散风邪。桂枝加龙骨牡蛎汤证因肾阴不足，阴损及阳而致阴阳两虚，故以失精（遗精、滑精）、目眩发落、少腹拘急、前阴寒冷为主症。治以调和阴阳，安神固摄。小建中汤证则因中阳不足，阳损及阴，而致阴阳两虚，证见里急腹痛，心悸，鼻衄，梦遗，四肢酸痛，手足烦热，咽干口燥。治宜温中补脾，调和阴阳。黄芪建中汤证除可见小建中汤证外，尚有自汗、麻木不仁、身重乏力等气虚症状。治以益气温中，调和阴阳。

【临床应用】

1. 用方指征

（1）特征症状　易感冒头痛。

（2）主要症状（阴阳两虚证）　眩晕耳鸣，神疲，畏寒肢冷，五心烦热，心悸腰酸，舌淡少津，脉弱而数等。

（3）可伴随（外感表证）症状　微恶寒发热，汗出，鼻塞流清涕等。

（4）体质差异出现的次要症状　或消瘦，或肌肤麻木，或心悸，或纳呆，或瘙痒，或咳喘，或反复鼻塞流清涕，或脱肛等。

（5）舌苔脉象　舌淡苔薄白，脉虚弱。

2. 现代运用　本方可用于治疗心功能不全、肺结核、慢性肾炎、顽固性荨麻疹、肺炎后期、慢性胃炎、胃及十二指肠溃疡、冠心病、老年性脱肛、贫血等属本方证机者。

3. 使用注意　虚劳体弱，最易感受外邪，虚邪相搏，久难自已，既不可峻补其虚，更不可着意祛邪，唯以本方补虚祛邪，缓缓图治。

【实验研究】

现代药理研究证实，薯蓣丸水煎液对家兔离体回肠有明显抑制作用，可以使肠管的收缩幅度降低，频率减少，并可解除氯化钡引起的肠管痉挛，有一定的解痉作用。

【条文荟萃】

虚劳诸不足，风气百疾，薯蓣丸主之。（《金匮要略·血痹虚劳病脉证并治》）

【病案举例】

1. 邵桂珍医案　患者，男，57岁。症见面色萎黄，心悸气短，胸闷乏力，头晕目眩，终日嗜睡，稍活动，则诸症加剧，下肢浮肿。舌苔淡白薄腻有齿痕，舌质淡红无华，脉迟缓无力，时结代。病证分析：此为心气血亏虚证候。治疗宜补气养血，疏风散邪。处方以薯蓣丸。方药：山药30分，当归、桂枝、神曲、生地黄、豆卷各10分，甘草 28 分，人参、阿胶各 7 分，川芎、白芍、白术、麦冬、杏仁、防风各 6 分，柴胡、桔梗、茯苓各 5 分，干姜 3 分，白蔹 2 分，大枣 100 枚为膏，炼蜜和丸，每丸 10g，每日 3 次，每次 1～2 丸，黄酒或温水送服，两个月为 1 疗程。疗效明显，症状显著改善。

2. 涂钟馨医案 黄某，男，54 岁，农民，1989 年 6 月 23 日初诊。患肺结核 16 年，间断服抗结核西药，病时轻时重。两个月前咳嗽加剧，咳痰带血，白睛黄染，尿黄，厌食而住某县医院传染病科治疗。诊断为"肺结核空洞出血""急性黄疸型肝炎"。经中西医结合治疗，血止、黄疸消退，纳食稍增。因家贫未能继续住院治疗，于 7 日前自动出院。刻下症见咳嗽声怯，痰白量多，纳谷不香，便溏溲浊，面唇不华，形销骨立，舌淡暗，边齿印，苔白，脉细涩如丝。肝右肋下触及 3cm，质偏硬。肝功能检查：谷丙转氨酶 64U/L，总蛋白 7.2g/L，白蛋白 3.5g/L，球蛋白 3.7g/L，HBsAg 1：32。胸 X 线示：结核。血沉 46mm/h。治用薯蓣丸加百部、黄芩、鳖甲、丹参，嘱常服，并停用抗结核西药。患者于 1991 年 8 月 7 日复诊。自诉服此方 3 个疗程，临床症状消失，肌肉渐充，劳作如昔，今来要求复检。B 超示：肝右肋下 1cm，肝胆脾未见异常征。胸 X 线示：空洞消失，原结核病灶钙化。肝功能、血沉检查正常。

炙甘草汤

【组成】

甘草四两（12g），炙　生姜三两（9g），切　人参二两（6g）　生地黄一斤（48g）　桂枝三两（9g），去皮　阿胶二两（6g）　麦门冬半升（12g），去心　麻仁半升（12g）　大枣三十枚（10 枚），擘

【用法】

上九味，以清酒七升，水八升，先煮八味，取三升，去滓，内胶烊消尽，温服一升，日三服。一名复脉汤（现代用法：水煎服或加白酒 50g，阿胶烊化，冲服，日 3 服）。

【功用】

滋阴养血，益气温阳，复脉定悸。

【主治】

心阴阳两虚证 脉结代，心动悸，虚羸少气，汗出，头昏，失眠。

【方解】

伤寒脉结代，心动悸，炙甘草汤主之。（177）

本条论述了心阴阳两虚的证治。心主血脉，赖阳气以温煦、阴血以滋养，心阴阳气血不足，则心失所养，故见心动悸；心阳虚鼓动无力，心阴虚脉道不充，心之阴阳俱不足，故脉结代。治宜炙甘草汤补阴阳，调气血以复脉。

方中炙甘草补中益气，使气血生化有源，以复脉之本，为方中主药；生地黄、麦冬、阿胶、麻仁益阴养血；人参、大枣补气滋液；桂枝振奋心阳，配生姜更能温通血脉；药用清酒煎煮，可增强疏通经络，利血脉的作用。该方补中焦，益心气，扶化源，

以复脉之本，滋心阴以充脉之体，使心血充盈，脉道畅行，则"脉结代，心动悸"自然消失，故一云复脉汤。另据《外台》载，本方具有生津润燥、益气滋阴之功效，亦可用于阴阳气血俱虚之虚劳肺痿。

【方证鉴别】

生脉散证　炙甘草汤与生脉散均有补肺气、养肺阴之功，可治疗肺之气阴两虚，久咳不已。但炙甘草汤益气养阴作用较强，敛肺止咳之力不足，重在治本，且偏于温补，阴虚肺燥较著或兼内热者不宜；而生脉散益气养阴之力虽不及炙甘草汤，但配伍了收敛的五味子，标本兼顾，故止咳之功甚于炙甘草汤，且偏于清补，临证之时可斟酌选用。

【临床应用】

1. 用方指征

（1）特征症状　脉结代，心动悸。

（2）主要症状（心阴阳两虚证）　虚烦少寐，神疲，畏寒肢冷，五心烦热，心悸腰酸，舌淡少津，脉弱而数等。

（3）可伴随（气血瘀滞证）症状　胸痛，瘀斑瘀点，唇暗，舌质紫暗等。

（4）体质差异出现的次要症状　或肺痿，或纳呆，或瘙痒，或头晕目眩，或便秘等。

（5）舌苔脉象　舌淡暗苔薄白，脉结代。

2. 现代运用　常用治功能性心律不齐、冠心病、风心病、甲状腺功能亢进、低血压等见心悸气短、脉结代而阴血不足，心气虚弱者。

3. 使用注意　本方主治多为宿病，服用此方至少需要 10 剂始能见功，少服则无效。

【条文荟萃】

伤寒脉结代，心动悸，炙甘草汤主之。（177）

【实验研究】

实验研究证明，炙甘草汤对多种原因所致的心律失常动物模型有显著的抑制作用；能明显提高小鼠的耐缺氧能力；还可缓解化疗药物阿霉素的不良反应。

【病案举例】

高某，女，24 岁，学生，1989 年 10 月 7 日就诊。患者感冒发烧后感觉心悸、胸闷、气短、乏力等，心电图检查：频发室性早搏伴短阵二联律。以"病毒性心肌炎"收入院。住院采用中西药治疗 1 个多月，虽有好转，但心悸时发时止，病情时轻时重。自动出院，转求中医治疗。症见心悸，胸闷气短，乏力，头晕，少寐，食少，脉缓无力，时结时代，舌淡红嫩少苔。治以炙甘草汤加减，处方：炙甘草 15g，党参 18g，生地黄 50g，麦门冬 15g，阿胶（烊化）9g，生姜 12g，大枣 15 枚，桑寄生 24g，炒枣仁 15g。服药 3 剂后心悸等症状减轻；守方服用 15 剂，心悸等症状明显好转，脉和缓偶有结象，舌淡红苔薄白。心电图：窦性心律，偶发室性早搏。前方略加减化裁，服药近 1 个月，病情缓解，症状消除，复查心电图正常。随访半年，在学业劳心过度或感冒时偶发心悸。

第二节　中焦类方

防己黄芪汤

【组成】

防己一两（12g）　甘草半两（6g），炒　白术七钱半（9g）　黄芪一两一分（15g），去芦

【用法】

上锉麻豆大，每抄五钱匕，生姜四片，大枣一枚，水盏半，煎八分，去滓温服，良久再服。服后当如虫行皮中，从腰下如冰，后坐被上，又以一被绕腰以下，温令微汗，差（现代用法：作汤剂，加生姜、大枣，水煎服，日 3 服）。

【功用】

利水除湿，益气固表。

【主治】

风湿兼表虚　身重，汗出恶风，小便短少，肢软乏力，舌淡，苔白润，脉浮。

【方解】

风湿，脉浮，身重，汗出恶风者，防己黄芪汤主之。（《金匮要略·痉湿暍病脉证治》）

风邪袭表，故令脉浮；湿邪郁于肌腠，故身重，此皆外受风湿之征。风湿在表，法当汗解，然未发汗而汗已出，并伴恶风，此为肌腠疏松、卫阳素虚之象。本证非一般汗法所宜，当益气固表除湿，用防己黄芪汤。方中防己除湿，黄芪补气固表，二者相配，使祛风而不伤正，固表不留邪。白术健脾渗湿，既能协防己除湿，又可助黄芪固表。生姜、大枣调和营卫，甘草培土和中。诸药配伍，使卫阳振奋，运行周身，风湿外达，故服药后出现"如虫行皮中"的感觉。

【临床应用】

1. 用方指征

（1）特征症状　身重，水肿。

（2）主要症状（水湿泛表证）　身重，面目浮肿或水肿，身痛等。

（3）可伴随（表虚卫气不固）症状　汗出，恶风，神疲乏力，易感冒等。

（4）体质差异出现的次要症状　或风湿痹痛，或咳喘，或皮肤瘙痒，或小便不利，或脘胀等。

（5）舌苔脉象　舌淡，苔白润，脉浮。

2. 加减　《金匮要略》防己黄芪汤方后注："喘者，加麻黄半两；胃中不和者，加芍药三分；气上冲者，加桂枝三分；下有陈寒者，加细辛三分。"

3. 现代运用　本方用于慢性肾小球肾炎、心源性水肿、风湿性关节炎等属于风湿兼表虚者。

4. 使用注意 若水湿壅盛肿属实证，非本方所宜。

【方证鉴别】

1. 麻黄加术汤证 寒湿郁于肌肤，表阳被遏，营卫运行不利，身体疼痛而无汗，用麻黄加术汤。麻黄汤本为发汗峻剂，麻黄与白术配伍，麻黄得白术则发汗而不致太过，白术善驱湿，与麻黄相配伍则能开肌肤腠理而祛湿。

2. 麻黄杏仁薏苡甘草汤证 因汗出腠理空疏之时感受风邪，致汗液留着之湿与风相合，或炎热之时，过度贪冷，导致湿从外入。二者均最终致风湿侵袭，滞留于肌表，风湿之邪相互搏结则欲化热，而阳明为燥土，故日晡阳明主旺之时助其燥热，以致发热日晡所剧。用麻黄杏仁薏苡甘草汤祛风除湿，轻清宣化。方中麻黄发汗解表，开腠理；杏仁利肺气，助麻黄宣肺解表。薏苡仁甘淡微寒，既可渗利除湿，又可制约麻黄之温性，以免其助热化燥之势。甘草和中。诸药配伍，轻清宣化，使风湿之邪微汗而解。

3. 越婢汤证 二方均可治疗风水证。但越婢汤证之风水，为外邪袭表，郁于肌表，郁而化热，以致肺通调水道失职而水气泛溢肌表而成，且有风时，开其腠理，故使人"断续自汗出"。用麻黄配伍生姜宣散水气，重用石膏清透郁热，大枣、甘草调中和药。

4. 防己茯苓汤证 由于脾阳虚不能运化水湿，水气潴留四肢皮下，阳气郁于四肢，欲通不通，故肿处时有轻微跳动感。用防己茯苓汤温化阳气，分消水湿。方中也用防己、黄芪、甘草，其中防己、黄芪各三两，较防己黄芪汤中的防己、黄芪二者用量大，故防己茯苓汤证水势甚，祛除皮水的作用强。且方中用桂枝、茯苓温阳利水，也增强了祛水之功。

【条文荟萃】

风湿，脉浮，身重，汗出恶风者，防己黄芪汤主之。(《金匮要略·痉湿暍病脉证治》)

风水，脉浮身重，汗出恶风者，防己黄芪汤主之。腹痛加芍药。(《金匮要略·水气病脉证并治》)

【病案举例】

某男，40 岁，工人。两年来患寒湿痹证，四肢关节酸痛，逢阴雨加重。近一周来，因感冒发热，服解表药热退后，关节痛烦增重，且有自汗、恶风、短气，脉象浮涩，苔白腻，诊为寒湿痹阻，卫气已虚。遂予防己黄芪汤，益气固卫行湿，服后汗止痛减。生黄芪 30g，白术 15g，防己 12g，桂枝 10g，甘草 7g，生姜 2 片，大枣 4 枚。

小半夏汤

【组成】

半夏一升（24g） 生姜半斤（24g）

【用法】

上二味，以水七升，煮取一升半，分温再服（现代用法：水煎服，日 3 服）。

【功用】

蠲饮降逆，和胃止呕。

【主治】

心下支饮留滞　呕吐清水涎沫而不渴，头眩，眉棱骨疼痛，口淡，不思饮食，质淡，苔白滑，脉缓滑或弦滑。

【方解】

呕家本渴，渴者为欲解，今反不渴，心下有支饮故也，小半夏汤主之。(《金匮要略·痰饮咳嗽病脉证并治》)

饮病呕吐，若饮随呕去，阳气渐复，应见口渴。如果呕吐后不渴，这是心下停聚的水饮未能尽除的缘故。用小半夏汤蠲饮降逆，和胃止呕。方中半夏、生姜辛开散水结，开宣上中二焦阳气，安和胃气。

【方证鉴别】

1. 苓桂术甘汤证　二证病位均在心下，均可见口不渴，呕吐，头眩症状。但本证属脾胃阳虚，饮停心下，故兼见背冷，舌淡苔白润，脉沉弦。用苓桂术甘汤温中降逆化饮。方中茯苓配伍白术，温脾祛水；桂枝、甘草振奋心阳，同时温阳化饮。四药配伍，标本兼治。

2. 泽泻汤证　二证均见头晕目眩，病位均在心下。泽泻汤证是心下饮盛上泛，蒙蔽清阳所致。泽泻汤中泽泻利水除饮，白术健脾燥湿，一补一泻，使脾运恢复，阳气畅达，则浊阴水饮下降，清阳上升，苦冒眩自除。

3. 小半夏加茯苓汤证　为渴而呕吐，属水饮上逆，胃失和降。且可兼见心下痞，眩晕，心悸者，用小半夏加茯苓汤。方中半夏、生姜蠲饮开结，和胃降逆，茯苓利水导饮，较小半夏汤利水之功更甚。

【临床应用】

1. 用方指征

（1）特征症状　呕吐，不渴。

（2）主要症状（饮停胃脘证）　呕吐清水涎沫，胃脘痛，心下痞等。

（3）可伴随（脾胃气虚证）症状　口淡，纳呆，便溏等。

（4）体质差异出现的次要症状　或眩晕，或咳喘，或喜唾，或腹中虚冷，或咽喉不利等。

（5）舌苔脉象　舌质淡，苔白滑，脉滑。

2. 现代运用　本方随证加味，可用于治疗多种疾病引起的呕吐，如梅尼埃综合征、神经性呕吐、胰腺炎、肝炎、胆囊炎、尿毒症等。

3. 使用注意　对于阳虚水泛之呕吐本方不宜。

【条文荟萃】

呕家本渴，渴者为欲解，今反不渴，心下有支饮故也，小半夏汤主之。(《金匮要略·痰饮咳嗽病脉证并治》)

黄疸病，小便色不变，欲自利，腹满而喘，不可除热，热除必哕。哕者，小半夏汤

主之。(《金匮要略·黄疸病脉证并治》)

诸呕吐,谷不得下者,小半夏汤主之。(《金匮要略·呕吐哕下利病脉证治》)

【病案举例】

王某,女,53 岁,退休工人,1963 年 5 月 10 日初诊。眩晕 3 天,呕吐频繁,呕吐物为清水涎沫,量多盈盆,合目卧床,稍转动便感觉天旋地转。自述每年发作数次,每次发作长达月余,痛苦不堪,西医诊断为"内耳眩晕症"。刻诊见形体肥胖,苔薄白而腻,脉沉软滑。此水饮停胃,浊邪僭上,清空不清。法当和胃化饮,饮化浊降则诸症自除。处方:制半夏 12g,生姜 10g。2 剂。5 月 13 日复诊:眩晕,呕吐均止。原方加茯苓 12g,续服 2 剂,并予丸方(二陈汤加白术、姜汁泛丸)常服,以求巩固,追访 2 年,未发作。

枳术汤

【组成】

枳实七枚(18g)　白术二两(6g)

【用法】

上二味,以水五升,煮取三升,分温三服。腹中软,即当散也(现代用法:水煎,温服,日 3 服)。

【功用】

行气散结,健脾利水。

【主治】

气分心下水饮　心下坚,大如盘,边如旋盘,舌淡嫩,苔白腻,脉沉弦。

【方解】

心下坚,大如盘,边如旋盘,水饮所作,枳术汤主之。(《金匮要略·水气病脉证并治》)

脾弱气滞,失于运化,水气痞结心下,且又泛溢肌肤,症见浮肿,心下痞坚如盘,食少倦怠,少气懒言,恶心呕吐,治宜行气散结、补脾运水。枳术汤中白术补脾气,运水湿;枳实苦以泄之,消痞行水。如此则脾旺气行,水气自消。

【方证鉴别】

健脾丸证　二方均系消补兼施之剂,健脾丸补脾消食之力大于枳术汤,且能渗湿止泻又化湿热,故健脾丸系健脾消食止泻之方,而枳术汤为健脾化积除痞之剂。

【临床应用】

1. 用方指征

(1)特征症状　心下坚,大如盘,边如旋盘。

(2)主要症状(饮停胃脘证)　呕吐清水涎沫,胃脘痛,心下痞满等。

(3)可伴随(气滞证)症状　脘腹胀痛,时轻时重,时作时止,胀痛随嗳气、矢气而有缓解等。

（4）体质差异出现的次要症状 或饮食停滞，嗳腐吞酸，或眩晕，或便秘，或脱肛等。

（5）舌苔脉象 舌淡或嫩，苔白腻，脉沉弦。

2. 现代运用 本方现代可用于治疗胃下垂、慢性胃炎、心源性水肿、术后便秘腹胀、消化不良、胃肠功能紊乱、慢性肝炎、子宫下垂、胃癌等属上述证机者。

3. 使用注意 本方病机重在气滞，故使用时应重用枳实而轻用白术。

【实验研究】

药理研究证明，本方有调节胃肠功能、保肝、增加免疫功能、抗应激等作用。

【条文荟萃】

心下坚，大如盘，边如旋盘，水饮所作，枳术汤主之。（《金匮要略·水气病脉证并治》）

【病案举例】

何明镜医案 李某，男，12岁，1990年3月9日就诊。患者因呕吐辗转数医，经静脉输液、灌肠、胃肠减压及中药承气汤等治疗无效。饮水或稍进饮食即吐，不入不吐，胃脘痞胀而不拒按，已一周未大便，小便正常。消化道钡剂造影检查提示：幽门完全梗阻。西医建议手术治疗，家属求中医诊治。检查：舌质淡红、苔腻，脉缓滑。辨证为脾虚气滞。方选枳术汤加味，以健脾和胃，调理气机。处方：枳实15g，白术20g，莱菔子12g，砂仁9g，槟榔15g，连翘15g。1剂水煎，少饮频服，不使呕吐。12小时后下如枣样硬便4粒，泻下稀溏便1000mL，便后腹胀减，服稀粥200mL，未再呕吐。后改服补中益气汤两剂调理，呕吐一直未作，大便通畅，消化道钡剂造影示幽门通过顺利。病告痊愈。

黄土汤

【组成】

干地黄三两（9g） 黄芩三两（9g） 附子三两（9g），炮 阿胶三两（9g） 白术三两（9g） 甘草三两（9g） 灶下黄土半斤（24g）

【用法】

上七味，以水八升，煮取三升，分温二服（现代用法：先将灶心土水煎过滤取汤，附子先煎30～60分钟，再煎余药，阿胶烊化冲服，日3服）。

【功用】

温阳摄血。

【主治】

虚寒便血 大便下血，先便后血，以及吐血、衄血、妇人崩漏，血色暗淡，四肢不温，面色萎黄，舌淡苔白，脉沉细无力。

【方解】

下血，先便后血，此远血也，黄土汤主之。（《金匮要略·惊悸吐衄下血胸满瘀血病

脉证治》）

由于中焦脾胃虚寒，统摄无权而血渗于下，见先便后血，即先解大便，便后下血，出血部位来自直肠以上，离肛门较远。方中灶心土又名伏龙肝，温中涩肠止血；白术、甘草健脾补中；制附子温阳散寒，虽无止血作用，却能恢复中阳而摄血；附子辛热易伤阴耗血，为使其不致温燥太过，配以黄芩苦寒作反佐；干地黄、阿胶滋阴养血以止血。

【方证鉴别】

1. 赤小豆当归散证 黄土汤与赤小豆当归散均可治疗下血，但证治上各有侧重点。赤小豆当归散治疗湿热便血，为近血，即出血在先，大便在后，出血的部位与肛门较近。由于湿热蕴结大肠，灼伤阴络，迫血外溢，证见下血，血色鲜红，肛门灼热，小便黄，大便干，舌红苔黄腻，脉滑数有力。治宜清热利湿，活血止血。方中赤小豆利水湿，解热毒；当归活血止血；浆水清凉解毒，清热除湿。

2. 槐花散证 黄土汤、槐花散均可治疗大便下血，但证有虚实寒热之别。黄土汤功在温阳健脾、养血止血，主治脾阳不足之虚寒便血。证见下血色暗淡，质稀，多伴有四肢不温，面色无华，神倦便溏，舌淡脉细等寒象。槐花散功在清肠止血、疏风行气，所治为风热邪毒和湿热之邪壅遏于胃肠，损伤血络所致之肠风脏毒。证见下血鲜红，或先血后便，或便后出血，或粪中带血，多伴有口苦而干，舌红苔黄，脉弦数等热象。

3. 归脾汤证 二方均有白术、甘草，均能健脾养血，治疗脾不统血之出血证。但黄土汤属于止血剂，方以灶心黄土配合附子、生地黄、阿胶、黄芩，温阳止血之功较强，主治脾阳不足，统摄无权之出血。阳虚则寒，其证可见四肢不温等虚寒征象。而归脾汤属于补益剂，方以黄芪、龙眼肉配伍人参、当归、茯神、酸枣仁、远志、木香，长于补气健脾、养心安神，主治脾气虚弱，气不摄血之出血。因脾阳未虚，故无明显寒象。另治心脾两虚、气血不足所致的心悸怔忡、健忘不眠、盗汗虚热等症。

【临床应用】

1. 用方指征

（1）特征症状 大便后下血，血色暗红或黑便。

（2）主要症状（出血证） 吐血、衄血、崩漏、呕血、尿血等出血症。

（3）可伴随（脾胃虚寒证）症状 畏寒肢冷，纳少，头晕目眩，便溏等。

（4）体质差异出现的次要症状 胃脘、腹冷痛，或痔疮，或皮肤瘀斑瘀点，或眩晕，或不孕等。

（5）舌苔脉象 舌淡或嫩，苔白，脉细弱无力。

2. 现代运用 凡属脾气虚寒、统摄无权的吐血、衄血、崩漏、呕血、尿血等出血症，如上消化道出血、功能性子宫出血，可用此方。

3. 使用注意

（1）灶中黄土可用赤石脂代替。

（2）实热迫血妄行而致的出血及阴虚血热之出血者不宜使用本方。

【实验研究】

实验证明，黄土汤能缩短凝血时间，明显降低小鼠的溃疡面积。

【条文荟萃】

下血，先便后血，此远血也，黄土汤主之。(《金匮要略·惊悸吐衄下血胸满瘀血病脉证治》)

【病案举例】

蒲辅周医案 苗某，女，58 岁，患者大便后鲜血，或无大便亦流鲜血。每次流血量 1～2 茶碗之多，每日 2～3 次，已 20 余日。少腹有隐痛，自觉头晕心悸，气短自汗，睑肿，饮食尚可，素有失眠及关节疼痛，月经已停止 2 年，舌微淡无苔，脉沉数。证以阴气内结，不能外行，血无所禀，渗入肠间，今去血过多，治宜温养脾胃，方用黄土汤加味：熟地黄 30g，白术 18g，炙甘草 18g，黑附子 9g，黄芩 6g，阿胶 15g，侧柏叶（炒）9g，黄土 60g。用开水泡黄土，澄清取水煎药，服 2 剂。复诊时，服上方以后好转，昨日大便三次，只有一次流血，今日又便后流血一次，仍有心悸气短，已无头晕及自汗出，饮食尚可，眠佳，舌无苔，脉仍沉数，原方再服 3 剂。三诊便血已很少，心跳气短亦减，舌薄苔微黄，脉如前。此证血虽渐止，但日久伤血，中气亦伤，仍宜益气滋阴补血以资善后。处方：生黄芪 15g，当归 6g，干地黄 12g，东阿胶 9g，甘草 6g，生地榆 6g，侧柏叶（炒）6g，枯黄芩 4.5g，炒槐花 6g，地骨皮 6g。5 剂。3 个月后随访，未再便血，心悸气短亦较前为佳。

橘皮竹茹汤

【组成】

橘皮二斤（9g）　竹茹二斤（9g）　大枣三十枚（5枚）　生姜半斤（9g）　甘草五两（4.5g）　人参一两（3g）

【用法】

上六味，以水一斗，煮取三升，温服一升，日三服（现代用法：水煎温服，日 3 次）。

【功用】

补虚清热，和胃降逆。

【主治】

胃虚夹热之呃逆 呃逆，虚烦不安，少气口干，手足心热，脉虚数。

【方解】

哕逆者，橘皮竹茹汤主之。(《金匮要略·呕吐哕下利病脉证治》)

本方证叙证较简，但以药测证，可知本条所论之呃逆，是因胃虚有热，气逆不降所致。其症当伴有虚烦不安，少气口干，手足心热，脉虚数等。故治用橘皮竹茹汤补虚清热，和胃降逆。方中竹茹清热安中，橘皮、生姜理气和胃、降逆止呕，伍以人参、甘草、大枣益气补虚。诸药合用，使虚热除、正气复、胃气降则哕逆自愈。

【临床应用】

1. 用方指征

（1）特征症状　呃逆。

（2）主要症状（胃虚证）　虚烦不安，少气口干，手足心热。

（3）可伴随（中焦虚热证）症状　或口苦口臭，或胃脘部灼痛，或小便微黄。

（4）体质差异出现的次要症状　其人多瘦，平素胃脘嘈杂易饥，食则易胀，恶心，嗳气，或呕吐等。

（5）舌苔脉象　舌质偏红，苔薄黄，脉虚微数。

2. 现代运用　现代常用本方治疗呃逆、干呕、妊娠恶阻等见有本证者。

3. 使用注意　呃逆常由胃寒气逆、胃虚有热、实滞内结而致，本方证若非胃虚有热者切不可误用。

【条文荟萃】

哕逆者，橘皮竹茹汤主之。（《金匮要略·呕吐哕下利病脉证治》）

【病案举例】

1. 呃逆　袁某，女，24岁，1971年4月14日就诊。诉急行汗出较多，饮冷开水，即呃逆连声，平素胃弱而饮食不多，宜养胃降逆。橘皮9g，淡竹茹12g，党参12g，炙甘草6g，生姜2片，大枣5枚，柿蒂6g，丁香4.5g。本方仅一剂，呃即止。

2. 妊娠恶阻　李某，女，26岁，农民，1978年4月13日就诊。怀孕2个月余，近来常有呕吐，口淡而苦，不欲饮，纳少面黄，脉缓，左手略显滑象，舌尖红苔薄白，此属中虚夹热，治拟仲景橘皮竹茹汤加味益气和胃清热。方用：党参12g，陈皮9g，竹茹12g，甘草3g，生姜3片，大枣5枚，炒白术9g，黄芩6g。4剂。服药后呕吐即止，饮食增多。

葛根黄芩黄连汤

【组成】

葛根半斤（24g）　甘草二两（6g），炙　黄芩三两（9g）　黄连三两（9g）

【用法】

上四味，以水八升，先煮葛根，减二升，内诸药，煮取二升，去滓，分温再服（现代用法：水煎，温服，日3服）。

【功用】

解表清里。

【主治】

热利　下利不止，利下臭恶稠黏，肛门灼热，小便黄赤，喘而汗出，或兼表证，舌红苔黄，脉数。

【方解】

太阳病，桂枝证，医反下之，利遂不止，脉促者，表未解也；喘而汗出者，葛根黄芩黄连汤主之。（34）

本方证是因伤寒表证未解，邪陷阳明所致；此时表证未解，里热已炽，表里俱热，故见身热口渴，胸闷烦热，口干作渴；里热上蒸于肺，肺气不利则喘，外蒸于肌表则汗出；热邪内迫，大肠传导失司，故下利臭秽；舌红苔黄，脉数，皆为里热偏盛之象。治当外解肌表之邪，内清肠胃之热。方中重用辛凉之葛根为君，取其入脾胃经，既能解表退热，又可升发脾胃清阳之气以治下利。臣以苦寒之黄连、黄芩清热燥湿，厚肠止利。使以甘草甘缓和中，调和诸药。四药同用，外疏内清，表里同治，使表解里和，则热利自愈。

【方证鉴别】

桂枝人参汤证　两方证皆为下利兼表证。桂枝人参汤证是里寒夹表热下利，则有下利清稀，小便清白，不渴，舌白，脉弱等虚寒之象。葛根黄芩黄连汤证属里热夹表邪下利，故有心烦口渴，小便黄赤，利下臭恶稠黏，肛门灼热，舌黄脉数等热象可凭。

【临床应用】

1. 用方指征

（1）特征症状　下利。

（2）主要症状（里热证）　心烦口渴，小便黄赤，利下臭恶稠黏，肛门灼热，舌黄脉数等。

（3）可伴随（表证）症状　恶寒发热，头痛，喘，汗出等。

（4）体质差异出现的次要症状　素口苦口臭，易饥，或痔疮、脱肛，或便秘，或麻疹，或咳喘，或带下黄臭等。

（5）舌苔脉象　舌红，苔黄或腻，脉促。

2. 现代运用　葛根黄芩黄连汤是治疗热利之名方，现广泛用于慢性非特异性溃疡性结肠炎、出血性肠炎、急慢性痢疾、急慢性胃炎、婴幼儿轮状病毒性肠炎、小儿中毒性肠炎、婴幼儿夏季腹泻、食物中毒、消化不良、伤寒及副伤寒，以及其他多种胃肠感染性病症的治疗。另外，支气管肺炎、大叶性肺炎、病毒性肺炎、肺脓疡、乙型脑炎、小儿麻痹症、麻疹、脱肛、带下等有里热证者，亦可用本方加减为治。

3. 使用注意　煎服时先煎葛根，后加诸药。虚寒下利者禁用本方。

【实验研究】

本方对内毒素所致的家兔发热有显著的解热作用，给药后 2 小时即有显著效果。本方对痢疾杆菌、肺炎双球菌有较强的抑制作用。本方对大白鼠乳糖不耐受性腹泻有明显的对抗作用。

【条文荟萃】

太阳病，桂枝证，医反下之，利遂不止，脉促者，表未解也；喘而汗出者，葛根黄芩黄连汤主之。（34）

【病案举例】

曾某，男，10 个月，1964 年 11 月 29 日入院。其母代诉：身热口渴，腹胀泄泻已 7 天。患儿 7 天前，发热吐乳，继而腹泻每日 5 ～ 6 次，即入住西医儿科病房。入院时粪便检查：色黄，质稀，黏液（+++）；血液检查：白细胞计数 10×10^9/L，中性粒细胞 74%，淋巴细胞 26%。经用抗生素等药物治疗 7 天，泄泻未见好转，于 12 月 6 日转服中药。现症：大便泄泻稀如水样，色黄而秽，每天 4 ～ 5 次。腹部微胀，按之柔软。小便短赤。身热而渴，烦躁啼哭，形瘦眶陷，唇舌下红，苔薄白，指纹紫。方用葛根芩连汤：粉葛根 3g，川黄连 2.4g，条黄芩 2.1g，生甘草 1.2g。并予 5％葡萄糖盐水注射液静脉滴注。服后泄泻止，粪成形，热退神佳，即停用中药。

第三节　下焦类方

四逆散

【组成】

甘草炙　枳实破，水渍，炙干　柴胡　芍药各十分（各6g）

【用法】

上四味，各十分，捣筛，白饮和，服方寸匕，日三服（现代用法：水煎服，日 3 服）。

【功用】

透邪解郁，疏肝理脾。

【主治】

阳郁厥逆证　手足逆冷，或腹痛，泄利下重，咳嗽，心下悸，或小便不利。

【方解】

少阴病，四逆，其人或咳，或悸，或小便不利，或腹中痛，或泄利下重者，四逆散主之。（318）

本条首冠"少阴病，四逆"，强调少阴寒化证，阳虚不温四肢，易见四逆，或称厥、厥冷。然本证未用四逆汤回阳救逆，而用四逆散疏肝散阳郁。旨在与少阴四逆证鉴别。本证为肝脾气滞，气机不畅，阳郁于里，不能通达四末所致。"或咳"因阳郁气滞，气滞水停，则寒饮犯肺所致。"或悸"指心悸，因水饮凌心所致。"或小便不利"因阳郁气滞，水道不调所致。"或腹中痛"因阳郁寒凝，筋脉拘挛所致。"或泄利下重"因肝气不舒，横逆犯脾，气郁于下所致。故用四逆散疏肝解郁，宣畅气机，以透达郁阳。

四逆散由柴胡、枳实、芍药、甘草组成。方中取柴胡入肝胆经升发阳气，疏肝解郁，透发阳气，为君药。白芍敛阴养血柔肝为臣，与柴胡合用，以补养肝血，条达肝气，可使柴胡升散而无耗伤阴血之弊。佐以枳实理气解郁，泄热破结，与柴胡为伍，一升一降，加强舒畅气机之功，并奏升清降浊之效；与白芍相配，又能理气和血，使气血调和。使以甘草，调和诸药，益脾和中。综合四药使气机畅，阳气通，诸症愈。由于本方有疏肝理脾之功，所以后世常以本方加减治疗肝脾气郁所致胁肋脘腹疼痛诸症。

【方证鉴别】

1. 小柴胡汤证　两证都可见胁肋、脘腹疼痛等肝气不舒之症。小柴胡汤证还可见口苦、咽干、目眩等少阳证，方用柴胡配黄芩，解表清热作用较强。四逆散证还可见泄利后重、心悸等，方用柴胡配枳实，理气作用较著。

2. 四逆汤证 两证都可见四肢厥冷。四逆汤证为少阴虚寒证，故当见脉沉微，方用干姜、附子回阳救逆。本证为阳郁，故脉当沉弦，方用柴胡、枳实、芍药、甘草宣通阳气，疏达郁滞。

【临床应用】

1. 用方指征

（1）特征症状 四肢厥冷，胁肋、脘腹疼痛，脉弦。

（2）主要症状（阳郁寒凝证） 腹痛，心悸，咳嗽，下利。

（3）可伴随（肝气郁结证）症状 下重，抑郁、焦虑、急躁，纳差。

（4）体质差异出现的次要症状 口苦，咽干，目眩，或小便不利，或痛经等。

（5）舌苔脉象 舌质淡红或红，舌苔薄白或黄，脉沉弦或弦细。

2. 加减 《伤寒论》四逆散方后注："咳者，加五味子、干姜各五分，并主下利。悸者，加桂枝五分。小便不利者，加茯苓五分。腹中痛者，加附子一枚，炮令坼。泄利下重者，先以水五升，煮薤白三升，煮取三升，去滓，以散三方寸匕，内汤中，煮取一升半，分温再服。"

3. 现代运用 现代常用于治疗胆囊炎、胆石症、胆道蛔虫病、胸膜炎、肋间神经痛、神经性腹胀，急慢性肝炎、早期肝硬化，食道痉挛、胃炎、过敏性肠炎、习惯性便秘、肠梗阻、阑尾炎、痢疾、癔症性抽搐、癫痫、神经性官能症、更年期综合征，小儿疳疾、脱肛，妇女月经不调、经前期紧张综合征、慢性子宫附件炎、盆腔炎、急性乳腺炎早期、子宫脱垂等。证属阳郁气滞之病机，皆有良效。

4. 使用注意 虚证不宜使用本方。

【实验研究】

现代实验研究本方具有保肝利胆、抗溃疡、解痉及抗炎、解热、镇痛、镇静、强心、升压、抗休克、抗心律失常、抑制血小板聚集、增强动脉血氧分压及增强机体耐氧能力等作用。

【条文荟萃】

少阴病，四逆，其人或咳，或悸，或小便不利，或腹中痛，或泄利下重者，四逆散主之。（318）

【病案举例】

1. 汪其浩医案 陈某，男，35 岁。开始发冷发热，头疼身痛，自以为感冒风寒，自服中草药后，症状稍减，继则腹痛肢厥，嗜卧懒言，症状逐渐增剧，邀余诊治。诊脉微细欲绝，重按细数。但欲寐，四肢厥冷至肘膝，大便溏而色青，小便短赤，面赤，当脐腹痛，阵发性发作，痛剧时满床打滚，痛停时则闭目僵卧，呼之不应，如欲寐之状。每小时发作五六次，不欲衣被，也不饮汤水。前医认为少阴寒证，投真武汤加川椒，服后无变化。余沉思良久，不敢下药，又重按患者脐部，见其面色有痛苦状，问之不答。综合以上脉症，诊为热邪内陷，热厥腹痛。拟四逆散倍芍加葱：柴胡 9g，白芍 18g，枳壳 9g，甘草 4.5g，鲜葱头 3 枚，水煎服。复诊：上方服后痛减，脉起肢温，面转尿清溏止，小便通。患者自诉脐部仍胀痛，似有一物堵塞，诊脉细、重按有力。为热结在里。处以大柴胡汤。服后大便通，胀痛如失。

2. 王琦医案 高某，男，成年。1978年1月5日，下利腹痛，迄今已数日。刻下腹痛下利不爽，倦怠无力，饮食不香，四肢不温，大便培养未发现志贺菌生长，舌淡苔薄白，脉弦。此属肝脾气滞，用四逆散加薤白：柴胡9g，枳实9g，甘草6g，白芍9g，薤白12g。4剂而愈。

白头翁汤

【组成】

白头翁二两（6g）　黄柏　黄连　秦皮各三两（9g）

【用法】

上四味，以水七升，煮取二升，去滓，温服一升。不愈，更服一升（现代用法：水煎温服，日3服）。

【功用】

清热解毒，凉血止痢。

【主治】

热毒痢疾 腹痛，里急后重，肛门灼热，下痢脓血，赤多白少，渴欲饮水，舌红苔黄，脉弦数。

【方解】

热利下重者，白头翁汤主之。（371）

热利下重，是指热盛之痢疾而言。因热蕴肠腑，蒸腐血络，壅滞气机，故症见发热、口渴、腹痛后重、下利赤多白少、舌红、苔黄、脉数等。治以白头翁汤清热燥湿，凉血止利。

方中以白头翁为君，清热解毒，凉血止痢。臣以黄连之苦寒，清热解毒，燥湿厚肠；黄柏泻下焦湿热，共奏燥湿止痢之效。秦皮苦寒性涩，收敛作用强，因本证有赤多白少，故用以止血，不仿芍药汤之大黄。四药并用，为热毒血痢之良方。

【方证鉴别】

桃花汤证 本方与桃花汤均治下利便脓血，但二者有寒热虚实的不同。本方多用于湿热蕴结、气机壅滞之初痢，以里急后重，滞下不爽，所下脓血色泽鲜明为特征；桃花汤用于虚寒滑脱、大肠失于固约之久痢，以下利不止、滑脱不禁、所下脓血色暗不鲜为主症。故本方清热凉血，燥湿以止利，桃花汤则温中涩肠以固脱。

【临床应用】

1. 用方指征

（1）特征症状　下利，便脓血。

（2）主要症状（热蕴肠腑证）　发热，口渴，里急后重，肛门灼热等。

（3）可伴随（热证）症状　身热，或腹痛，便秘，小便短赤等。

（4）体质差异出现的次要症状　胁痛，口苦溲赤，妇女湿热带下等。

（5）舌苔脉象　舌红苔黄，脉数。

2. 加减

白头翁加甘草阿胶汤　"产后下利虚极，白头翁加甘草阿胶汤主之。"（《金匮要略·妇人产后病脉证治》）

特征症状：产后下利，便脓血。

主要症状（热蕴肠腑证）：发热，口渴，里急后重，肛门灼热等。

舌苔脉象：舌红苔薄黄，脉细数。

3. 现代运用　现代主要用于细菌性痢疾、阿米巴痢疾、慢性非特异性溃疡性结肠炎等消化道疾病见有本方证者。

4. 使用注意　本方药物性味大苦大寒，若非热重下利者慎用。

【实验研究】

研究发现，白头翁汤能显著降低血清中 IgA、IgG 及 IL-6 含量，同时血清及结肠组织中丙二醛含量经白头翁汤治疗后显著降低，而超氧化物歧化酶含量明显增高；研究还表明，白头翁汤具有显著的抗炎及修复溃疡的作用。

【条文荟萃】

热利下重者，白头翁汤主之。（371）

下利，欲饮水者，以有热故也，白头翁汤主之。（373）

【病案举例】

1. 高年赤白痢危证　居金姐，女，85 岁。高年患痢，曾有发热昏迷，神志不清，下痢赤白，日夜无度，腹痛口燥泛恶，苔腻带黄。症重防噤口之变，治以苦辛宣通以运中州，冀其转危为安。处方：白头翁 9g，北秦皮 9g，川黄柏 9g，小川黄连 3g，白芍 9g，陈皮 4.5g，地榆炭 12g，马齿苋 15g，莲子 9g。服药 3 剂，腹痛缓解，痢下赤白大减，精神衰惫大为改善，已经安然度过危险期。此时症见口干、舌质红，乃伤及阴液之征，法宗前意出入，续服 6 剂，病乃愈。

2. 带下病（湿热下注证）　某患者，女，32 岁，2003 年 2 月 5 日就诊。主诉：带下色黄有臭味，已 2 年余，经中西药治疗，效果不佳。近日因食辛辣和过度劳累而病情加重，带下色黄量多如脓臭秽，口渴不欲饮，腰部酸困，少腹坠胀疼痛，阴中时有瘙痒，小便黄，大便干，舌红苔黄腻，脉弦数。辨证为湿热下注。治疗当清热解毒，利湿止带。方用白头翁汤加味：白头翁 15g，黄连 6g，黄柏 10g，秦皮 12g，大黄 9g，薏苡仁 24g，甘草 6g。水煎服，5 剂，日一剂。二诊：病情有好转，继前方服 10 剂，诸症痊愈。随访 1 年，未见复发。

薏苡附子败酱散

【组成】

薏苡仁十分（30～100g）　附子二分（10～15g）　败酱五分（30～60g）鲜者连根用（100g）

【用法】

上三味，杵为末，取方寸匕，以水二升，煎减半，顿服（现代用法：附子先煎30 ～ 60 分钟，以不麻口为度，再诸药同煎，分 1 ～ 2 次服）。

【功用】

排脓消痈，振奋阳气。

【主治】

肠痈　其身甲错，腹皮急，按之濡，如肿状，腹无积聚，身无热，脉数。

【方解】

肠痈之为病，其身甲错，腹皮急，按之濡，如肿状，腹无积聚，身无热，脉数，此为肠内有痈脓，薏苡附子败酱散主之。（《金匮要略·疮痈肠痈浸淫病脉证并治》）

肠痈患者，营血久瘀于里，全身肌肤缺乏气血的滋养，故干燥粗糙。痈脓内结于肠，气血瘀滞于里，故腹部皮肤紧张隆起如肿状，但按之濡软，与腹内积聚不同，应加以鉴别。由于热毒已化脓，病变局限，故全身不发热。营血虽有瘀热，但阳气不足，正不胜邪，故其脉数而无力。此时当用薏苡附子败酱散，排脓消痈，振奋阳气。方中重用薏苡仁排脓开壅利肠胃，轻用附子振奋阳气，辛热散结，佐以败酱草破瘀排脓。

【方证鉴别】

大黄牡丹汤证　薏苡附子败酱散与大黄牡丹汤同治肠痈，但后者所主多为急性期，并且没有脓肿形成，全身的阳热症状也是薏苡附子败酱散证所没有的。从剂型上来说，散者，散也；汤者，荡也；也说明了二者在病势上的缓急。

【临床应用】

1. 用方指征

（1）特征症状　皮肤粗糙起屑，右下腹拘急，按之虚软无力。

（2）主要症状（肠痈内脓已成）　全身肌肤干燥粗糙，腹部皮肤紧张隆起如肿状，但按之濡软，不发热。

（3）可伴随（阳虚证）症状　面色苍白，脉弱等。

（4）体质差异出现的次要症状　其人多偏瘦，纳差，右下腹部常有间断性隐痛或胀痛，时重时轻，部位比较固定，常在饱餐、运动或长期站立后，诱发腹痛。

（5）舌苔脉象　舌红少苔，脉数而无力。

2. 现代运用　现代多用本方治疗阑尾炎、局限性腹膜炎、阑尾脓肿、化脓性子宫附件炎、子宫内膜炎、蛇皮病等见本方证者。

3. 使用注意　在用药初期，为确保安全，建议将单次剂量分三次少量使用。临证时薏苡仁可用至 60g，甚至 120g，败酱草可用至 30g，但附子一般不宜超过 10g。

【条文荟萃】

肠痈之为病，其身甲错，腹皮急，按之濡，如肿状，腹无积聚，身无热，脉数，此为肠内有痈脓，薏苡附子败酱散主之。（《金匮要略·疮痈肠痈浸淫病脉证并治》）

【病案举例】

1. 肠痈　顾某，女，38 岁，职工，1978 年 2 月 25 日就诊。患肠痈五六年，时发时止，缠绵难愈。近日右下腹又作疼痛，畏寒纳少，脉沉，苔薄白而润，舌边略有瘀点，当用薏苡附子败酱散主之。方用：制附子 4.5g，生薏苡仁 15g，败酱草 15g，大血藤 15g，广木香 6g，陈皮 6g。服药 3 剂，右下腹已不觉痛，纳谷如常，畏寒亦除。现腰部酸痛，脉沉细，苔薄白边青紫，治再前法加减。方用：制附子 4.5g，生薏苡仁 15g，败酱草 15g，大血藤 15g，茯苓 12g，桂枝 4.5g，赤芍 9g，桃仁 9g，牡丹皮 6g，陈皮 6g。再服 5 剂痊愈。至 1985 年 8 月随访，肠痈未再复发。

2. 急性盆腔炎　某患者，女，34 岁，2006 年 2 月 20 日初诊。下腹胀痛 15 天。患者于 15 天前行人工流产术后出现下腹疼痛拒按，高热头痛，带下黄稠如脓等。经某院诊为急性盆腔炎，予以青霉素、甲硝唑等抗感染治疗 1 周，血常规趋正常，高热、头痛症除，下腹疼痛虽减轻但仍持续而作，转服中药治疗。刻诊：下腹胀痛拒按，腰部酸困疼痛，恶心纳呆，大便溏黏，肛门坠胀，带下黄稠有臭味，舌质红，苔黄厚腻，脉细滑数。诊断：腹痛。证属湿热下蕴，瘀毒内结。治宜清热解毒，利湿排脓，破瘀散结。方用薏苡附子败酱散加味：生薏苡仁、败酱草、大血藤、土茯苓、蒲公英各 30g，桃仁、延胡索、香附各 12g，砂仁 9g（捣后下），制附子 3g（先煎 30 分钟）。每日 1 剂，水煎服，并用布包药渣，温敷脐部，每日 1 次，每次 15 分钟。服药 3 剂后，下腹疼痛明显减轻，恶心症除，纳食增，余症亦均有不同程度减轻。再服上方 5 剂后诸症悉除。

吴茱萸汤

【组成】

吴茱萸一升（9g）　人参三两（9g）　生姜六两（18g），切　大枣十二枚（4 枚），擘

【用法】

上四味，以水七升，煮取二升，去滓。温服七合，日三服（现代用法：水煎服，日 3 服）。

【功用】

温胃散寒，降逆止呕。

【主治】

肝胃虚寒，浊阴上逆证　干呕，吐涎沫，头痛，眩晕，手足逆冷，下利，舌淡苔白腻，脉沉迟弱。

【方解】

食谷欲呕，属阳明也，吴茱萸汤主之。得汤反剧者，属上焦也。（243）

食谷欲呕就其病性而言，有寒热虚实之别；就其部位而言，有上焦和中焦之异。如果呕吐属于阳明中寒，虚则胃不能纳谷，寒则胃气上逆而呕，用吴茱萸汤治疗有效。如果服用吴茱萸汤后，出现呕吐反而加剧，这是上焦有热，以热助热，拒而不受。

胃虚寒性呕吐证，由于肝胃虚寒，胃失和降，浊阴上逆，故食后泛泛欲吐，或呕吐酸水，或干呕，或吐清涎冷沫。方中吴茱萸辛苦温，温胃散寒，降逆止呕；大剂量使用生姜，既能温散寒气，又能和胃止呕；人参、大枣甘温补虚和中，益脾胃助健运。全方

共奏温胃散寒，降逆止呕之功。

【方证鉴别】

1. 四逆汤证　两证均可见虚寒性呕吐。四逆汤证以四肢厥冷，冷过肘膝，且下利，渴而呕吐，或身微热，属于心肾阳虚，阴寒内盛，方用四逆汤回阳救逆。方中附子温补心肾之阳，干姜温中暖胃，甘草补益脾胃。

2. 小柴胡汤证　两证均可见呕吐。小柴胡汤证之呕吐，兼见发热，胸胁苦满，心烦等症。属于枢机运转失常，胃气上逆，用小柴胡汤中柴胡、黄芩调和半表半里，半夏、生姜燥湿散湿以止呕，人参、大枣、甘草补益脾胃。

3. 旋覆代赭汤证　两证均可见呕吐。旋覆代赭汤证为胃虚痰阻，逆气上冲所致的心下痞硬，噫气不除，仅为胃气上冲，无吐出物，也无食臭味，常伴口淡，晨起咳唾黏痰，无肠鸣下利，苔白腻，脉弦滑。方中用旋覆花降胃气止呕，代赭石重镇以止呕，半夏、生姜祛湿止呕，人参、大枣、甘草补益脾胃。整方配伍，标本兼治。

4. 半夏泻心汤证　两证均可见呕吐。半夏泻心汤证为寒热错杂导致的心下痞证，证见干噫，食嗅，肠鸣下利，心下痞塞不通。用半夏、干姜温胃散寒，降逆止呕；黄芩、黄连清热燥湿；人参、大枣、甘草补益脾胃。

【临床应用】

1. 用方指征

（1）特征症状　食谷欲呕，干呕，吐涎沫。

（2）主要症状（肝浊阴上逆证）　呕吐，清稀痰涎，头痛，眩晕，耳鸣等。

（3）可伴随（虚寒证）症状　畏寒肢冷，喜温喜暖，小便清长等。

（4）体质差异出现的次要症状　面色青暗，或耳聋，或妊娠呕吐，或少腹冷痛，或寒疝等。

（5）舌苔脉象　舌淡苔白或白腻，脉沉细弦。

2. 现代运用　本方用于慢性胃炎、妊娠呕吐、神经性呕吐、神经性头痛、耳源性眩晕等属于肝胃虚寒者。

3. 使用注意　胃热呕吐、阴虚呕吐，或肝阳上亢型头痛均禁用本方。

【条文荟萃】

食谷欲呕，属阳明也，吴茱萸汤主之。得汤反剧者，属上焦也。（243）

少阴病，吐利，手足逆冷，烦躁欲死者，吴茱萸汤主之。（309）

干呕，吐涎沫，头痛者，吴茱萸汤主之。（378）

【病案举例】

姜某，女，40岁。一个多月来食后即呕，有时所食之物全部呕出，饮水亦呕，四肢倦怠，脉虚细，舌淡白，手足冷，口中觉冷而不渴，腹软。《伤寒论》云："食谷欲呕，属阳明也。"此系胃气虚寒，不能腐熟水谷，又兼浊阴上逆。用吴茱萸汤加丁香二钱，连服两剂而呕止。后因食欲不振，四肢倦怠，改用六君子汤调理。

温经汤

【组成】

吴茱萸三两（9g） 当归　芎劳　芍药　人参　桂枝　阿胶　牡丹皮去心　生姜　甘草各二两（6g）　半夏半升（6g）　麦冬一升（9g），去心

【用法】

上十二味，以水一斗，煮取三升，分温三服（现代用法：水煎服，日 3 服，阿胶烊冲）。

【功用】

温经散寒，养血祛瘀。

【主治】

1. 冲任虚寒，瘀血阻滞证　月经不调，逾期不至，或前或后，或一月再行，或经停不至，月经淋漓不断，漏下不止，唇口干燥，手心烦热，经行腹痛，少腹里急，腹满，得温稍减，入暮发热，舌淡脉涩。

2. 宫冷不孕　妇人宫冷，久不受孕。

【方解】

问曰：妇人年五十所，病下利数十日不止，暮即发热，少腹里急，腹满，手掌烦热，唇口干燥，何也？师曰：此病属带下。何以故？曾经半产，瘀血在少腹不去。何以知之？其证唇口干燥，故知之。当以温经汤主之。（《金匮要略·妇人杂病脉证并治》）

本方治证皆因冲任虚寒，瘀血阻滞所致。冲为血海，任主胞胎，二脉皆起于小腹。《素问·骨空论》云："任脉为病，男子内结七疝，女子带下瘕聚。"任者，诸阴之统任，任中阳秘，则能受妊，任脉寒冷，阴精失温，则女子宫寒而久不受孕；妇女月经与冲任关系密切，冲任虚寒，血凝气滞，故小腹冷痛，月经不调。若瘀血阻滞而致血不循经，或冲任因虚而致失固，则月经先期，或一月再行，甚或崩中漏下；若寒凝血瘀而致经脉不畅，则月经后期甚或经停不至；失血阴伤，新血不能化生，津液衰少不能濡润，故唇口干燥，甚至傍晚发热；手背为阳，掌心为阴，乃手三阴过脉之处，阴虚，故手心烦热。

本证属虚实寒热错杂，故不宜纯用祛瘀之法，当以温经散寒与养血祛瘀并用，使血得温而行，血行瘀消，诸症可愈。方中吴茱萸辛苦大热，入肝、胃、肾经，辛则能散，苦能降泄，大热之性又能温散寒邪，故能散寒止痛；桂枝辛甘温，能温经散寒，通行血脉。两药合用，温经散寒，通利血脉之功更佳，共为君药。当归、川芎、芍药俱入肝经，能活血祛瘀，养血调经；牡丹皮味苦辛、性微寒，入心肝肾经，活血祛瘀，并退虚热，共为臣药。阿胶甘平，气味俱阴，能养肝血而滋肾阴，具养血止血润燥之功；麦冬甘苦微寒，能养阴清热。两药合用，养阴润燥而清虚热，并制吴茱萸、桂枝之温燥。人参、甘草味甘入脾，能益气补中滋养生化之源，使阳生阴长，气旺血充。半夏辛温，亦入脾胃，降逆散结而使胃气顺，与参、草相伍，健脾和胃，有助于祛瘀调经；生姜亦为辛温之品，合吴茱萸、桂枝温里散寒，合半夏可去秽而使胃气安，以助生化，共为佐药。甘草又能调和诸药，兼为使药。诸药合用，温经散寒以活血，补养冲任以固本，则

瘀血去，新血生，虚热退，月经调而病自除。方中温清补消并用，但以温经化瘀为主。大队温补药与少量寒凉药相配，全方温而不燥，刚柔相济，以成温通、温养之剂。

【方证鉴别】

1. 小建中汤证　两证均见腹痛、手足心热。但小建中汤证属于中焦虚寒，除腹痛、手足心热外，还可见心悸，神疲少气，纳少便溏，舌质淡，脉细弦等中焦化源不足导致的气血不足之象，故其重在建中补土，补气生血，使气血生化有源，以桂枝合生姜，辛甘化阳以温脾土，桂枝、芍药调和阴阳，生姜、大枣内和脾胃，饴糖、芍药缓急止痛，诸法并用，则虚寒性腹痛之病因得解。

2. 胶艾汤证　两证均见腹痛、下血。但胶艾汤证属于冲任脉虚，阴气不守，多现于妇人妊娠中，称之为"胞阻"。冲任脉虚，胞中之血不得上行冲任二脉，阻塞下陷，故名"胞阻"。故以地黄、阿胶养血，川芎、艾叶升陷温寒，炙甘草扶统血之脾，当归、芍药以行瘀止痛，下血腹痛自愈。

3. 当归芍药散证　两证均见腹中痛。当归芍药散证属于肝脾失调，气郁血滞湿阻证，除腹痛外，还可见头晕，心悸，纳少体倦，面浮或下肢微肿，小便不利等。故以当归、芍药、川芎益血和血调肝，茯苓、白术、泽泻泄水祛湿以理脾，水湿去而血分调，脾气健而肝血足，则腹中痛自止。

【临床应用】

1. 用方指征

（1）特征症状　月经周期异常与痛经并见。

（2）主要症状　少腹里急，腹满，月经量少甚或停经、血色紫暗、夹有瘀块或崩中漏下。

（3）可伴随症状　久不受孕。

（4）体质差异出现的次要症状　入暮发热，手心烦热，唇口干燥等。

（5）舌苔脉象　舌质暗红，脉细而涩。

2. 现代运用　常用于月经不调、痛经、继发性闭经、功能失调性子宫出血、慢性盆腔炎、不孕症等，证属冲任虚寒，瘀血阻滞者。

3. 使用注意　凡下焦湿热、月经不调者，本方皆忌用；凡气虚不摄、月经过多者，本方皆慎用；服用本方期间，忌食生冷之品。

【实验研究】

温经汤能增强模型大鼠血浆 β-羟基丁酸（BOHB）活性，提高卵巢 HO-1mRNA、HO-2mRNA 及蛋白的表达。

【条文荟萃】

问曰：妇人年五十所，病下利数十日不止，暮即发热，少腹里急，腹满，手掌烦热，唇口干燥，何也？师曰：此病属带下。何以故？曾经半产，瘀血在少腹不去。何以知之？其证唇口干燥，故知之。当以温经汤主之。（《金匮要略·妇人杂病脉证并治》）

【病案举例】

1. 月经延期　李某，女，31 岁，2013 年 3 月 18 日初诊。主诉：月经错后 10 天达半年余。患者月经周期正常，月经经期每次延长 10 天，达半年，小血块，黑褐色，量少，经期少腹隐痛喜温按，偶尔经间期出血，末次月经 2013 年 2 月 23 日。口干口臭，情绪可，体力一般，四肢逆冷，大便一日 1～2 次，成形，量少，解之不畅，舌淡胖，苔薄白，脉沉。辨为冲任虚寒，血海不充，处以温经汤，温经散寒。药用：吴茱萸10g，桂枝 10g，当归 20g，牡丹皮 10g，麦冬 10g，阿胶珠 15g，党参 10g，赤芍 10g，半夏 10g，白芍 10g，炙甘草 6g，枳实 10g，生白术 30g。7 剂。2013 年 4 月 2 日二诊：患者诉因工作忙未及时来诊，续服前方 7 剂，月经 2013 年 3 月 29 日至，推迟 6 天，经期服药小腹自觉温热舒适，色较前红，量稍增，二便调，原方去枳术汤，14 剂。2013年 4 月 16 日三诊：四肢较前温暖，体力佳。患者坚持服上方 3 个月，月经周期延后 3天。基本正常，小腹已不痛，后随访半年未复发。

2. 痛经 任某，女，23 岁，2012 年 8 月 22 日初诊。主诉：痛经 7 年余。患者经期少腹隐痛，喜温按，伴下坠感，乳房胀痛，周期 28～30 天，带经 4 天，色暗，小血块，腰酸痛，四肢不温，纳可寐安，二便调。舌红，苔薄白，脉沉细。辨为冲任虚寒兼气滞血瘀，治以温经汤合逍遥散。药用：吴茱萸 10g，桂枝 15g，当归 15g，白芍 15g，赤芍 15g，牡丹皮 15g，阿胶珠 15g，麦冬 15g，党参 15g，炙甘草 10g，半夏 10g，柴胡 10g，白术 15g，茯苓 15g，薄荷 10g，路路通 15g，大枣 5 枚，生姜 4 片。14 剂，水煎服。2012 年 9 月 12 日二诊：服第一剂药，即觉腹中温热，隐痛、下坠皆缓，现因其腰酸腿软，而于上方加怀牛膝 20g、杜仲 15g 补肾强腰。14 剂。患者自服温经汤后月经基本正常，随访 1 年未发。

乌梅丸

【组成】

乌梅三百枚（48g） 细辛六两（18g） 干姜十两（30g） 黄连十六两（48g） 当归四两（12g） 附子六两（18g），炮，去皮 蜀椒四两（12g），出汗 桂枝六两（18g），去皮 人参六两（18g） 黄柏六两（18g）

【用法】

上十味，异捣筛，合治之，以苦酒渍乌梅一宿，去核，蒸之五升米下，饭熟，捣成泥，和药令相得，内臼中，与蜜，杵二千下，丸如梧子大。先食，饮服十丸，三服，稍加至二十丸。禁生冷、滑物、臭食等（现代用法：乌梅用 50% 醋浸一宿，去核，蒸，余药研成粉末，加蜜和乌梅捣制成丸，每次服 15g，日 3 服。若作汤剂，剂量可按比例调整）。

【功用】

温脏安蛔。

【主治】

1. 蛔厥 上腹部突然阵发性剧烈绞痛，或钻顶样痛，得食即呕，甚至吐蛔，痛剧时面青汗出，手足逆冷，脉沉弦。

2. 久利　时止时发，久久不愈，神疲乏力，形体消瘦，食欲不振，四肢不温。

【方解】

伤寒，脉微而厥，至七八日，肤冷，其人躁，无暂安时者，此为脏厥，非蛔厥也。蛔厥者，其人当吐蛔，今病者静，而复时烦者，此为脏寒。蛔上入其膈，故烦，须臾复止，得食而呕，又烦者，蛔闻食臭出，其人常自吐蛔。蛔厥者，乌梅丸主之。又主久利。（338）

脏厥和蛔厥的区别。脏厥因真阳极虚，感寒受邪后，阳气无力温养，以致脉微而手足厥冷，肌肤冷，且患者持续躁扰不宁，但无吐蛔、便蛔史，且原有病史较长等特点。蛔厥表现四肢厥冷，周身皮肤不冷；有吐蛔史；患者时静时烦。得食呕吐且烦，因为人体下寒而上热。蛔虫趋温避寒，故上行入膈，时动时静，动时使人烦，静时则止。得食则蛔虫闻食臭而出，故患者烦甚至吐蛔。

本方不仅治疗蛔厥，也治久利。蛔虫得酸则静，得辛则伏，得苦则下。方中用乌梅、苦酒之酸使其静，细辛、干姜、附子、桂枝、蜀椒使其伏，且辛温之药同时治疗因下寒导致的蛔虫上行；苦寒之黄柏、黄连使已伏之蛔虫泻下而出；又用人参、当归调补其阴阳，使阴阳相顺接，厥逆之证可除。

【方证鉴别】

1. 吴茱萸汤证　以干呕，吐涎沫，头痛，可见手足厥冷，烦躁欲死，此证无吐蛔史及腹痛，舌淡苔白腻，脉弦沉迟弱，为肝寒犯胃，浊阴上逆证。

2. 干姜黄芩黄连人参汤证　本伤寒上热下寒（胃热肠寒），医用吐下之法致使脾胃更伤，寒热相格更甚，脾胃升降失常，导致食入即吐，兼见面赤、下利症状。用干姜黄芩黄连人参汤苦寒泄降，辛温通阳。方中黄芩、黄连泄热于上，则吐逆自除；干姜温中助阳，则下利可止；人参补益中气，则阴阳升降复常，而寒热格拒自愈。

3. 当归四逆汤证　以血虚寒凝导致的手足厥冷，脉微欲绝，可伴四肢关节疼痛，病程长，发作性的腹中冷痛，遇寒即发，呕吐清水。用当归四逆汤养血通脉温经散寒。方中当归、白芍、大枣补血养血；桂枝、细辛、通草温通经脉而散寒。

4. 瓜蒂散证　因痰食阻滞于胸中，阳气不得敷布，故手足厥冷，脉乍紧，心下满而烦，饥不能食者，用瓜蒂散涌吐痰实。方中瓜蒂味极苦，涌吐力强；赤小豆味酸苦，能行水消肿而解毒，与瓜蒂相合，具有酸苦涌泄之功；香豉轻清宣泄，载药上浮，有助涌吐之力。三药相合伍，涌吐之力峻猛，上焦痰实壅塞之证，经涌吐则上焦得通，气机得复，病自愈。

【临床应用】

1. 用方指征

（1）特征症状　腹痛、下利时发时止，得食呕且烦。

（2）主要症状（上热下寒证）　频欲呕吐，胸中烦热，失眠，腹痛喜暖，大便稀溏，少腹冷等。

（3）可伴随（蛔厥）症状　吐蛔史。

（4）体质差异出现的次要症状　或消渴，或带下时黄时白，或休息痢，或荨麻疹，或带状疱疹，或癣疾等。

（5）舌苔脉象　舌淡红或红，苔薄白或薄黄，脉沉弦。

2. 现代运用　用于蛔厥、久利、消渴、带下、慢性非特异性溃疡性结肠炎、荨麻疹、慢性盆腔炎、慢性前列腺炎等属于厥阴证者。

3. 使用注意　寒厥者非本方所宜。

【条文荟萃】

伤寒，脉微而厥，至七八日，肤冷，其人躁，无暂安时者，此为脏厥，非蛔厥也。蛔厥者，其人当吐蛔，今病者静，而复时烦者，此为脏寒。蛔上入其膈，故烦，须臾复止，得食而呕，又烦者，蛔闻食臭出，其人常自吐蛔。蛔厥者，乌梅丸主之。又主久利。（338）

【病案举例】

松馆之女已出嫁有年，忽苦胸痛，回娘家调治。愈治愈剧，甚则厥逆。痛时咬卧处厨门铜环，邀余诊之。诊其脉，乍大乍消，舌红唇红。余曰：此宜乌梅安蛔丸。松馆云：已服过数两，下咽即吐，不效多次，不必再服。彼时有蒋履炳先生在座。余曰：此非蛔厥，诸医书可费矣！履炳与松馆皆不合意。余曰：丸大而蛔小，不能吞下，故不受，且丸久而硬，一时不能化其汁，骤时浸出亦有限，不能给予多虫，故不受而痛反加也。劝其再用乌梅安蛔丸 15 克，捣碎研细加蜜汤调稀与之，取其味甘诱虫。松馆云：姑试之。药入口，有效，服之大半，渐倦卧。少时又继服 15 克，如前法与之，其痛止。不多时，吐出蛔虫二十余条，长而且大。后以此法，得以根除矣。（节选自《范文甫专辑》）

大黄䗪虫丸

【组成】

大黄十分（6g），蒸　黄芩二两（6g）　甘草三两（9g）　桃仁一升（6g）　杏仁一升（6g）　芍药四两（12g）　干地黄十两（30g）　干漆一两（3g）　虻虫一升（6g）　水蛭百枚（12g）　蛴螬一升（6g）　䗪虫半升（3g）

【用法】

上十二味，末之，炼蜜和丸小豆大，酒饮服五丸，日三服（现代用法：上药细末，炼蜜为丸，每次用酒送服 9g，日 3 次。若作汤剂，按比例调整，大黄当后下）。

【功用】

祛瘀生新，缓中补虚。

【主治】

虚劳干血证　消瘦，腹满，不能饮食，肌肤甲错，两目黯黑。

【方解】

五劳虚极羸瘦，腹满不能饮食，食伤、忧伤、饮伤、房室伤、饥伤、劳伤、经络营卫气伤，内有干血，肌肤甲错，两目黯黑。缓中补虚，大黄䗪虫丸主之。（《金匮要略·血痹虚劳病脉证并治》）

　　一般虚劳病是以虚弱为主要表现，而此方治疗虚中有实、虚弱与瘀血并存之证。凡久虚之人，由于气血虚损，阴阳俱虚，势必导致诸脏腑的功能失调而致气血运行缓慢乃致留瘀。治疗不能用一般补虚益血固脱之法，必须用缓中补虚法。在补虚的同时，也须通行气血。本证虽然有虚，但重在血瘀气滞，故治虚不在补，而在祛瘀生新。旧血不去，则新血难生，必去其干血，而后新血得生。

　　方中大黄、䗪虫、桃仁、虻虫、水蛭、蛴螬、干漆活血化瘀，消积以去其干血；芍药、地黄养血补虚；杏仁理气；黄芩清热；甘草、白蜜益气和中；用酒饮服药者，取其助药势以活血通经。诸药相合，消中有补，寓补于消，可收破血不伤正之功。药虽峻猛，以丸缓治，使瘀血去新血生，气血渐复，即缓中补虚也。

【方证鉴别】

桃核承气汤证、下瘀血汤证　　三方均以大黄、桃仁为主药，都有破血下瘀之功用，均治瘀血留滞的病证。但下瘀血汤主治产妇因"干血著于脐下"致腹痛拒按，按之有块，以及血瘀所致经水不利者，配䗪虫，专以攻下血瘀为用；大黄䗪虫丸则主治五劳虚极，干血内停，形体羸瘦，肌肤甲错者，故又加水蛭、虻虫及地黄、芍药、甘草等，破瘀之力增，并微有补益之功；桃核承气汤适用于瘀热互结下焦所致之少腹急结、至夜发热、经闭等症，故复佐桂枝温通血脉，并使全方凉而不郁。

【临床应用】

1. 用方指征

（1）特征症状　　肌肤甲错，两目黯黑。

（2）主要症状（瘀血内停证）　　腹痛拒按或按之不减，肌肤甲错，两目黯黑，瘀斑瘀点等。

（3）可伴随（阴阳两虚证）症状　　畏寒肢冷，五心烦热，心悸腰酸等。

（4）体质差异出现的次要症状　　消瘦，胁下或少腹有硬块，按之痛而不移，或便血、衄血等出血症，或便秘，或闭经，或不孕，或带下赤白等。

（5）舌苔脉象　　舌淡红或红，苔薄白或薄黄，脉沉弦。

2. 现代运用　　此方可用于良性肿瘤、妇女瘀血经闭、腹部手术后粘连性疼痛、肝脾肿大、肝硬化、子宫肌瘤、结核性腹膜炎、食管静脉曲张，以及其他瘀血之证而见本方证者。

3. 使用注意　　孕妇忌用；有出血倾向者慎用；初服时少数患者可能会出现轻度腹泻，一周左右即可消失；皮肤过敏者停服。方中破血祛瘀之品较多，补虚扶正则不足，虽有"去病即所以补虚"之意，但在干血去后，还应施以补益之剂以收全功。

【实验研究】

　　实验研究，本方有改善微循环、增加心肌血流量、降低血液黏度、抑制血栓形成和血小板凝集、抗动脉粥样硬化、防治肠粘连、保护慢性肝损伤、促进体内血块的吸收等作用。

【条文荟萃】

　　五劳虚极羸瘦，腹满不能饮食，食伤、忧伤、饮伤、房室伤、饥伤、劳伤、经络

营卫气伤，内有干血，肌肤甲错，两目黯黑。缓中补虚，大黄䗪虫丸主之。(《金匮要略·血痹虚劳病脉证并治》)

【病案举例】

闭经 石某，女，19岁。患者16岁初潮，18岁初月经渐少，后即经闭不行，形体日渐消瘦，面色㿠白，饮食减少，精神衰弱，头眩心悸。诸医有从气血虚弱论治，常服八珍、归脾汤；有从虚寒论治，用温经汤等诸药乱投，月经不行，形体更瘦，少腹拘急不舒，脉象迟涩，舌中有紫斑。病久气血内损，治宜补气养血。但月经不行，瘀血内阻，新血不生，因此治当通瘀破瘀。治仿《金匮要略》大黄䗪虫丸意，攻补兼施，汤丸并进，久服方能达到气血恢复，月经通行的目的。处方：当归、党参、白术、熟地黄各10g，桃仁、䗪虫、红花各6g，甘草4g，大枣5枚，川芎6g。2日服1剂。大黄䗪虫丸每服4g，日服3次。原方加减共服2个月，形体健壮，面渐红润，月经已行1次，量少。原方即获显效，再服1月，经行正常，病即痊愈。

林某，女，33岁，农民。主诉：闭经已有3年，曾经中药及西药治疗，至今月经未来。刻诊：形体肥胖，四肢倦怠，少腹不适，五心烦热，经闭不行，肌肤甲错，两目眼睑紫暗，舌质紫暗，苔薄黄，脉弦。辨证：瘀血内阻，新血不生，经脉失养。治疗当活血化瘀，通达经气。处方以大黄䗪虫丸加味：大黄6g，黄芩9g，甘草6g，桃仁9g，杏仁6g，白芍12g，熟地黄12g，干漆6g，虻虫9g，蛴螬6g，䗪虫10g，水蛭9g，桂枝9g。5剂，每日1剂，水煎二次，合并分三服。二诊：五心烦热消除，又以前方6剂。三诊：两目眼睑紫暗解除，又以前方6剂。之后，服药至24剂月经得下。又服用20余剂，月经恢复正常。随访6个月，月经正常。(王付医案)

酸枣仁汤

【组成】

酸枣仁二升(18g)　甘草一两(3g)　知母二两(6g)　茯苓二两(6g)　芎䓖二两(6g)

【用法】

上五味，以水八升，煮酸枣仁，得六升，内诸药，煮取三升，分温三服（现代用法：水煎服，日3服）。

【功用】

养阴清热，安神宁心。

【主治】

阴虚火旺，心肾不交证 虚烦不眠，以下半夜为多，心悸盗汗，头目眩晕，两目干涩，口渴咽干，手足烦热。苔少或薄黄少津，舌质红，脉虚弦或弦细。

【方解】

虚劳虚烦不得眠，酸枣仁汤主之。(《金匮要略·血痹虚劳病脉证并治》)

虚劳，又表现为虚烦，显然是阴虚内热，"阴虚则目不眠"，所以不得眠。"虚烦不得眠"的特点是心中郁郁而烦扰不宁，虽卧却不能安然入睡。究其所成，乃阴血不足，虚热内扰心神所致。因肝阴充足，则魂藏于肝而能寐。若肝阴虚则不能藏魂，故失眠。本证当养阴补虚，清热除烦。

方中重用酸枣仁，酸甘而平，入心、肝二经，养血安神。肝欲散，急食辛以散之，川芎辛温，疏肝气，调营血，为血中之气药，与酸枣仁相伍，酸收辛散并用，相反相成，以发挥其养血调肝之妙。茯苓甘平，宁心安神，且能培土以荣木。知母苦甘寒，清热除烦，又能缓和川芎之温燥。甘草培土抑木，调和诸药，既能助茯苓培土荣木，又可助知母清热除烦。诸味药物相合，共奏养血安神、补肝敛阴、清热除烦之功。

【方证鉴别】

1. 栀子豉汤证　虚烦不得眠，心中懊侬，反复颠倒，舌苔多微黄，为外寒化热内扰胸膈之证。方中栀子清三焦火热，去除胸膈中之郁热，可引火热下行。豆豉辛微温，散胸膈郁热，使郁热宣散而解。二药配伍，一清一散，使胸膈之郁热得以消除。

2. 黄连阿胶汤证　心烦不能安寐，舌质红绛少津，为少阴病阴虚阳亢，心肾不交证。方中黄芩、黄连清心火，除烦热；阿胶、白芍、鸡子黄滋肾阴，养阴血，安心神。心火清，肾水助，使心肾相交，水火既济，心烦不能卧自除。

【临床应用】

1. 用方指征

（1）特征症状　虚烦不得眠，易惊醒。

（2）主要症状（肝阴虚证）　头晕眼花，两目干涩，视力减退，爪甲薄脆，手足震颤等。

（3）可伴随（心阴虚证）症状　心悸，烦躁，健忘，五心烦热等。

（4）体质差异出现的次要症状　情绪激动易怒或抑郁，或易惊，或胸胁疼痛，或耳鸣耳聋，或月经不调等。

（5）舌苔脉象　苔少或薄黄少津，舌质红，脉虚弦或弦细。

2. 现代运用　本方常用于神经衰弱、神经性癔症、更年期综合征归属于阴虚火旺，心肾不交证者。

3. 使用注意　对于心火炽盛者本方不宜。

【条文荟萃】

虚劳虚烦不得眠，酸枣仁汤主之。（《金匮要略·血痹虚劳病脉证并治》）

【病案举例】

某女，32岁。1936年仲冬，因久患失眠，诸药无效。消瘦，神气衰减，心烦不寐，多梦纷纭，舌绛，脉象弦细，两颧微赤。此乃素禀阴虚，营血不足，营虚无以养心，血虚无以养肝，心虚神不内守，肝虚魂失依附，更加虚阳上升，热扰清宫所致。议用养心宁神法，以酸枣仁汤加人参、珍珠母、百合花、白芍、夜交藤，水煎。另用老虎目睛（现用狗目代）1.5g，研末冲服。连服13剂便能酣卧，精神内守，诸症豁然。

天雄散

【组成】

天雄三两（9g），炮　白术八两（24g）　桂枝六两（18g）　龙骨三两（9g）

【用法】

上四味，杵为散，酒服半钱匕，日三服，不知，稍增之（现代用法：水煎，温服。可将上药研细末，黄酒调服，每服 1.5～3g，日 3 次）。

【功用】

补阳摄阴。

【主治】

虚劳失精　男子失精，女子梦交，阴头寒，少腹冷痛，目眩，发落，脉极虚芤迟或芤动微紧。

【方解】

夫失精家，少腹弦急，阴头寒，目眩，发落，脉极虚芤迟，为清谷、亡血、失精；脉得诸芤动微紧，男子失精，女子梦交，桂枝龙骨牡蛎汤主之。天雄散亦主之。（《金匮要略·血痹虚劳病脉证并治》）

久患遗精的患者，精液耗伤太过，阴损及阳，下焦失却阳气温煦，故少腹弦急，阴头有寒冷感觉；精血衰少，则目眩、发落。"脉极虚芤迟，为清谷、亡血、失精"是插笔，意即极虚芤迟的脉象，既能见于失精患者，也可见于亡血和下利清谷者。

芤动为阳，微紧为阴，所谓"脉得诸芤动微紧"，是说或见芤动，每见于骤泄之时；或见微紧，每见于已泄之后，不是四脉同时出现。

本证为阴阳两虚之候，据《方药考》云："此为补阳摄阴之方，治男子失精，腰膝冷痛。"方中天雄能壮命门之阳以补先天之本，是为君药；白术健脾以培摄气之源，桂枝助天雄壮阳补虚，皆为臣药；龙骨收敛浮阳，固摄阴精，是为佐药。共奏温阳摄阴之功。

【临床应用】

1. 用方指征

（1）特征症状　男子失精，女子梦交。

（2）主要症状（阴阳两虚证）　阴脉弦急，阴头寒，目眩，发落，脉极虚芤迟。

（3）可伴随（阴液不敛证）症状　汗出，带下量多，口流涎唾液，下利不禁，遗尿等。

（4）体质差异出现的次要症状　面色白，腰膝酸软，腹中冷痛，腹胀，久泻久利，甚或五更泄泻，下利清谷；或见小便频数，余沥不尽，或夜尿频多，或阳痿早泄等。

（5）舌苔脉象　舌淡苔白，脉沉细弱。

2. 现代运用　现代常用本方治疗遗精、阳痿、前列腺炎及不育症等疾病。

3. 使用注意　方中天雄与桂枝为辛热温散之品，非脾肾阳虚之失精者，切勿轻易使用。

【条文荟萃】

失精家，少腹弦急，阴头寒，目眩，发落，脉极虚芤迟，为清谷、亡血、失精；脉得诸芤动微紧，男子失精，女子梦交，桂枝龙骨牡蛎汤主之。天雄散亦主之。(《金匮要略·血痹虚劳病脉证并治》)

【病案举例】

1. 阳痿 熊某，男，42 岁，已婚，工人，1989 年 11 月 10 日初诊。患者结婚 10 余年，性生活较频繁。1980 年起每年有 2～4 次滑精。近 2 年因工作紧张、劳累，渐感体力不支，常有头昏身倦，腰膝酸软，怯寒腰冷，小腹不温，阴头寒。半年来性能力差，阴茎举而不坚，致使不能交合。食纳尚可，大便溏，小便频，舌质淡嫩，苔白，脉沉细弱，右尺尤甚。此为肾精亏耗，命门火衰，治宜温补下元，振阳起痿。以天雄散加味：附片 10g（先煎），白术 15g，肉桂 6g（后下），生龙骨 15g，补骨脂 15g，淫羊藿 15g，肉苁蓉 10g，巴戟天 10g，枸杞子 15g。日 1 剂，水煎服。服药后 7 剂，阴茎能坚，能交合，但时间短，小腹不温、前阴寒有好转。继前方，再进 10 剂。药后诸症平复，为巩固疗效，继服 5 剂，后随访未见复发。

2. 前列腺炎 周某，男，45 岁，已婚，工人，1989 年 10 月 21 日初诊。患者腰酸膝软，尿频，尿后白浊，已 2 年余。前列腺液检查：卵磷脂小体（+++），白细胞 0～3/HP。直肠指诊：前列腺较饱满，稍有压痛。诊断为慢性非细菌性前列腺炎，前来中医就诊。诊见：腰膝酸软，神疲乏力，形寒肢冷，性欲差，小腹、会阴部胀痛，尿频尿急，尿后余沥，时在尿道口滴出黏液，大便溏，舌质淡嫩，苔白润，脉沉细弱。此为肾阳虚损，气化不利。治宜温肾壮阳固精，以天雄散加味：附片 10g（先煎），白术 15g，肉桂 6g（后下），生龙骨 15g，山茱萸 15g，五倍子 10g，补骨脂 10g，菟丝子 15g。日 1 剂，水煎服。服药 7 剂后，尿后余沥，尿道口黏液已除，腰膝酸软，小腹、会阴部胀痛好转。服药已效，继原方，加吴茱萸 3g，温冲任以助阳，进 7 剂，以资巩固。后以中成药肾气丸调理，1 年后随访未见复发。

肾气丸

【组成】

干地黄八两（24g）　山茱萸　薯蓣各四两（各12g）　泽泻　茯苓　牡丹皮各三两（各9g）　桂枝　附子各一两（各3g），炮

【用法】

上八味，末之，炼蜜和丸梧子大，酒下十五丸，加至二十五丸，日再服（现代用法：上药为末，炼蜜为丸，用酒冲服，每次 9g，日 2～3 次。如作汤剂，附子先煎 30～60 分钟，再诸药同煎，日 3 服）。

【功用】

温阳化气。

【主治】

肾气虚衰证　腰膝酸软，下半身常有冷感，阳痿，浮肿气喘，少腹拘急，小便不利或小便反多，消渴，小便清长，虚劳损伤，或短气，或妇人转胞，或烦热，不得卧，或脚气上入，少腹不仁。舌质淡胖，脉虚弱，尺部沉微。

【方解】

男子消渴，小便反多，以饮一斗，小便一斗，肾气丸主之。(《金匮要略·消渴小便不利淋病脉证并治》)

渴而未消者，属心肾不交，水不足以济火，故令亡液口干。乃是阴无阳而不升，阳无阴而不降。肾间水火俱虚，小便不调，即肾间之水竭则火独治，能合而不能开；肾间之火熄则水独治，能开而不能合，令人小便不禁。方中附子、桂枝温热益其火，以生地黄、山茱萸、山药濡润壮其水，火欲实，则牡丹皮、泽泻酸咸可以收而泻之；水欲实则茯苓、泽泻之甘淡可以制而渗之。水火既济，则开合治矣。

【方证鉴别】

1. 白虎加人参汤证　患者外感暑热之邪，使肺胃热甚，气津两伤，患者口渴欲饮水，喝水后口干舌燥，用白虎加人参汤益气生津，清热止渴。

2. 五苓散证　表现小便不利，渴欲饮水，但饮后欲吐，或饮水不多，或水入即吐，伴小腹胀满，或硬满，微热，舌淡胖，边有齿痕，苔白润，脉浮或滑。

3. 瓜蒌瞿麦丸证　证见小便不利，口渴饮水不止，伴少腹冷，或腰以下水肿，舌淡红或红，舌体胖，边有齿痕，舌苔白少津或薄黄，脉沉缓。用瓜蒌瞿麦丸温肾助阳，生津润燥。

【临床应用】

1. 用方指征

（1）特征症状　腰膝酸软，小便异常。

（2）主要症状（肾气虚弱证）　小便不利，消渴，虚喘，神疲乏力，嗜睡，便秘等。

（3）可伴随（肾气不固证）症状　夜尿频多，小便清长，量多，遗尿，或咳即遗尿，小便余沥不尽等。

（4）体质差异出现的次要症状　或妇人转胞，或脚气，或腹中冷痛，腹胀，久泻久利，甚或五更泄泻，下利清谷；或阳痿早泄，或不孕，或闭经等。

（5）舌苔脉象　舌淡，苔薄白，脉沉弱。

2. 现代运用　本方用于慢性肾炎、糖尿病、醛固酮增多症、甲状腺功能减退、神经衰弱、肾上腺皮质功能减退、慢性支气管哮喘、更年期综合征等属于肾气不足者。

3. 使用注意　咽干口燥，舌红少苔属于肾阴不足，虚火上炎者不宜使用。此外，肾虚而小便正常者，为纯虚无邪，不宜使用本方。

【条文荟萃】

夫短气有微饮，当从小便去之，苓桂术甘汤主之；肾气丸亦主之。(《金匮要略·痰饮咳嗽病脉证并治》)

男子消渴，小便反多，以饮一斗，小便一斗，肾气丸主之。(《金匮要略·消渴小便

不利淋病脉证并治》）

　　问曰：妇人病，饮食如故，烦热不得卧，而反倚息者，何也？师曰：此名转胞，不得溺也，以胞系了戾，故致此病，但利小便则愈，宜肾气丸主之。（《金匮要略·妇人杂病脉证并治》）

　　崔氏八味丸：治脚气上入，少腹不仁。（《金匮要略·中风历节病脉证并治·附方》）

　　虚劳腰痛，少腹拘急，小便不利者，八味肾气丸主之。（《金匮要略·血痹虚劳病脉证并治》）

【病案举例】

　　某男，52 岁，2003 年 7 月 6 日初诊。患糖尿病 2 年，多饮多尿，体倦乏力，日益消瘦，服降糖药及控制食量好转。近两个月来，体倦乏力加重，腰膝酸软，小便频数，浑浊如膏，面色黧黑，舌质淡苔薄白，尺脉沉细。查空腹血糖 8.1mmol/L，餐后血糖为 13.5mmol/L。辨证为下消之肾气不足证。以肾气丸治之，处方：熟地黄 25g，山茱萸 12g，山药 12g，枸杞子 12g，茯苓 9g，泽泻 9g，肉桂 6g，附子 5g。每日 1 剂，水煎，早晚分服，10 天为 1 疗程。嘱控制食量，停服西药。2 个疗程后，诸症明显改善。改服金匮肾气丸，每服 8g，日服两次。2 个月后，复查血糖、尿糖均正常。

主要参考书目 ▷▷▷▷

［1］陈明，张印生 . 伤寒名医验案精选 . 北京：学苑出版社，1998.

［2］陈明，刘燕华，李方 . 刘渡舟临证验案精选 . 北京：学苑出版社，1996.

［3］刘渡舟 . 伤寒论十四讲 . 天津：天津科学技术出版社，1982.

［4］俞长荣 . 伤寒论汇要分析 . 福州：福建人民出版社，1964.

［5］熊曼琪 . 伤寒论 . 北京：人民卫生出版社，2000.

［6］吴禹鼎 . 经方临证录 . 西安：陕西科技出版社，1994.

［7］中医研究院 . 岳美中医案集 . 北京：人民卫生出版社，1978.

［8］高德 . 伤寒论方医案选编 . 长沙：湖南科技出版社，1981.

［9］郝万山 . 郝万山伤寒论讲稿 . 北京：人民卫生出版社，2008.

［10］熊曼琪 . 伤寒学 . 北京：中国中医药出版社，2003.

［11］陈纪藩 . 伤寒论 . 北京：人民卫生出版社，2000.

［12］陈潮祖 . 中医治法与方剂 .4 版 . 北京：人民卫生出版社，2003.

［13］黄煌 . 中医十大类方 . 南京：江苏科学技术出版社，1995.